Vaincre
les ennemis
du sommeil

Infographie : Luisa da Silva et Chantal Landry

Catalogage avant publication de Bibliothèque et
Archives nationales du Québec et Bibliothèque et
Archives Canada

Morin, Charles M.

    Vaincre les ennemis du sommeil

    Nouvelle édition

    Traduction de: Relief from insomnia.

    ISBN 978-2-7619-2342-2

    1. Insomnie - Traitement - Ouvrages de vulgarisation.
2. Sommeil, Troubles du - Traitement - Ouvrages de
vulgarisation. 3. Sommeil - Ouvrages de vulgarisation.
I. Titre.

    RC548.M67514 2009   616.8'498206 C2009-940255-6

DISTRIBUTEURS EXCLUSIFS :

• Pour le Canada et les États-Unis :
MESSAGERIES ADP*
2315, rue de la Province
Longueuil, Québec J4G 1G4
Tél. : 450 640-1237
Télécopieur : 450 674-6237
Internet : www.messageries-adp.com
* filiale du Groupe Sogides inc.,
  filiale du Groupe Livre Quebecor Media inc.

• Pour la France et les autres pays :
INTERFORUM editis
Immeuble Paryseine, 3, Allée de la Seine
94854 Ivry CEDEX
Tél. : 33 (0) 1 49 59 11 56/91
Télécopieur : 33 (0) 1 49 59 11 33
Service commandes France Métropolitaine
Tél. : 33 (0) 2 38 32 71 00
Télécopieur : 33 (0) 2 38 32 71 28
Internet : www.interforum.fr
Service commandes Export – DOM-TOM
Télécopieur : 33 (0) 2 38 32 78 86
Internet : www.interforum.fr
Courriel : cdes-export@interforum.fr

• Pour la Suisse :
INTERFORUM editis SUISSE
Case postale 69 – CH 1701 Fribourg – Suisse
Tél. : 41 (0) 26 460 80 60
Télécopieur : 41 (0) 26 460 80 68
Internet : www.interforumsuisse.ch
Courriel : office@interforumsuisse.ch
Distributeur : OLF S.A.
ZI. 3, Corminboeuf
Case postale 1061 – CH 1701 Fribourg – Suisse
Commandes : Tél. : 41 (0) 26 467 53 33
               Télécopieur : 41 (0) 26 467 54 66
               Internet : www.olf.ch
               Courriel : information@olf.ch

• Pour la Belgique et le Luxembourg :
INTERFORUM BENELUX S.A.
Fond Jean-Pâques, 6
B-1348 Louvain-La-Neuve
Téléphone : 32 (0) 10 42 03 20
Fax : 32 (0) 10 41 20 24
Internet : www.interforum.be
Courriel : info@interforum.be

04-11

Dépôt légal : 2009
Bibliothèque et Archives nationales du Québec

ISBN 978-2-7619-2342-2

Gouvernement du Québec – Programme de crédit
d'impôt pour l'édition de livres – Gestion SODEC –
www.sodec.gouv.qc.ca

L'Éditeur bénéficie du soutien de la Société de développement des entreprises culturelles du Québec
pour son programme d'édition.

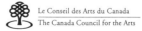
Le Conseil des Arts du Canada
The Canada Council for the Arts

Nous remercions le Conseil des Arts du Canada de
l'aide accordée à notre programme de publication.

Nous reconnaissons l'aide financière du gouvernement du Canada par l'entremise du Fonds du livre
du Canada pour nos activités d'édition.

CHARLES M. MORIN

Vaincre les ennemis du sommeil

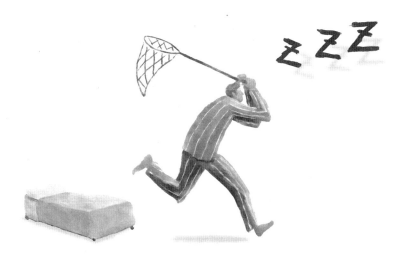

LES ÉDITIONS DE
L'HOMME

Une compagnie de Quebecor Media

À mon épouse, Paule, et à mes deux enfants, Geneviève et Sébastien

AVANT-PROPOS À LA DEUXIÈME ÉDITION

Cette deuxième édition de *Vaincre les ennemis du sommeil* fait une mise à jour de nouvelles informations concernant l'insomnie et son traitement. Même s'il n'y a pas eu de percées majeures depuis la première édition, il y a eu beaucoup de nouvelles recherches sur l'insomnie dans la dernière décennie et il m'est apparu important de faire le point sur ces découvertes. Par exemple, des données plus actuelles ont été ajoutées au sujet de l'épidémiologie de l'insomnie. Une nouvelle section portant sur le sommeil des adolescents a été ajoutée. De nouveaux médicaments ont été homologués dans différents pays du monde et un sommaire de leurs avantages et limites est présenté dans cette deuxième édition. De nouvelles illustrations et quelques questionnaires d'auto-évaluation viennent également bonifier l'ouvrage.

AVANT-PROPOS À LA PREMIÈRE ÉDITION

Si vous éprouvez des difficultés à dormir la nuit, il y a de fortes chances que vous ayez aussi des difficultés à fonctionner durant la journée. Et vous n'êtes pas seul. L'insomnie est l'une des plaintes de santé les plus fréquentes dans la population. Presque tout le monde traverse des périodes occasionnelles d'insomnie alors qu'un bon nombre de gens sont aux prises avec des difficultés de sommeil chroniques. L'insomnie n'est pas un problème sans importance ; elle peut grandement détériorer la qualité de vie d'une personne – causant fatigue, baisse d'énergie, détresse émotionnelle, malaise social et une diminution de la productivité. Au cours de mes 20 années de recherches et de pratique clinique auprès de personnes souffrant d'insomnie, j'ai été confronté à deux paradoxes. Bien que l'insomnie soit un trouble fréquent du sommeil, très peu d'individus reçoivent un traitement adéquat ; et lorsqu'une personne décide d'entreprendre un traitement, souvent après des mois ou même des années d'insomnie, le traitement se limite souvent à des médicaments. Tout cela entraîne une souffrance considérable et inutile puisqu'il existe maintenant des traitements efficaces de l'insomnie et que ces traitements n'exigent pas nécessairement de médicaments. Cependant, plusieurs insomniaques sont découragés par le manque de ressources disponibles sur les troubles du sommeil. D'autres souffrent en silence, ne se sentant pas à l'aise d'en discuter avec leur médecin étant donné l'impression répandue que l'insomnie n'est pas un problème de santé réel. Lorsqu'une personne consulte son médecin, le traitement de première ligne repose souvent sur la prescription de somnifères et, trop souvent, c'est la seule recommandation qui est faite. Les experts du sommeil s'entendent sur le fait que les médicaments ne devraient pas être la première ligne d'intervention puisqu'ils ne ciblent pas les causes sous-jacentes du problème. De plus, la plupart des patients préfèrent ne pas utiliser de médicaments. Les recherches cliniques ont démontré que l'insomnie peut être traitée de façon efficace à l'aide de changements relativement simples dans les habitudes de sommeil et modes de vie qui interfèrent avec une bonne nuit de sommeil. Plusieurs des méthodes de traitement contre l'insomnie peuvent être appliquées avec un minimum d'aide professionnelle. Ce livre a été conçu comme un guide d'autotraitement; il a été rédigé avec l'idée que l'information est souvent bien plus utile qu'une prescription. J'espère qu'il vous procurera toutes les connaissances nécessaires afin de redécouvrir le plaisir d'une bonne nuit de sommeil.

Vaincre les ennemis du sommeil expose une approche thérapeutique dont l'efficacité clinique a été prouvée par plusieurs recherches scientifiques. Ce guide d'autotraitement décrit des méthodes simples et pratiques permettant d'obtenir une bonne nuit de sommeil sans médicament. Ainsi, l'accent est mis sur l'approche psychologique plutôt que pharmacologique. C'est aussi un guide de référence procurant de l'information pratique concernant le sommeil normal et plusieurs des troubles autres que l'insomnie qui peuvent le perturber.

Le livre est divisé en trois sections générales. Le premier chapitre présente un survol des cycles du sommeil et répond à des questions clés concernant les différents stades de sommeil, la quantité de sommeil dont nous avons besoin, et les changements qui se produisent naturellement avec l'âge dans la qualité et la quantité de sommeil. Le deuxième chapitre décrit les différents types d'insomnie, les facteurs de risque, les symptômes et les conséquences de l'insomnie. Les chapitres 3 et 4 évoquent plusieurs causes possibles de l'insomnie, physiques et psychologiques, qui exigent souvent l'attention d'un professionnel de la santé. Ils expliquent ensuite à quoi vous attendre lorsque vous consultez dans une clinique du sommeil.

La deuxième section expose en détail une approche de gestion personnelle pour vaincre l'insomnie. Chaque chapitre couvre un volet différent du problème et décrit des stratégies utiles pour: changer les mauvaises habitudes de sommeil; réviser certaines croyances et attitudes à propos de l'insomnie; apprendre à gérer le stress pendant le jour et les inquiétudes au coucher; et enfin, rendre votre chambre à coucher plus propice au sommeil. Un chapitre traite de l'utilisation des somnifères, des situations où ils peuvent être utiles et de celles où ils doivent être évités; on y présente un programme de sevrage des somnifères destiné à l'intention des personnes souhaitant briser cette habitude.

La dernière section décrit des méthodes pour combattre les effets du décalage horaire et pour composer avec le travail posté, c'est-à-dire à horaires variables. De plus, on y décrit d'autres troubles du sommeil tels que l'apnée, la narcolepsie, les cauchemars et bien d'autres. On en expose les principaux symptômes afin de vous aider à les reconnaître et à évaluer le besoin de consulter un spécialiste du sommeil. Le chapitre 13 décrit les problèmes de sommeil les plus courants chez les enfants et les adolescents; on y propose des solutions pratiques aux parents aux prises avec de telles difficultés. Le dernier chapitre traite du sommeil chez les aînés et expose quelques stratégies à utiliser afin de préserver une bonne qualité de sommeil avec le vieillissement. Une liste d'organisations professionnelles et de groupes de soutien pour les patients atteints de troubles du sommeil et leur famille est fournie en appendice.

Écrit dans un langage accessible, ce livre s'adresse au grand public. Il servira de guide de référence de traitement pour vous ou un proche aux prises avec un problème d'insomnie. Il intéressera aussi les personnes désirant en apprendre davantage sur le sommeil et les principaux symptômes de ses nombreux troubles. Bien qu'il ne vise pas à remplacer le traitement professionnel, plusieurs personnes considéreront que ce guide leur fournit l'information nécessaire pour surmonter leur insomnie alors que d'autres trouveront qu'il est un outil complémentaire aux traitements proposés par les professionnels de la santé.

CHARLES MORIN, Ph.D.

CHAPITRE 1

Quelques notions de base sur le sommeil

Pour la plupart des gens, une bonne nuit de sommeil est une expérience merveilleuse et énergisante. C'est un peu comme prendre de petites vacances afin de refaire le plein d'énergie physique et psychologique. Vous ressortez de cet état altéré de conscience revitalisé, avec un regard positif sur la vie et mieux préparé pour accomplir les tâches quotidiennes. Une bonne nuit de sommeil est quelque chose de tout à fait naturel que l'on tient souvent pour acquis. Par contre, ceux qui ne dorment pas bien viennent à parler du sommeil comme quelqu'un en privation parle du manque de nourriture, d'eau ou de sexe. Si vous avez des difficultés à dormir, vous êtes en bonne compagnie. Plus d'une personne adulte sur trois se plaint d'insomnie, tandis que plusieurs autres souffrent en silence. Heureusement, l'étude du sommeil et de ses troubles est une discipline qui évolue rapidement et de nouveaux traitements sont maintenant disponibles pour contrer la plupart de ces troubles. Ce livre commence par une révision de quelques notions de base sur la nature du sommeil, ses différents stades et ses fonctions ; on y traite également des changements dans la qualité et la quantité de sommeil qui se produisent au cours de la vie, ainsi que des relations entre le sommeil et le fonctionnement diurne, l'humeur et la santé. Comme le principal objet de ce livre est d'exposer des solutions pratiques pour combattre l'insomnie, il va de soi que nous devons d'abord avoir une compréhension de base du sommeil normal.

LE PASSAGE DE L'ÉTAT DE VEILLE AU SOMMEIL

Même s'il occupe le tiers de notre vie, le sommeil a longtemps été un mystère pour les chercheurs et les cliniciens. Pendant des années, il a été considéré comme un état passif durant lequel l'esprit et le corps étaient complètement inactifs et coupés du monde extérieur. Ce n'est que récemment que les scientifiques ont commencé à explorer ses mystères. Les experts s'entendent sur le fait que le sommeil est un état altéré de conscience dans lequel plusieurs fonctions physiques et mentales continuent d'opérer, dans un mode différent, même en l'absence de stimulations environnementales. Quand vous éteignez les lumières et que vous laissez libre cours à vos pensées, vous entrez dans un nouveau monde. Vos paupières se ferment, vos pupilles rétrécissent, votre respiration devient plus lente, la température de votre corps ainsi que le rythme des battements de votre cœur diminuent. Votre corps entre dans un état profond de relaxation qui est accompagné d'ondes cérébrales alpha; votre esprit dérive dans une vague d'images, de pensées et de monologues. Ce passage de l'éveil à la somnolence puis au sommeil représente une sorte d'état hypnagogique. Au moment précis de l'endormissement, il est souvent accompagné d'un sursaut brusque et d'une impression de tomber dans le vide, d'où l'expression «tomber endormi». Vous perdez conscience pendant un certain temps, mais au début de la nuit, tout peut vous ramener à l'état de veille – un bruit, une inquiétude ou encore les mouvements de votre conjoint. L'endormissement est un processus graduel: d'abord, le sommeil est très léger; il devient plus profond par la suite. Il n'y a pas un interrupteur qui vous fait passer directement de l'état de veille au sommeil. La durée de cette phase transitoire de l'éveil à l'endormissement puis au sommeil, ainsi que le plaisir qu'elle apporte, peuvent varier d'une personne à l'autre. Si vous êtes en bonne santé, libre de toute inquiétude et bon dormeur, cette expérience est habituellement brève, mais très agréable. Mais si vous souffrez d'insomnie, il est fort probable que cette période soit une expérience plutôt frustrante.

DEUX TYPES DE SOMMEIL, DEUX MONDES À PART

Il existe deux types de sommeil : le sommeil paradoxal ou sommeil REM (de l'anglais, *rapid-eye movements*), celui des mouvements oculaires rapides, et le sommeil à ondes lentes, ou sommeil NREM (de l'anglais, *non rapid-eye movements*).

Le sommeil à ondes lentes (NREM) comporte quatre stades allant d'un sommeil très léger et devenant progressivement plus profond. Chaque stade est caractérisé par une activité électroencéphalographique (EEG) différente (voir figure 1.1). Lorsque vous vous endormez et entrez en stade 1, vos pensées dérivent et vous pouvez avoir l'impression d'osciller entre la conscience et l'inconscience, une sensation semblable à celle d'être dans la lune. Il y a un mouvement lent de la cavité oculaire, la respiration devient plus lente également et les muscles sont plus relâchés. Le stade 1, souvent appelé sommeil léger, est une phase transitoire qui dure seulement quelques minutes et qui fait le pont entre l'éveil et le vrai sommeil qu'est le stade 2. Dans ce stade, l'activité EEG est caractérisée par des fuseaux de sommeil et des complexes K (voir figure 1.1), une onde cérébrale momentanée caractérisée par un pic négatif suivi d'un pic positif. Le stade 2 représente environ 50 p. 100 du temps total de sommeil.

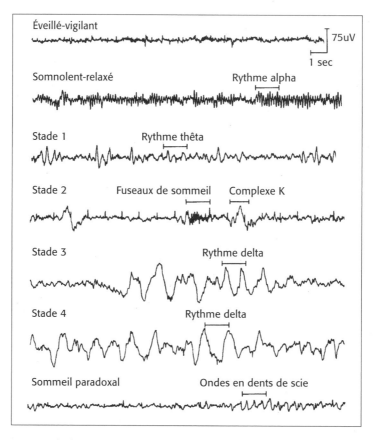

FIGURE 1.1 : Tracés de l'activité cérébrale associés à un état d'éveil alerte, à un état de relaxation et à différents stades du sommeil. Les ondes bêta sont associées à un état très alerte. Le rythme alpha (8 à 12 cycles par seconde) est typique de l'état de relaxation (les yeux fermés) précédant le début du sommeil. Les ondes thêta sont caractéristiques d'un sommeil léger alors que le rythme delta (0,5 à 2 cycles par seconde) est enregistré durant les stades de sommeil profond (3-4).

Les stades 3 et 4, souvent groupés ensemble, sont les stades de sommeil les plus profonds et les plus reposants. Les ondes cérébrales sont plus lentes et plus prononcées. C'est la période où il est le plus difficile de réveiller quelqu'un et il peut même y avoir une courte période de confusion à l'éveil. Selon l'âge de la personne, les stades 3-4 représentent de 5 à 20 p. 100 du temps total de sommeil, mais il arrive que nous n'atteignions pas ce stade profond lors de certaines nuits perturbées. Les stades 3 et 4 sont aussi appelés sommeil delta à cause des ondes EEG qui sont plus lentes et d'amplitude plus élevée pendant ce stade. Dans son ensemble, le sommeil lent ou NREM reflète un état où le cerveau est au ralenti, mais où le corps peut bouger ; l'esprit est essentiellement endormi, mais les fonctions biologiques demeurent fonctionnelles même si elles sont plus lentes.

À l'inverse, pendant le sommeil paradoxal, une activité mentale considérable est observée ; d'ailleurs, on peut remarquer à la figure 1.1 que les tracés EEG du sommeil paradoxal et de l'état de veille sont très semblables. Nos rêves se produisent principalement dans cette période qui occupe 20 à 25 p. 100 d'une nuit de sommeil typique. Nous rêvons tous pendant le sommeil paradoxal, même si plusieurs n'arrivent pas à se souvenir de leurs rêves le lendemain. À moins de se réveiller pendant ou immédiatement après une période de sommeil paradoxal, il y a peu de chances qu'on se souvienne de ses rêves. Les études démontrent qu'environ 85 p. 100 des sujets réveillés en sommeil paradoxal se rappellent un rêve et peuvent le raconter clairement ; ils évoquent souvent des émotions intenses. L'imagerie en sommeil paradoxal est vive, parfois bizarre, les sons et les couleurs sont souvent incorporés. Par contre, seulement 15 à 20 p. 100 des gens affirment avoir rêvé lorsqu'ils sont réveillés en sommeil à ondes lentes. Dans ce cas, l'imagerie est habituellement caractérisée par une pensée, une image ou une situation incorporant les éléments de l'environnement immédiat.

Étrangement, le corps est essentiellement paralysé pendant cette phase du sommeil, peut-être dans le but d'empêcher l'actualisation des rêves. À l'exception de quelques secousses périodiques des muscles, la plupart des mouvements volontaires sont impossibles. L'appellation de sommeil paradoxal est d'ailleurs dérivée de ce paradoxe entre imagerie intense et paralysie musculaire pendant cette phase de sommeil. En plus des rêves, plusieurs autres changements accompagnent le sommeil paradoxal. Il y a une augmentation périodique de mouvements oculaires rapides ; les battements de cœur s'accélèrent et le rythme cardiaque devient plus variable ; la pression artérielle fluctue, la consommation d'oxygène ainsi que la circulation sanguine du cerveau sont plus élevées que durant l'éveil. Chez les hommes en bonne santé, de l'enfance à l'âge adulte avancé, on observe une érection pendant le sommeil paradoxal ; les femmes démontrent un engorgement clitoridien. Pendant le sommeil paradoxal, la température de notre corps n'est plus régularisée. Les changements dans la température ambiante ne provoquent ni sueur ni frisson. En dépit de la perte de tonus musculaire pendant le sommeil paradoxal, plusieurs changements de position se produisent au cours de la nuit, habituellement en même temps qu'il y a un changement de stades de sommeil. Même s'il peut sembler qu'à l'occasion nous nous endormions et nous réveillions dans la même position, plusieurs changements de position se produisent au cours de la nuit sans pour autant que nous en ayons souvenir le lendemain matin.

LES CYCLES DU SOMMEIL PENDANT LA NUIT

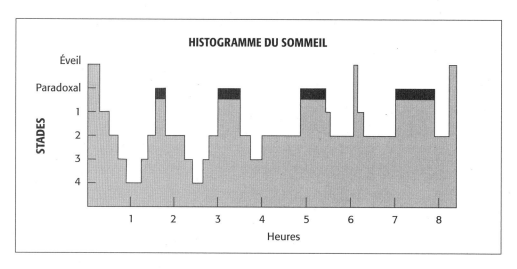

FIGURE 1.2 : Cette figure illustre une nuit de sommeil typique d'un jeune adulte n'éprouvant pas de difficultés à dormir.

La qualité et la durée du sommeil varient avec l'âge, la santé et le style de vie de chacun. Par contre, la séquence des différents stades de sommeil au cours de la nuit est très stable chez les bons dormeurs qui maintiennent un horaire de sommeil régulier. Au cours d'une nuit typique (tel que démontré dans la figure 1.2), nous alternons d'un stade à l'autre, passant graduellement d'un sommeil léger (stade 1) à un sommeil profond (stades 3-4), suivi d'un premier épisode de sommeil paradoxal. Habituellement, l'adulte commence la nuit par les stades de sommeil à ondes lentes (NREM) et le premier épisode de sommeil paradoxal (REM) apparaît 70 à 90 minutes après l'endormissement initial. En moyenne, nous complétons cinq cycles de sommeil NREM-REM. Les quatre ou cinq épisodes de sommeil paradoxal augmentent en durée et en intensité à mesure que la nuit progresse. La première période dure habituellement 15 à 20 minutes alors que la dernière période, soit tôt le matin, est plus intense et peut durer 30 à 60 minutes. Le dernier tiers de la nuit est dominé par le sommeil paradoxal tandis que le sommeil profond (stades 3-4) prédomine au début de la nuit.

COMBIEN D'HEURES DE SOMMEIL A-T-ON BESOIN?

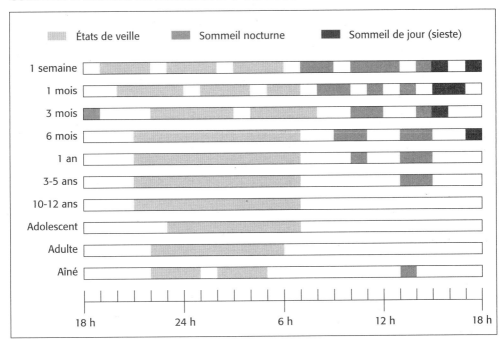

FIGURE 1.3 : Cette figure illustre le nombre approximatif d'heures de sommeil et la distribution des épisodes de sommeil sur une période de 24 heures à différentes périodes de la vie.

Les besoins individuels de sommeil semblent déterminés biologiquement, selon l'âge de chacun. Les nouveau-nés dorment en moyenne 16 à 18 heures par jour et les jeunes enfants dorment 10 à 12 heures par nuit en plus de 1 à 2 heures le jour. Vers l'âge de cinq ans, le sommeil nocturne des enfants diminue aux alentours de 9 à 10 heures et la sieste devient de moins en moins fréquente. Les adolescents ont besoin d'environ 9,5 heures de sommeil pour être alertes durant la journée, mais ils les obtiennent rarement. Les adultes ne se plaignant pas de problèmes de sommeil dorment de 7 à 8,5 heures durant la nuit. Les aînés dorment en moyenne 6,5 heures la nuit et peuvent ajouter une heure de sieste l'après-midi.

Malgré la croyance populaire voulant que tout adulte devrait dormir 8 heures par nuit, les besoins en sommeil varient d'une personne à l'autre. Certaines ont besoin d'aussi peu que 5 à 6 heures par nuit sans pour autant être considérées insomniaques, alors que d'autres ont besoin de 9 à 10 heures. Comment déterminer votre besoin de sommeil? La façon la plus simple est d'expérimenter différentes durées de sommeil et de surveiller votre niveau de vigilance et de fonctionnement le jour suivant. Si vous êtes constamment fatigué et que vous somnolez à des moments ou à des endroits inappropriés, cela signifie que vous n'avez pas eu la quantité adéquate de sommeil la nuit précédente. Habituellement, une personne bien reposée restera vigilante même dans une pièce surchauffée en écoutant une conférence peu intéressante à la suite d'un repas copieux. Par contre, la personne en manque de sommeil risque fort de s'endormir, non seulement dans de telles circonstances, mais aussi pendant un film intéressant ou même une réunion importante. Idéalement, vous devriez dormir aussi longtemps que cela est nécessaire afin de vous sentir frais et dispos le matin et de demeurer alerte tout au long de la journée.

La plupart des adultes n'obtiennent pas le sommeil dont ils ont besoin. La majorité, particulièrement les jeunes adultes, dort moins de 8 heures pendant les nuits de la semaine, la plupart n'obtenant que 6 à 7 heures de sommeil. En revanche, plusieurs récupèrent en dormant plus de 8 heures pendant la fin de semaine, ce qui tend à confirmer que la quantité de sommeil en semaine est insuffisante. Même s'il est possible de fonctionner temporairement avec moins de sommeil que notre besoin réel, ce manque de sommeil finira éventuellement par nous nuire. C'est comme essayer de porter un chandail de grandeur moyenne quand vous avez vraiment besoin d'une grande taille. Plusieurs personnes qui sont en manque chronique accumulent une dette de sommeil pendant la semaine. Quelques-unes sont capables de se rattraper en faisant la grasse matinée durant le week-end alors que plusieurs autres ne peuvent se permettre ce luxe en raison de responsabilités familiales. Même légère, la privation de sommeil chronique peut déranger le fonctionnement diurne, l'humeur et la vigilance. Nous reviendrons sur les effets de la privation de sommeil plus tard dans ce chapitre.

Le sommeil est un besoin de plus en plus difficile à combler. Au cours des quelques dernières décennies, la durée moyenne de notre sommeil nocturne a été réduite d'environ une heure par nuit. En effet, cette durée était de 7 à 8,5 heures par nuit au début des années 1960 alors qu'aujourd'hui environ 50 p. 100 de la population affirme dormir moins de 7 heures par nuit la semaine. Il n'y a pas tellement longtemps, tout s'arrêtait à la tombée de la nuit. Aujourd'hui, plusieurs personnes occupent un emploi à temps partiel le soir ou travaillent de nuit. Les usines et les magasins sont ouverts plus longtemps et la télévision diffuse 24 heures sur 24. Ce menu d'activités entre donc en compétition avec le sommeil et contribue à alimenter un manque quasi chronique de sommeil.

LES CHANGEMENTS DANS LES CYCLES DU SOMMEIL AU COURS DE LA VIE

L'âge est le facteur le plus important affectant la durée et la qualité de notre sommeil. Nous venons de voir que le temps de sommeil approximatif, sur une période de 24 heures, passe de 16 à 18 heures pour les bébés, à 7 à 8,5 heures pour un jeune adulte et à environ 6,5 heures pour les aînés. En ajoutant les siestes, une pratique courante à la retraite, la quantité totale de sommeil par période de 24 heures demeure relativement stable de l'âge moyen jusqu'à l'âge avancé. Ce qui semble changer avec l'âge, ce n'est pas tellement la durée, mais bien l'efficacité et la qualité du sommeil. Les gens plus âgés doivent souvent passer plus de temps au lit que les plus jeunes afin d'obtenir la même quantité de sommeil. Avec le vieillissement, on note aussi une diminution du sommeil profond (stades 3-4) et une augmentation correspondante du sommeil léger (stade 1). Par conséquent, la personne âgée est plus facilement réveillée par un bruit ou les mouvements du conjoint, ce qui peut expliquer l'augmentation des plaintes d'insomnie avec le vieillissement.

Les changements les plus importants dans les cycles de sommeil ont lieu au cours de l'enfance et de l'adolescence, une période marquée par de nombreux autres changements développementaux. Par exemple, il existe une relation étroite entre la quantité de sommeil paradoxal et la maturation du cerveau. Ainsi, environ 80 p. 100 du sommeil du fœtus est constitué de sommeil paradoxal et le nouveau-né passe environ 50 p. 100 de son sommeil dans ce stade. Vous pouvez probablement déterminer, même sans équipement sophistiqué, les moments où votre enfant est en sommeil paradoxal. En plus des mouvements oculaires rapides, on observe des pincements faciaux périodiques, des sourires et une respiration souvent saccadée. La proportion de sommeil paradoxal décline graduellement, passant de 50 p. 100 à la naissance à environ 35 p. 100 à l'âge de 3 ans ; la réduction continue de l'enfance à l'adolescence, puis la proportion se stabilise chez le jeune adulte. Une personne de 25 ans passe environ 20 à 25 p. 100 de la nuit en sommeil paradoxal ; on peut noter un léger déclin quand l'adulte atteint les 60 ou 70 ans. En général, une personne qui vieillit en bonne santé conservera une quantité de sommeil paradoxal satisfaisante ; à l'inverse, la personne âgée qui développe un trouble d'ordre neurologique, comme la maladie d'Alzheimer, subira une diminution marquée du sommeil paradoxal et une perturbation générale du sommeil avec la progression de la maladie.

POURQUOI AVONS-NOUS BESOIN DE DORMIR ?

Si une personne reste éveillée suffisamment longtemps, la somnolence surpassera à un moment donné tout désir de prolonger l'éveil. Vous avez probablement fait une telle expérience si vous avez dû passer une nuit blanche à veiller un enfant malade ou pour compléter un travail qui était dû le lendemain. Une seule nuit blanche est suffisante pour convaincre n'importe qui que le sommeil est essentiel, une nécessité biologique comparable aux besoins de nourriture, d'eau et de sexe. La raison exacte pour laquelle nous avons besoin de passer un tiers de notre vie à dormir demeure une énigme pour plusieurs scientifiques. Certains croient que dans une perspective d'évolution, le sommeil a une fonction protectrice contre les prédateurs nocturnes. Ainsi, les espèces avec un plus gros gabarit peuvent se permettre de dormir plus longtemps alors que les plus petites espèces doivent demeurer aux aguets de prédateurs potentiels. D'autres pensent que le sommeil préserve le niveau d'énergie en abaissant le métabolisme. Enfin, pour certains, le sommeil paradoxal est une forme d'expression inconsciente des désirs refoulés, des besoins, des peurs et des frustrations. Bien qu'intéressantes, ces théories sont difficiles sinon impossibles à valider. Néanmoins, les connaissances acquises jusqu'à présent sur les fonctions du sommeil proviennent des expériences de privation de sommeil. Dans ce genre d'expérience, des sujets volontaires sont invités à passer une ou plusieurs nuits en laboratoire. Chaque fois qu'un sujet entre dans un stade particulier de sommeil, un technicien le réveille à l'aide d'un bruit. À mesure que la nuit progresse, il devient de plus en plus difficile d'empêcher le dormeur d'entrer dans un stade de sommeil spécifique. Le dormeur devient aussi plus irritable et les efforts du technicien ou l'intensité du bruit doivent augmenter substantiellement pour réussir à le réveiller.

À partir de ces recherches, nous avons appris que lorsqu'une personne est privée d'un stade de sommeil spécifique, il y a un rebond naturel de ce stade pendant la période de récupération. Par exemple, si, au cours d'une nuit donnée, on empêche une personne d'atteindre le sommeil profond (stades 3-4), elle passera plus de temps dans ce stade de sommeil pendant la nuit suivante. Un phénomène similaire se produit dans le sommeil paradoxal d'une personne qui utilise certains antidépresseurs. Cette classe de médicaments diminue la quantité de sommeil paradoxal. Quand la personne cesse la médication, on assiste à une augmentation temporaire de ce stade, parfois expérimenté sous forme de cauchemars. Ces quelques observations indiquent que ce n'est pas seulement un type de sommeil en particulier qui est nécessaire, mais bien tous les stades de sommeil qui sont essentiels pour demeurer en bonne santé.

D'autres expériences ont amené les chercheurs à conclure que le sommeil à ondes lentes est surtout nécessaire à la restauration de l'énergie physique tandis que le sommeil paradoxal joue un rôle important dans l'apprentissage et la résolution de problèmes. Les fonctions récupératrices du sommeil à ondes lentes sont suggérées par deux observations. Premièrement, une personne qui est privée des stades 3-4 a tendance à se plaindre de douleurs et de raideurs musculaires le matin suivant. Deuxièmement, l'exercice aérobique régulier tend à augmenter le temps passé en sommeil profond. Ces observations suggèrent donc que le sommeil à ondes lentes joue un rôle principalement dans la restauration de l'énergie physique. D'autres études suggèrent que le sommeil paradoxal assume deux fonctions importantes dans le traitement de l'information. Premièrement, il permet de consolider les informations nouvellement apprises, et deuxièmement, il contribue à maintenir l'équilibre psychologique. Par exemple, un cours intensif d'apprentissage d'une langue seconde augmente la quantité de temps passé en sommeil paradoxal. D'un autre côté, la privation sélective de ce stade pendant ce type d'apprentissage interfère avec la rétention et la consolidation mnémonique de nouveaux matériels. Ces observations confirment que le sommeil paradoxal joue un rôle prépondérant dans le traitement, l'emmagasinage et la récupération de nouvelles informations.

Les psychothérapeutes se sont longtemps intéressés à l'analyse du rêve comme porte d'entrée potentielle sur l'inconscient. Plus récemment, des études effectuées par Rosalyn Cartwright, psychologue au Rush-Presbyterian-St.Luke's Medical Center à Chicago, nous ont éclairés sur l'effet de nos expériences diurnes sur le sommeil paradoxal. Elle a examiné le contenu des rêves de gens récemment divorcés et a découvert que ceux-ci variaient selon que les participants étaient dépressifs ou transigeaient bien avec cette crise. Les rêves des participants dépressifs étaient plus pessimistes, reflétant des sentiments de culpabilité et d'impuissance ainsi qu'une faible estime de soi. Les gens qui composaient bien pendant la journée avec ce changement de vie important faisaient des rêves reflétant aussi une meilleure adaptation émotionnelle à leur nouvelle situation. Le contenu de leurs rêves suggérait un meilleur sens de contrôle et une image de soi plus positive. Apparemment, le sommeil paradoxal joue un rôle important non seulement dans le traitement d'information factuelle, mais aussi dans le traitement du matériel émotionnel. Nos rêves incorporent donc les hauts et les bas de nos expériences quotidiennes et reflètent peut-être notre état d'âme du moment.

UNE HORLOGE BIOLOGIQUE RÉGULARISANT NOTRE SOMMEIL

Le sommeil est un comportement prévisible qui apparaît à des intervalles très réguliers; toutefois, son horaire varie chez les différentes espèces animales. Même si les humains dorment principalement la nuit, plusieurs animaux dorment surtout le jour. Chez les dauphins, c'est seulement un hémisphère du cerveau à la fois qui dort alors que l'autre reste éveillé, un peu comme pour faire le guet. Tous les organismes vivants, les humains, les animaux et les plantes fonctionnent selon un cycle régulier comprenant une période d'activités et une période de repos. La durée de ce cycle (activités-repos) chez l'humain suit un rythme circadien relativement stable d'environ une journée. L'horaire du cycle veille-sommeil chez l'humain est largement déterminé par le cycle des jours et des nuits, lui-même régi par la rotation de la terre sur une période de 24 heures.

Les scientifiques ont identifié une petite structure dans le cerveau qui sert d'horloge biologique régularisant le cycle veille-sommeil. De la grosseur d'une tête d'épingle, cet ensemble de plus de 10 000 neurones (appelé le noyau supra chiasmatique) est situé dans l'hypothalamus à la base du cerveau. Il sert en quelque sorte à mesurer le degré d'exposition à la lumière du jour et, par le fait même, détermine le moment des épisodes de sommeil et d'éveil. La lumière pénètre l'œil à travers la rétine et l'influx nerveux est transmis à l'hypothalamus. Chez les personnes aveugles, la ligne de communication entre l'exposition à la lumière du jour et le centre de contrôle du sommeil est court-circuitée; cela entraîne une désynchronisation complète de l'horaire veille-sommeil de telle sorte que la personne aveugle peut aussi bien se sentir très somnolente à 19 h et tout à fait éveillée à 3 h du matin. Également, chez les travailleurs de nuit, ce système de régulation des cycles de veille-sommeil est souvent perturbé et entraîne de sérieux problèmes de sommeil le jour et de vigilance la nuit.

En plus de l'exposition à la lumière du jour, d'autres facteurs jouent un rôle important dans la régularisation de la périodicité du cycle veille-sommeil. Parmi ceux-ci, nous retrouvons les horaires de travail et l'obligation de se lever à une heure précise le matin, les heures de repas et les contacts sociaux. Ces marqueurs de temps servent de signaux environnementaux pour maintenir l'organisme ou l'horloge biologique en synchronisme avec le monde extérieur.

Plusieurs fonctions biologiques sont étroitement liées au cycle veille-sommeil et sont donc régies par une périodicité circadienne. La mélatonine, une hormone naturelle produite par la glande pinéale, est relâchée exclusivement pendant la nuit. C'est pourquoi les chercheurs s'intéressent à cette hormone comme solution potentielle à certains types de problème de sommeil. Il existe présentement sur le marché différentes compositions de mélatonine synthétique souvent présentées comme une pilule soi-disant de sommeil naturel. Comme nous le verrons au chapitre 11, certains de ces produits peuvent être utiles pour contrer les effets du décalage horaire ou certaines difficultés de sommeil reliées aux horaires de travail de nuit. L'hormone de croissance, quant à elle, est relâchée quand une personne entre en stades 3-4 de sommeil. Sa concentration est très élevée chez un enfant en pleine croissance et diminue progressivement en même temps qu'il y a réduction du sommeil profond avec le vieillissement. Des recherches sont également en cours pour évaluer l'efficacité d'un supplément synthétique d'hormone de croissance pour préserver la qualité du sommeil avec le vieillissement.

De toutes les fonctions biologiques suivant un rythme circadien, la température du corps est une des plus constantes. Elle fluctue d'environ un degré Celsius sur une période de 24 heures et est en étroite corrélation avec notre niveau de vigilance. Après avoir atteint son plus bas niveau vers 4 h le matin, elle commence à augmenter juste avant l'éveil matinal vers 6 h le matin, atteint un maximum en début de soirée et recommence à descendre vers 23 h. La vigilance augmente graduellement en matinée quand la température corporelle est sur une pente ascendante, alors que la somnolence devient plus intense à mesure que la température diminue. Ainsi, il est très difficile de rester éveillé vers 4 h le matin, même si cela passe inaperçu chez la plupart des gens puisqu'ils dorment déjà à ce moment. Par contre, les travailleurs de nuit courent un risque beaucoup plus élevé d'accidents au travail ou d'endormissement au volant pendant cette période particulière plutôt qu'à n'importe quel autre moment de la nuit. Plusieurs accidents de la route impliquant des chauffeurs de camion se produisent vers les petites heures du matin. La circulation est moins dense à ce moment, mais la propension à s'endormir au volant est beaucoup plus élevée. On note également une faible baisse de température vers le milieu de l'après-midi, une autre période où nous sommes plus enclins à somnoler. Cette observation suggère que la baisse de vigilance notée après le repas de midi soit reliée à une faible diminution de la température plutôt qu'au fait que l'on vienne juste de manger.

EXISTE-T-IL UNE SUBSTANCE HYPNOTIQUE NATURELLE?

Mises à part sa nécessité et sa nature cyclique, nous savons très peu de choses sur le sommeil et sur les mécanismes contrôlant l'alternance du cycle éveil-sommeil. Les scientifiques ont longtemps supposé qu'une substance hypnotique s'accumulait dans le cerveau pendant l'éveil. Selon cette hypothèse, plus une personne resterait éveillée longtemps, plus la concentration de cette substance deviendrait élevée. Lorsque celle-ci aurait atteint un seuil critique, le besoin de dormir deviendrait assez important pour induire le sommeil rapidement. Avec l'endormissement, cette substance serait graduellement éliminée et ce n'est qu'avec la prochaine période d'éveil que le processus d'accumulation serait remis en branle. Rejoignant cette hypothèse, les chercheurs Alan Hobson et Robert McCarley, de l'université Harvard, ont démontré que la concentration et les niveaux d'activités de certaines substances neurochimiques du cerveau fluctuent de l'éveil au sommeil et également du sommeil à ondes lentes au sommeil paradoxal. Nous avons vu que le sommeil à ondes lentes est relativement tranquille comparativement au sommeil paradoxal. Hobson et McCarley ont trouvé que certains neurotransmetteurs (les cellules du cerveau, les neurones) sont plutôt inactifs et d'autres actifs pendant l'éveil et les deux types de sommeil. Par exemple, les neurotransmetteurs tels que la sérotonine et la norépinéphrine sont plus actifs en sommeil à ondes lentes tandis que l'acétylcholine, qui est relativement inactive pendant cette période, devient particulièrement active pendant l'éveil et le sommeil paradoxal. Ces neurotransmetteurs sont des substances chimiques du cerveau et leur niveau d'activité se modifie selon l'état de vigilance, le sommeil et l'humeur d'une personne.

SOMMEIL, SANTÉ ET MALADIE

Le sommeil est très sensible aux problèmes physiques et psychologiques. L'insomnie est souvent la première séquelle ressentie pendant les périodes de maladie ou de tourments émotionnels. Presque tous les désordres médicaux et psychologiques entraînent des perturbations du sommeil. De plus, les difficultés de sommeil peuvent aussi aggraver les problèmes médicaux ou psychologiques sous-jacents et même ralentir le processus de guérison.

Sommeil et douleur

Presque toutes les conditions médicales occasionnant de la douleur peuvent perturber le sommeil. Une douleur aiguë provenant d'une blessure ou une douleur chronique causée par de l'arthrite peut retarder l'endormissement initial ou engendrer des réveils nocturnes. Après une mauvaise nuit de sommeil, la douleur peut sembler plus intense et désagréable et l'humeur est souvent affectée. Naturellement, les émotions négatives ressenties pendant la journée peuvent également aggraver les difficultés de sommeil la nuit suivante.

Le Dr Harvey Moldofsky, de l'université de Toronto, a étudié pendant plusieurs années le sommeil des personnes souffrant de fibromyalgie, une condition caractérisée par des douleurs musculaires. Ces personnes ont un sommeil très perturbé et se lèvent le matin avec des douleurs et des raideurs musculaires. Leurs nuits sont caractérisées par une condition nommée sommeil alpha-delta. Le rythme alpha, un type d'ondes cérébrales associées à la relaxation mentale, apparaît habituellement juste avant l'endormissement et est relativement peu fréquent par la suite chez les individus ne souffrant pas de douleur. Par contre, chez les personnes connaissant des douleurs fibromyalgiques, il y a intrusion du rythme alpha pendant le sommeil à ondes lentes (stades 3-4), aussi appelé sommeil delta. Il en résulte une diminution marquée de la qualité du sommeil. Parce que le sommeil delta est parsemé d'ondes alpha pendant toute la nuit, la personne se lève le matin avec une sensation d'avoir été dans un état de demi-veille, demi-sommeil, sans jamais avoir atteint un sommeil profond.

Le sommeil et le système immunitaire

Le manque de sommeil peut nuire aux fonctions immunitaires et ainsi augmenter la vulnérabilité à certaines maladies physiques. Il peut même prolonger la période de rétablissement. Chaque année, plusieurs d'entre nous souffrent d'infections virales. La grippe est communément associée à des plaintes de fatigue, de somnolence et de malaise général. Naturellement, la cure la plus fréquemment prescrite est le repos et le sommeil. Ce n'est que récemment que les chercheurs ont commencé à étudier la relation entre le sommeil et les fonctions immunitaires. Les chercheurs de l'Institut national de santé mentale des États-Unis ont découvert que les rats privés de sommeil sont plus vulnérables aux infections virales et prennent plus de temps à se rétablir que ceux à qui il était permis de dormir sans restriction. D'autres études portant sur des humains ont indiqué que la privation de sommeil pourrait réduire l'efficacité de certaines cellules qui ont comme fonction de combattre les ennemis du système immunitaire. Ces résultats préliminaires suggèrent que le sommeil est important pour notre système de défense et pour accélérer la récupération face à certaines maladies. Cependant, on n'a pas encore clairement établi si les effets observés sur les fonctions immunitaires sont causés par la privation de sommeil en soi ou par le stress engendré à la suite des difficultés à dormir. L'insomnie en elle-même cause une détresse émotionnelle qui pourrait affecter le système immunitaire.

La durée du sommeil et l'espérance de vie

Selon une enquête de grande envergure portant sur la santé et les habitudes de vie de plus d'un million d'Américains et parrainée par la Société américaine du cancer, les gens ayant une durée très courte (4 heures ou moins) ou une durée très longue (plus de 10 heures) de sommeil auraient un taux de mortalité plus élevé que ceux qui ont une durée moyenne de sommeil se situant entre 7 et 8 heures. La plus longue espérance de vie serait associée à une durée de 7 à 7,9 heures de sommeil. Les personnes utilisant des médicaments pour dormir auraient un taux de mortalité de 1,5 fois plus élevé que ceux qui n'ont jamais consommé de tels médicaments. Des études récentes ont également démontré un lien entre la durée du sommeil et les risques d'obésité. Une plus courte durée du temps habituel de sommeil serait associée à un risque plus élevé de faire de l'embonpoint. Une hormone qui sert à contrôler l'appétit (la leptine) est relâchée pendant le sommeil; lorsque la période de sommeil est réduite, il y aurait donc une baisse de production de cette hormone, ce qui augmenterait l'appétit et éventuellement la prise de poids.

Dans l'ensemble, même si les données suggèrent un lien entre la durée du sommeil et la longévité, nous devons être prudents avant de tirer des conclusions puisque les gens qui ont un sommeil très court ou très long ou encore qui utilisent des médicaments pour dormir souffrent souvent de problèmes cardiaques, de diabète ou d'autres conditions médicales qui sont elles-mêmes associées à une espérance de vie moins longue.

Le sommeil et la dépression

Plusieurs conditions psychologiques peuvent causer des difficultés à dormir. La plupart de celles-ci sont traitées au chapitre 3, mais on peut dire que presque tous ceux qui ont vécu une dépression sont plus enclins à souffrir de difficultés de sommeil concomitantes et à se réveiller habituellement trop tôt le matin. En plus de ce symptôme classique, plusieurs autres changements distincts dans les cycles du sommeil apparaissent pendant un épisode de dépression majeure. Précédemment, nous avons vu que les jeunes adultes en santé entrent dans leur premier épisode de sommeil paradoxal de 70 à 90 minutes après l'endormissement initial et que les épisodes de sommeil paradoxal augmentent en durée et en intensité au cours de la nuit. Les chercheurs ont observé que les individus souffrant de dépression endogène, c'est-à-dire qui n'est pas le résultat direct d'un événement de la vie, entrent en sommeil paradoxal beaucoup plus rapidement (15 à 20 minutes) après l'endormissement initial et passent plus de temps dans ce stade au début de la nuit que les sujets ne souffrant pas de dépression. Leur sommeil paradoxal est également plus intense et on note une baisse correspondante du sommeil à ondes lentes au début de la nuit. Ces caractéristiques d'une entrée plus rapide et d'une quantité plus élevée de sommeil paradoxal ont aussi été observées chez des personnes souffrant d'autres troubles psychiatriques. Il est possible que ces altérations du sommeil représentent une sorte de marqueur biologique de certaines formes de psychopathologie.

Dans une autre avenue de recherche sur le sommeil et la dépression, il a été démontré que la privation de sommeil produit une amélioration temporaire de l'humeur chez une personne souffrant de dépression sévère. Cet effet, qui est obtenu à l'aide d'une privation totale ou sélective de sommeil paradoxal, contraste avec les perturbations typiques de l'humeur observées chez les personnes souffrant de difficultés de sommeil moins sévères, mais plus chroniques.

Ces quelques exemples illustrent bien comment le sommeil est en relation étroite avec le corps et l'esprit. Même si personne n'est complètement à l'abri de problèmes de sommeil, un esprit sain dans un corps sain augmente les chances d'avoir un sommeil réparateur, de même qu'un sommeil de qualité peut assurer une certaine protection contre des problèmes de santé physique et mentale.

PRIVATION DE SOMMEIL, PERFORMANCE ET SÉCURITÉ PUBLIQUE

La privation de sommeil, qu'elle soit volontaire ou causée par un désordre sous-jacent, peut interférer avec votre travail et vos relations familiales et sociales et peut même mettre votre vie ou celle des autres en danger. La sévérité de ces effets dépend en partie du fait que la privation de sommeil soit partielle ou totale et du fait qu'elle soit de nature temporaire ou chronique. Le manque temporaire de sommeil cause de la fatigue et diminue la motivation, l'initiative et la créativité. Ses effets sur l'accomplissement de tâches motrices simples et répétitives sont plutôt limités. Par exemple, il peut être difficile, à la suite d'une nuit blanche, d'avoir la concentration nécessaire pour prendre une décision importante ou pour mettre sur pied un plan d'affaires pour votre compagnie. Par contre, vous pouvez quand même effectuer d'autres tâches manuelles telles qu'écrire des mémos à votre ordinateur. Alors que la première tâche demande un effort mental, la seconde peut être effectuée de façon plus automatique.

Une privation prolongée de sommeil entraîne une accumulation de somnolence diurne et une aggravation de tous les autres déficits. La capacité d'attention est réduite, la concentration est déficiente et le temps de réaction est prolongé. Le jugement et les habiletés de résolution de problèmes sont également perturbés. La conséquence la plus sérieuse est la somnolence diurne, provoquant souvent des épisodes de micro-sommeil. Par définition, ces épisodes ne durent que quelques secondes, mais ils peuvent se produire à tout moment de la journée sans même que l'individu ne s'en rende compte. Si vous êtes à la maison à regarder la télévision ou à lire le journal, il n'est pas très grave de tomber endormi. Par contre, somnoler dans un endroit public peut causer de l'embarras, et au travail, cela peut même mettre votre emploi en péril. Le manque de sommeil et ses conséquences peuvent également poser de sérieux problèmes de santé et de sécurité publique. Les autorités responsables des transports estiment que chaque année des milliers d'accidents de circulation sont reliés à la fatigue et à la somnolence au volant; plus de 20 p. 100 de tous les conducteurs auraient somnolé au moins une fois derrière le volant. Plus de la moitié des travailleurs de nuit affirment s'être endormis au moins une fois à leur travail. Il n'est donc pas étonnant que les risques d'erreurs médicales soient également accrus la nuit. La fatigue excessive et la somnolence ont contribué à plusieurs accidents industriels majeurs qui se sont produits au milieu de la nuit. Parmi ceux qui ont fait les manchettes, nous retrouvons l'explosion de réacteurs nucléaires de Tchernobyl en Ukraine, la fuite de gaz survenue à Bhopal, en Inde, et l'échouement du transporteur d'huile *Exxon Valdez* sur la côte de l'Alaska.

La privation de sommeil, qu'elle soit imposée volontairement ou causée par un trouble du sommeil sous-jacent, est à même de perturber la performance et la vigilance. Elle ne mène pas à des changements majeurs dans la personnalité, mais comme pour l'insomnie chronique, elle peut causer une grande détresse personnelle et diminuer la qualité de la vie.

En résumé, nous avons besoin de dormir à des intervalles réguliers et nous avons besoin de tous les types de sommeil. Celui-ci possède deux fonctions – physique et psychologique. Le sommeil à ondes lentes (stades 3-4) est principalement important pour la récupération et la restauration de l'énergie physique et pour la protection de l'organisme contre certaines maladies. Le sommeil paradoxal facilite la consolidation de nouveaux apprentissages, la résolution de problèmes et l'adaptation aux expériences émotionnelles quotidiennes. La périodicité des états de veille et de sommeil est régularisée par une horloge biologique qui est elle-même en synchronisme avec l'exposition à la lumière du jour et des marqueurs de temps environnementaux. Les effets de la privation de sommeil sont nombreux et affectent notre fonctionnement diurne, notre humeur, notre qualité de vie et la sécurité publique.

CHAPITRE 2

Qu'est-ce que l'insomnie ?

Il est 1 h du matin et il y a maintenant deux heures que Marie-Hélène essaie désespérément de trouver le sommeil. Que ce soit l'échéance importante du lendemain ou ce qu'elle pourrait bien porter à la soirée de samedi prochain, le même film de pensées anxieuses mélangé à des événements banals se déroule sans arrêt dans sa tête. Elle a essayé de compter des moutons, de se concentrer sur sa respiration ou simplement de faire le vide dans son esprit, mais aucune technique ne semble efficace pour la débarrasser de toutes ces pensées indésirables. Au contraire, elle devient plus anxieuse, agitée, se tournant et se retournant pour trouver une position confortable. Elle ne veut pas ouvrir les yeux, mais elle ne peut résister à la tentation de jeter un regard à l'horloge pour voir combien de temps il lui reste avant de devoir se lever pour aller travailler. Finalement, complètement épuisée, elle s'endort à 1 h 30 et dort profondément jusqu'au matin.

Louis-Pierre n'a pas de difficulté à s'endormir. Il est si épuisé lorsqu'il se couche, vers 22 h 30, qu'il s'endort habituellement en 5 ou 10 minutes. Son problème est qu'il ne reste pas endormi. Il se réveille une, deux ou trois fois par nuit, sans raison apparente, et éprouve de la difficulté à se rendormir. Il fait très attention de ne rien faire qui pourrait le garder éveillé, mais il ne peut résister à l'envie de jeter un coup d'œil à l'horloge. Il se met alors à penser au travail qu'il n'a pas terminé au bureau ou à ce qu'il doit faire le lendemain. À un moment donné, il se rendort, uniquement pour se réveiller environ une heure plus tard. Même si auparavant il ne considérait pas cela comme un problème, il commence à en avoir assez de ces réveils nocturnes. Louis-Pierre tient maintenant pour acquis qu'il restera éveillé de 15 à 60 minutes chaque fois qu'il se réveille pendant la nuit. Il devient souvent en colère contre lui-même lorsqu'il est complètement éveillé au milieu de la nuit alors que tout le monde dort profondément dans la maison.

Contrairement à Marie-Hélène et à Louis-Pierre, Sophie peut s'endormir facilement et rester endormie pendant un bon cinq à six heures. Son principal problème est qu'elle se réveille trop tôt le matin, habituellement vers 4 h ou 5 h, et elle n'arrive pas à retrouver le sommeil. Elle va à la salle de bain et retourne rapidement se coucher, espérant se rendormir un peu avant le lever du soleil. Cela fonctionne rarement. Alors, elle reste au lit et se tracasse à propos de tout – de problèmes avec les enfants, de sa vie en général et même de son incapacité à obtenir un meilleur contrôle sur son sommeil. Quand le réveille-matin se fait finalement entendre, elle doit faire un effort surhumain pour sortir du lit.

LES DIFFÉRENTES FORMES D'INSOMNIE

Ces scénarios illustrent trois types différents d'insomnie. Il peut y avoir un problème à s'endormir à l'heure du coucher (Marie-Hélène), appelé insomnie initiale, des réveils nocturnes fréquents ou prolongés (Louis-Pierre), ou un réveil prématuré le matin avec incapacité de retrouver le sommeil (Sophie). Les difficultés à initier et à maintenir le sommeil ne sont pas indépendantes l'une de l'autre et une même personne peut souffrir d'un mélange de ces deux types d'ennuis. La nature du problème peut aussi changer avec le temps de telle sorte qu'une personne peut souffrir d'insomnie initiale et, après un certain temps, voir son problème se transformer en réveils prématurés le matin. Bien que certaines personnes ne correspondent pas précisément à l'une ou l'autre de ces catégories, une plainte subjective d'insomnie reflète généralement une insatisfaction au sujet de la durée ou de la qualité du sommeil. Parfois, il n'y a pas de problème particulier à trouver le sommeil ou à rester endormi, mais le sommeil est perçu comme étant léger, non reposant ou non réparateur. Demeurer dans un état mi-sommeil ou mi-veille pendant la majeure partie de la nuit peut être une expérience très frustrante et épuisante ; c'est comme si nous demeurions conscients de notre environnement et du passage du temps et que des pensées intrusives nous accablaient pendant toute la nuit, empêchant ainsi la progression naturelle vers un sommeil plus profond.

Il n'existe pas de définition unique de l'insomnie. Les experts s'entendent toutefois pour dire que prendre plus de 30 minutes pour s'endormir ou passer plus de 30 minutes éveillé au milieu de la nuit, avec une durée de sommeil inférieure à 6,5 heures par nuit, représente un problème d'insomnie. Une efficacité de sommeil de 85 p. 100 est un bon indice pour distinguer le sommeil normal de l'insomnie clinique. L'efficacité du sommeil correspond au ratio entre le temps de sommeil, divisé par le temps passé au lit, multiplié par 100. Par exemple, si vous passez en moyenne huit heures au lit par nuit et dormez uniquement six de ces heures, votre efficacité de sommeil est de 75 p. 100 (6/8 = 0,75 X 100 = 75 p. 100). Même si la plupart des bons dormeurs s'endorment en 10 ou 15 minutes, il n'y a pas lieu de s'inquiéter si vous avez besoin de 15 à 30 minutes pour trouver le sommeil.

À l'opposé, ceux qui s'endorment en moins de cinq minutes sont probablement en manque de sommeil et auraient intérêt à dormir davantage. En raison de différences individuelles dans les besoins de sommeil, une réduction de la durée du sommeil à elle seule n'est pas nécessairement indicatrice d'insomnie. Si vous dormez six ou sept heures par nuit et que vous vous sentez reposé et alerte le jour suivant, vous ne souffrez pas d'insomnie. Cependant, si vous avez de la difficulté à vous endormir ou à rester endormi trois nuits ou plus par semaine et que ce problème persiste depuis quelques semaines, vous faites probablement de l'insomnie. Les critères utilisés pour diagnostiquer l'insomnie sont décrits au tableau 2.1.

L'insomnie est une expérience subjective, et de façon analogue à la douleur chronique, elle peut être difficile à décrire et encore plus à quantifier. La perception subjective du sommeil ne correspond pas toujours au sommeil physiologique réel tel que mesuré par l'enregistrement électroencéphalographique (EEG) des ondes du cerveau. Les études comparant les évaluations de divers paramètres de sommeil d'une personne démontrent souvent des différences importantes entre les évaluations subjectives et les enregistrements objectifs du sommeil. Par exemple, les insomniaques ont tendance à surestimer le temps qu'ils prennent pour s'endormir et à sous-estimer leur durée totale de sommeil, comparativement aux critères de l'EEG.

TABLEAU 2.1

Critères diagnostiques de l'insomnie
Plainte subjective de difficultés à initier le sommeil ou à rester endormi ;
Temps requis pour s'endormir ou temps passé éveillé après le début du sommeil supérieur à 30 minutes ; durée totale de sommeil inférieure à 6,5 heures ou efficacité du sommeil inférieure à 85 p. 100 ;
Difficultés à dormir présentes trois nuits ou plus par semaine ;
Durée de l'insomnie supérieure à un mois ;
Détresse psychologique et/ou difficultés de fonctionnement (social, familial ou occupationnel) causées par l'insomnie.

Dans le chapitre précédent, nous avons discuté des différents stades du sommeil et de la progression graduelle d'un sommeil léger vers un sommeil plus profond au cours de la nuit. Lorsque les insomniaques sont réveillés au stade de sommeil léger (stade 1), ils affirment souvent qu'ils étaient déjà éveillés alors que les bons dormeurs sont plus susceptibles de dire qu'ils dormaient ou sont alors tout simplement incertains de leur état à ce moment précis. À l'extrême, il existe également un type d'insomnie, dite insomnie paradoxale, qui se caractérise par une perception d'insomnie très sévère alors qu'il n'y a aucune évidence objective pour valider cette plainte subjective. Ainsi, certains de nos patients viennent passer une nuit à la clinique du sommeil et, au réveil le matin, ils sont convaincus de n'avoir dormi qu'une ou deux heures au cours de toute la nuit alors que les tracés d'enregistrements EEG indiquent qu'ils ont eu une nuit relativement normale avec 6 ou 7 heures de sommeil. Évidemment, lorsque nous discutons des résultats du test avec ces personnes, elles ne comprennent tout simplement pas. Il s'agit ici d'une minorité de patients qui présentent ce type d'insomnie paradoxale et les chercheurs étudient présentement les facteurs qui pourraient expliquer ces différences importantes entre perception de l'état de veille-sommeil et l'activité cérébrale. Des recherches récentes dirigées par ma collègue Célyne Bastien de l'université Laval et utilisant des techniques sophistiquées d'analyse de l'activité cérébrale pendant le sommeil révèlent que le cerveau des insomniaques demeure plus activé que celui des bons dormeurs et continue de traiter de l'information provenant de son environnement même pendant le sommeil. C'est un peu comme si le cerveau restait à demi éveillé pendant le sommeil, ce qui est tout à fait concordant avec l'état d'hypervigilance présente chez plusieurs personnes souffrant d'insomnie. Donc, ce n'est pas que les mauvais dormeurs exagèrent leurs problèmes, mais il se pourrait plutôt que l'exactitude de la perception du temps soit affectée par d'autres facteurs, psychologiques, cognitifs ou même par le caractère agréable ou pénible d'une situation. Par exemple, dans les expériences de privation sensorielle, alors que le sujet flotte dans une énorme cuve d'eau salée et est coupé de toute stimulation visuelle ou sensorielle, on observe une tendance à sous-estimer le temps écoulé par rapport au temps réel. En raison de la nature plaisante ou apaisante de cette situation, le temps semble passer plus rapidement qu'on le perçoit. À l'opposé, être éveillé pendant une ou deux heures au milieu de la nuit peut être une expérience très désagréable, amenant la personne à surestimer le temps réel requis pour s'endormir ou se rendormir. En résumé, il est fort probable que vous vous endormez un peu plus rapidement que vous le percevez et que vous dormez un peu plus longtemps que vous le pensez. Néanmoins, si vous considérez que votre sommeil est inadéquat, vous faites de l'insomnie.

PROBLÈMES DE SOMMEIL OCCASIONNELS ET CHRONIQUES

La durée d'un problème de sommeil est une autre dimension importante à considérer lors de l'évaluation du besoin d'un traitement. Presque tout le monde traverse des périodes occasionnelles d'insomnie, habituellement provoquées par un stress, un malaise physique ou un décalage horaire. Ce type d'insomnie aiguë ne dure habituellement pas plus de quelques jours et il n'y a aucune raison de s'en alarmer. Quand la vie reprend son cours normal, le sommeil en fait de même. Il arrive cependant que les difficultés de sommeil persistent quelques semaines (insomnie à court terme), voire quelques mois ou même des années (insomnie chronique). L'insomnie passagère est souvent associée à des facteurs stressants plus persistants tels que des problèmes familiaux, des préoccupations reliées au travail ou aux études ou des difficultés interpersonnelles. Encore là, la plupart des gens retrouvent leur sommeil habituel lorsque ces problèmes s'estompent. Pour certaines personnes, cependant, l'insomnie peut devenir chronique. Il est possible que les événements ayant précipité le début de l'insomnie – problèmes familiaux ou stress au travail – aient persisté. Il se peut aussi que l'insomnie ait continué son cours même après que les événements déclencheurs sont disparus ou que vous vous êtes adapté à leur présence plutôt permanente. Quelle que soit leur origine, quand les difficultés de sommeil persistent plus de quelques semaines, il est temps de faire quelque chose pour remédier à la situation.

L'insomnie a parfois une évolution intermittente. Il est possible que vous dormiez bien à la maison, mais que votre sommeil soit perturbé lorsque vous voyagez. Plusieurs étudiants ou enseignants éprouvent des difficultés à dormir durant l'année scolaire et leurs difficultés disparaissent durant les vacances. Certaines femmes vivent des épisodes brefs, mais récurrents de sommeil perturbé pendant les menstruations ou la période les précédant.

«L'insomnie du dimanche soir» est une autre forme d'insomnie passagère, mais récurrente, souvent causée par le fait de dormir tard les fins de semaine, une pratique fort répandue parmi les bons comme les mauvais dormeurs. Certaines personnes dorment tard pour le seul plaisir de ne pas avoir à se réveiller au son d'un réveille-matin. D'autres désirent ainsi récupérer pour la dette de sommeil qu'ils ont accumulée durant la semaine, résultant de longues heures de travail. Enfin, certains tentent de compenser pour les nuits d'insomnie. Quelle que soit la raison, il est naturel d'essayer de récupérer en dormant un peu plus tard le matin ou en faisant la sieste durant la journée. Quelques heures supplémentaires de sommeil pendant la fin de semaine peuvent être suffisantes pour revitaliser le corps et l'esprit. Cependant, le danger est que vous ne serez peut-être pas somnolent à votre heure habituelle de coucher le dimanche soir. Il n'y a pas lieu de s'inquiéter de l'insomnie du dimanche soir, dans la mesure où vous, votre famille et vos collègues de travail pouvez affronter le cafard du lundi matin. Si vous avez de jeunes enfants ou toute autre obligation lors de vos journées de congé, vous ne pouvez probablement pas vous offrir le luxe de ces quelques heures supplémentaires de sommeil pendant les fins de semaine. Vous êtes en quelque sorte mieux immunisé contre l'insomnie du dimanche soir. Faire la grasse matinée le week-end, une pratique saine pour les bons dormeurs, est généralement déconseillé pour ceux qui sont vulnérables à l'insomnie. Les personnes qui appréhendent le retour à un emploi stressant le lundi matin sont particulièrement vulnérables à l'insomnie du dimanche soir. Nous reviendrons sur cet aspect dans le chapitre 6.

L'INSOMNIE : UN PROBLÈME DE SANTÉ PUBLIQUE TRÈS RÉPANDU

Pratiquement tout le monde est affecté par des problèmes de sommeil à une période ou l'autre de sa vie. Les sondages révèlent que l'insomnie touche près du tiers de la population, incluant les hommes et les femmes de tout âge. Par exemple, une enquête récente menée par notre équipe de l'université Laval à Québec auprès de 2000 adultes indique que 25 p. 100 des individus se disent insatisfaits de leur sommeil, 30 p. 100 rapportent des symptômes occasionnels d'insomnie et 10 p. 100 sont aux prises avec une insomnie chronique accompagnée de perturbations du fonctionnement diurne. En général, les plaintes d'insomnie sont deux fois plus fréquentes chez les femmes que chez les hommes. Toutefois, il n'est pas clair si les femmes sont plus à risque de souffrir de difficultés de sommeil ou simplement plus enclines à les divulguer. Étant donné que l'insomnie est perçue par certains comme un signe de manque de contrôle de soi, certains hommes pourraient très bien souffrir d'insomnie sans le divulguer. De façon intéressante, les évaluations objectives effectuées en laboratoire montrent que le sommeil des hommes particulièrement les hommes plus âgés, tend à être plus perturbé que celui des femmes, celles-ci préservant une meilleure qualité de sommeil en vieillissant.

L'incidence des problèmes de sommeil augmente avec l'âge et la nature de la plainte se modifie aussi. Plus de 20 p. 100 des personnes âgées de 60 ans et plus rapportent de sérieuses difficultés à dormir la nuit. Avec le vieillissement, le sommeil devient plus léger et il y a une diminution du temps passé en stades de sommeil plus profonds. Par conséquent, les réveils nocturnes sont plus fréquents et incommodants chez les aînés alors que les difficultés d'endormissement à l'heure du coucher ou le manque de sommeil proprement dit sont plus communs chez les plus jeunes. Bien que l'âge en soi produise des changements dans le sommeil et que les problèmes de santé puissent aussi perturber le sommeil, l'insomnie n'est pas une conséquence inévitable du vieillissement. Les personnes âgées qui éprouvent des difficultés à dormir au-delà de ce qui peut être attribuable aux effets de l'âge et de la santé peuvent bénéficier de simples changements dans leurs habitudes et horaires de sommeil. Nous discuterons de cela plus en détail dans le chapitre 14.

L'insomnie est de loin le plus commun de tous les troubles du sommeil. Avec la grippe et la douleur, les plaintes concernant le sommeil figurent parmi les problèmes de santé les plus fréquemment rapportés aux médecins. De plus en plus de gens considèrent leur problème de sommeil suffisamment sérieux pour consulter un professionnel de la santé, mais malheureusement les ressources ou l'expertise professionnelle ne sont pas toujours disponibles pour répondre à cette demande. L'enquête mentionnée précédemment révèle que plus de 40 p. 100 des personnes avec un trouble d'insomnie ont déjà consulté un professionnel de la santé spécifiquement pour ce problème et d'autres en ont déjà parlé à leur médecin, mais seulement dans le contexte d'une visite pour un autre motif de consultation. Malgré ce taux de consultation qui est plus élevé que lors d'enquêtes précédentes, cela laisse plus de la moitié des personnes souffrant d'insomnie n'ayant jamais consulté pour ce problème. Même si plusieurs de ces personnes qui souffrent en silence pouvaient bénéficier d'une aide professionnelle, il semble que certaines en soient venues à penser que l'insomnie n'est pas un vrai problème clinique, que rien ne peut être entrepris pour les soulager ou que les pilules pour dormir sont le seul traitement disponible. Souvent prises de paniques, certaines de ces personnes auront recours à toutes sortes de moyens, comme les produits sans ordonnances, pour contrer leur insomnie, mais sans grand succès.

Plusieurs facteurs peuvent expliquer pourquoi autant de personnes hésitent encore à consulter et souffrent inutilement. D'une part, il y a un manque d'information sur les différentes options de traitements pour l'insomnie. D'autre part, même si les interventions comportementales exposées dans ce livre sont appuyées de données scientifiques, souvent plus convaincantes que celles à l'appui des somnifères, ces interventions ne sont pas toujours disponibles. En fait, même s'il existe de plus en plus de cliniques du sommeil, celles-ci n'offrent pas toujours de services d'évaluation et de traitement pour l'insomnie ; elles se limitent souvent au trouble de l'apnée du sommeil. Enfin, la formation des médecins et autres professionnels de la santé pour reconnaître et traiter l'insomnie est souvent très limitée. Ayant peu de temps et ne sachant comment intervenir autrement qu'en prescrivant des médicaments pour dormir, le médecin peut être tenté de ne pas tenir compte de la plainte d'insomnie ou de l'attribuer au stress ou au vieillissement.

Bien sûr, si l'insomnie n'est une plainte que parmi plusieurs autres, le médecin peut être obligé de lui accorder moins d'importance. Combien de fois vous a-t-on dit de ne pas vous tracasser à ce sujet, que cela passera? Bien qu'il y ait un fond de vérité dans ce conseil, cela ne permet pas d'aborder directement le problème et peut s'avérer très frustrant pour la personne qui doit lutter contre l'insomnie. Si vous souffrez d'insomnie chronique, vous devriez consulter et vous assurer que le médecin ou autre professionnel de la santé pose les bonnes questions avant de prescrire un traitement. Informez-vous également des différentes options de traitement, non seulement les médicaments, mais aussi les autres approches thérapeutiques comme la thérapie comportementale.

QUELS SONT LES FACTEURS DE RISQUE?

Il n'y a pas de profil «type» de personnalité caractérisant tous les individus qui souffrent d'insomnie. Cependant, un certain nombre de caractéristiques ou de traits psychologiques semblent prédisposer certains individus à faire de l'insomnie. L'hyperexcitabilité est une des caractéristiques les plus importantes. Ce terme décrit un état d'agitation mentale ou de tension musculaire qui persiste, en quelque sorte, jour et nuit. Dans la première vignette clinique, l'exemple de Marie-Hélène reflète bien cette réalité. Elle est dans un état mental de suractivation. Les pensées se bousculent et elle ne peut faire le vide. L'état physiologique qui l'accompagne est le suivant: tension musculaire, battements cardiaques rapides et température corporelle plus élevée. Alors que certaines personnes tirent avantage d'un haut niveau d'activation physique et mentale durant la journée, pouvant se traduire par un niveau d'énergie plus élevé et une plus grande productivité, elles peuvent éprouver des difficultés à se détendre à l'heure du coucher; elles demeurent «survoltées». La tendance à s'inquiéter un peu de tout et de rien est une autre caractéristique commune chez les insomniaques. Chez certains, un mode de penser obsessionnel et une tendance à ruminer constituent d'autres éléments prédisposant à l'insomnie. Les gens possédant ces caractéristiques sont souvent anxieux ou hypervigilants et n'arrivent pas à décompresser à l'heure du coucher.

TABLEAU 2.2

Quelques facteurs de risque de l'insomnie
Hyperactivation mentale et physiologique
Style de personnalité à s'inquiéter et à ruminer ; perfectionniste
Tendance à refouler ses émotions
Problèmes médicaux et psychologiques
Sexe féminin
Vieillissement
Histoire familiale d'insomnie

La tendance à refouler ses émotions peut se traduire en problèmes d'ordre somatique incluant l'insomnie. Bien que tout le monde ait à faire face à des embêtements quotidiens, les gens qui n'expriment pas leurs émotions durant la journée ont tendance à traîner leurs problèmes au lit. Inévitablement, ils s'inquiètent et leurs efforts pour se débarrasser de pensées intrusives fonctionnent rarement. Si certains de ces traits sont caractéristiques de votre personnalité, vous êtes plus vulnérable à faire de l'insomnie.

Comme le sommeil est très sensible aux problèmes psychologiques et médicaux, les individus souffrant de l'une ou l'autre de ces difficultés sont plus susceptibles d'avoir un sommeil perturbé que ceux qui jouissent d'une bonne santé mentale et physique. En plus de l'augmentation des problèmes médicaux et de l'utilisation de médicaments chez les personnes âgées, le vieillissement du cerveau accroît les risques de développer un trouble du sommeil.

En général, les femmes semblent plus prédisposées à l'insomnie alors que les hommes sont plus sujets à d'autres troubles tels que l'apnée du sommeil. La raison pouvant expliquer la plus grande prédisposition des femmes à l'insomnie n'est pas bien établie, mais les changements hormonaux se produisant durant la ménopause peuvent accroître ce risque.

Une histoire familiale d'insomnie constitue aussi un facteur de risque, bien qu'il ne soit pas clair si cela résulte d'une contribution génétique ou de mauvaises habitudes de sommeil apprises des parents. La narcolepsie, un trouble du sommeil caractérisé par des attaques de sommeil soudaines et inattendues, possède une composante génétique clairement identifiée. Une telle composante génétique n'a pas été établie pour l'insomnie.

Il importe de préciser que la présence de ces facteurs de risque ne signifie pas obligatoirement que vous développerez de l'insomnie. Même si vous vous reconnaissez dans certaines de ces caractéristiques, il est tout à fait possible d'améliorer votre sommeil sans pour autant procéder à un changement complet de votre personnalité.

L'IMPACT DE L'INSOMNIE CHRONIQUE

Le manque de sommeil est susceptible d'entraîner des effets néfastes sur la qualité de vie, la performance au travail, le bien-être psychologique, et même la santé physique. Dans le chapitre précédent, nous avons soulevé certains effets du manque de sommeil observés lors d'études expérimentales sur la privation de sommeil. Maintenant, nous nous attarderons aux effets de l'insomnie chronique; ces séquelles sont souvent plus subtiles et plus difficiles à mesurer objectivement. Néanmoins, celles-ci sont tout aussi importantes, et ce sont souvent ces conséquences tant redoutées ou ces effets néfastes, plutôt que le manque de sommeil proprement dit, qui incitent les insomniaques à consulter un professionnel de la santé.

Michèle, une analyste de 42 ans, souffre d'insomnie chronique depuis les années où elle étudiait au niveau collégial. Dans son témoignage présenté devant les membres de la Commission nationale de recherche sur les troubles du sommeil, réunis au Capitol Hill à Washington, D.C., elle décrit avec éloquence les effets associés à sa longue bataille contre l'insomnie :

> *Mes nuits d'insomnie ont été vraiment nuisibles à ma performance au travail, à ma stabilité émotive et à mon bien-être physique. Au fil des ans, j'ai perdu l'envie de relever de nouveaux défis et même les tâches les plus simples de la vie de tous les jours me semblent accablantes. Souvent, je suis si faible durant la journée qu'il m'est difficile de me concentrer sur des tâches complexes pendant de longues périodes de temps. J'ai*

beaucoup de difficulté à me motiver à entreprendre de nouveaux projets ou à compléter des projets déjà en cours. Chaque jour, je redoute de me rendre au travail parce que je dois mener une bataille constante uniquement pour rester éveillée à mon bureau. Les effets émotionnels de l'insomnie et de la fatigue chronique ont été vraiment accablants dans ma vie personnelle et professionnelle. Lorsque je reviens à la maison, je n'ai plus d'énergie pour entretenir des amitiés et pas d'intérêt pour en développer de nouvelles. J'ai fréquemment ressenti un sentiment de désespoir et d'impuissance. Au cours des cinq dernières années, j'ai souffert d'infections chroniques des sinus et des bronches qui m'ont contrainte à prendre 8 à 10 jours de congé de maladie chaque année. Je crois que le manque de sommeil et la fatigue chronique m'ont rendue plus sensible à ces infections.

Ce témoignage illustre clairement les effets dévastateurs des problèmes de sommeil chroniques sur la vie personnelle et professionnelle de Michèle. Examinons plus en détail les conséquences communément associées à l'insomnie chronique.

Fatigue diurne et performance

La fatigue diurne est certes la plainte la plus fréquente parmi les personnes qui souffrent d'insomnie chronique. Cette fatigue peut être physique, mentale, ou généralisée. Cela se traduit souvent par une baisse d'énergie et des problèmes d'attention, de concentration et de mémoire. Cet état ralentit notre capacité d'absorber et de traiter de l'information. La motivation est aussi diminuée et un grand effort est requis pour accomplir ce qui est habituellement une tâche simple et routinière. La maladresse physique peut aussi vous rendre plus vulnérable aux accidents à la suite d'une nuit d'insomnie. Les moments d'inattention peuvent vous amener à égarer des objets ou à vous demander si vous avez déjà effectué quelque chose que vous aviez prévu faire. Dans le pire des cas, le manque d'attention en conduisant votre voiture pourrait vous entraîner dans un accident de la route.

De façon surprenante, la somnolence diurne n'est pas une séquelle très répandue même chez les insomniaques sévères. Ceux qui souffrent d'insomnie sont habituellement surexcités, le jour comme la nuit, et bien qu'ils présentent une fatigue intense, celle-ci ne se traduit pas nécessairement par de la somnolence. Lors d'une évaluation en clinique du sommeil, on effectue un test de nuit et un test de jour. Pour le test de jour, on demande au patient de faire cinq siestes de 20 minutes à des intervalles de deux heures durant la journée. La vitesse avec laquelle la personne s'endort fournit une mesure objective de la somnolence. Alors que les personnes souffrant de narcolepsie et d'apnée du sommeil s'endorment en moins de 5 minutes, ce qui est considéré comme un degré pathologique de somnolence, les insomniaques, eux, peuvent prendre 12 à 15 minutes ou ne pas s'endormir du tout. Ainsi, malgré des signes distincts de fatigue et de léthargie mentale, l'insomniaque typique ne souffre pas de somnolence physiologique excessive le jour.

Bien-être psychologique

L'insomnie aiguë peut causer une détresse émotionnelle considérable, surtout si vous la percevez comme un signe de perte de contrôle. Parfois, les patients qui traversent une série de nuits blanches se présentent à notre clinique en état de panique. Ils ont peur de ne jamais pouvoir dormir à nouveau. Ils vivent une anxiété excessive et craignent le pire pour leur santé mentale et physique s'ils n'arrivent pas à regagner le contrôle sur ce qui était auparavant un acquis. Bien sûr, ce n'est pas tout le monde qui s'inquiète à ce point à propos de problèmes de sommeil, surtout lorsque le problème est situationnel. Par contre, ceux qui luttent chaque nuit contre ce genre de difficultés deviennent souvent plus irritables, tendus et déprimés. Les gens souffrant de problèmes de sommeil chroniques peuvent aussi développer un sentiment d'impuissance. Quoi qu'ils fassent, rien ne semble faciliter leur sommeil ou le rendre plus prévisible. L'insomnie peut aussi réduire la capacité d'une personne à tirer plaisir de ses relations interpersonnelles –

familiales et sociales. Il est plus difficile de composer avec les irritations mineures après une mauvaise nuit de sommeil. Les interactions avec les amis, les membres de la famille ou les collègues sont moins agréables. La personne qui souffre d'insomnie peut même ressentir un certain malaise social, étant facilement intimidée ou irritée par les autres. Cela peut aller jusqu'au retrait social et à l'évitement des gens. Donc, il n'est pas étonnant que l'insomnie chronique augmente les risques de dépression, d'où l'importance de consulter lorsque l'insomnie persiste au-delà de quelques semaines.

Santé physique

Les effets de l'insomnie sur la santé physique ne sont pas aussi clairs que ses effets sur le bien-être psychologique bien que les insomniaques expriment beaucoup de soucis et de peurs concernant l'impact négatif des problèmes de sommeil sur leur santé. Comme cela était clairement illustré dans le témoignage de Michèle, certaines personnes sentent que leur système immunitaire s'affaiblit et qu'elles sont plus susceptibles de contracter une grippe ou autres infections dues à l'insomnie chronique. Ces effets ont été documentés dans les études sur les animaux, mais il n'y a actuellement pas de lien direct de cause à effet suggérant que l'insomnie chez les humains ait des conséquences durables sur la santé physique. Ce qui est clair, toutefois, c'est que le réveil après une mauvaise nuit de sommeil est souvent pénible et douloureux. Occasionnellement, votre corps entier peut s'en ressentir, mais il demeure difficile de déterminer précisément si cela est attribuable au manque de sommeil ou à la détresse psychologique qui accompagne souvent l'insomnie. Encore là, il est important de se rappeler que bien que l'efficacité et la qualité du sommeil puissent être détériorées, la quantité réelle de sommeil perdu est habituellement modeste pour la plupart des insomniaques.

Coûts économiques

Les coûts associés au traitement de l'insomnie et à ses effets négatifs commencent à peine à être évalués. Une étude présentement en cours dans notre centre de recherche sur les troubles du sommeil fait un suivi longitudinal de plusieurs milliers de personnes qui souffrent d'insomnie. Un volet de cette étude vise à estimer le fardeau économique de l'insomnie, dont ses coûts pour le système de santé. Les estimations disponibles présentement indiquent qu'il en coûte plus de 200 millions annuellement, uniquement pour les services de santé et les produits utilisés pour traiter l'insomnie, incluant visites chez le médecin, somnifères, produits naturels et sans ordonnances. Ces estimations peuvent sembler élevées, mais il en coûte au moins trois fois plus cher uniquement pour les congés de maladie motivés par des difficultés de sommeil. Au Québec, on estime qu'une personne qui souffre d'insomnie chronique coûte près de 4400 $ annuellement au système de santé en frais directs et indirects.

Aux États-Unis, la Commission nationale de recherche sur les troubles du sommeil estimait au début des années 1990 que les Américains déboursaient près d'un demi-milliard annuellement pour des médicaments et produits visant à améliorer le sommeil et un autre demi-milliard pour des consultations motivées par l'insomnie auprès de médecins et professionnels en santé mentale. Les coûts indirects associés aux congés de maladie, à la baisse de productivité et même aux accidents causés par les troubles du sommeil étaient également plus élevés que ceux découlant directement des traitements de ces mêmes troubles du sommeil. Comme ces données l'indiquent, si les conséquences des troubles du sommeil coûtent plus cher que le traitement de ces troubles, on peut se demander pourquoi il n'y a pas plus de ressources allouées au traitement des troubles du sommeil!

SOUFFREZ-VOUS D'INSOMNIE?

Maintenant que vous avez un peu plus d'information sur la nature de l'insomnie, ses différentes formes et son impact, voyons si vous souffrez d'insomnie. Prenez quelques minutes pour passer en revue les questions sur l'insomnie présentées au tableau 2.3 et comparez vos réponses avec les critères diagnostiques décrits au tableau 2.1. Si la plupart de ces cinq critères s'appliquent à votre cas, vous êtes probablement un bon candidat pour le programme décrit dans cet ouvrage. Même si votre situation ne correspond pas à tous les critères, vous pouvez quand même tirer avantage de ce programme et peut-être prévenir le développement de difficultés de sommeil plus sévères et plus chroniques. Vous remarquerez que certaines questions portent sur l'utilisation de substances pour dormir ; nous examinerons ce sujet plus en détail au chapitre 11. Cependant, si vous utilisez actuellement des pilules pour dormir, avec ou sans ordonnance, ou encore si vous prenez de l'alcool spécifiquement pour dormir, cela peut masquer un problème de sommeil sous-jacent. Les somnifères sont recommandés uniquement pour une utilisation à court terme. Ainsi, si vous utilisez un médicament pour dormir depuis plus de quelques semaines et que vous souffrez toujours d'insomnie, il est peut-être temps de considérer une autre approche thérapeutique et vous pourriez bénéficier des stratégies recommandées dans ce livre.

Si vous répondez oui à l'une ou l'autre des questions de la dernière section, les causes possibles de l'insomnie, assurez-vous de lire les chapitres 3 et 12 qui décrivent plusieurs conditions pouvant contribuer à votre insomnie et qui requièrent une attention médicale avant d'entreprendre ce programme.

Le questionnaire au tableau 2.4, «Index de sévérité de l'insomnie», peut également vous servir de guide pour évaluer la sévérité de votre insomnie actuelle et pour vérifier les changements en cours de traitement. Veuillez remplir ce questionnaire et, si vous décidez de consulter un professionnel de la santé, apportez votre copie pour l'aider à mieux comprendre la nature et la sévérité de votre insomnie.

TABLEAU 2.3

Souffrez-vous d'insomnie?

Quel type d'insomnie?

Avez-vous de la difficulté à vous endormir?

Avez-vous de la difficulté à rester endormi?

Vous réveillez-vous fréquemment ou pour de longues périodes au milieu de la nuit?

Vous réveillez-vous trop tôt le matin sans arriver à vous rendormir?

Avez-vous l'impression que votre sommeil est léger et non réparateur?

Insomnie occasionnelle ou chronique

Combien de nuits par semaine éprouvez-vous des difficultés à dormir?

Est-ce que ces difficultés sont prévisibles lors de certaines nuits?

Depuis combien de temps avez-vous des difficultés à dormir?

Comment l'insomnie vous affecte-t-elle durant la journée?

Est-ce que votre énergie dans la journée est diminuée par un mauvais sommeil la nuit (êtes-vous fatigué, épuisé, exténué)?

Avez-vous de la difficulté à fonctionner durant la journée à cause d'un mauvais sommeil (avez-vous des problèmes de concentration et de mémoire)?

Est-ce que votre humeur est affectée par l'insomnie (êtes-vous irritable, tendu, déprimé, confus)?

Êtes-vous inquiet à propos de l'insomnie ou à propos de la façon dont cela vous affecte durant la journée?

Utilisation d'aide pour dormir

Utilisez-vous une médication prescrite pour le sommeil?

Utilisez-vous un produit naturel ou une médication sans ordonnance pour le sommeil?

Prenez-vous de l'alcool pour vous aider à dormir?

Causes possibles de l'insomnie

Souffrez-vous d'un trouble médical avec douleur ou d'une insuffisance cardiorespiratoire?

Souffrez-vous d'un trouble psychologique comme la dépression ou l'anxiété?

Est-ce que votre conjoint a remarqué que vous ronflez ou que vous cessez de respirer pendant votre sommeil?

Est-ce que vous ressentez des impatiences musculaires ou une urgence de bouger les jambes à l'heure du coucher?

Est-ce que votre conjoint a remarqué que vous avez des secousses ou des tics dans les jambes pendant votre sommeil?

TABLEAU 2.4

Index de sévérité de l'insomnie

Pour chacune des questions, veuillez encercler le chiffre qui correspond le plus fidèlement possible à votre sommeil au cours du **dernier mois.** Faites le total des points pour les 7 questions et consultez le guide d'interprétation à la page suivante.

Veuillez estimer la sévérité des différents types d'insomnie :

	Aucune	Légère	Moyenne	Élevée	Extrême
1. Difficulté à s'endormir.	0	1	2	3	4
2. Difficulté à rester endormi.	0	1	2	3	4
3. Problème de réveils trop tôt le matin.	0	1	2	3	4

	Très satisfait	Satisfait	Neutre	Insatisfait	Très insatisfait
4. À quel point êtes-vous satisfait / insatisfait de votre sommeil actuel ?	0	1	2	3	4

	Aucunement	Légèrement	Moyennement	Très	Extrêmement
5. À quel point considérez-vous que vos difficultés de sommeil perturbent votre fonctionnement (ex. : fatigue, concentration, mémoire, humeur) ?	0	1	2	3	4
6. À quel point considérez-vous que vos difficultés de sommeil sont apparentes pour les autres en termes de détérioration de la qualité de vie ?	0	1	2	3	4
7. À quel point êtes-vous inquiet / préoccupé à propos de vos difficultés de sommeil actuelles ?	0	1	2	3	4

GUIDE D'INTERPRÉTATION

Résultat entre 0-7 :

Ce résultat suggère qu'il n'y a pas d'insomnie cliniquement importante. Si vous êtes préoccupé à propos de votre sommeil, vous pouvez remplir le questionnaire à nouveau dans quelque temps.

Résultat entre 8-14 :

Ce résultat suggère la présence de symptômes d'insomnie de légers à modérés. Bien que le degré de sévérité ne requière pas un traitement immédiat, vous pouvez tout de même bénéficier du traitement décrit dans cet ouvrage. Vous pouvez aussi continuer de surveiller vos symptômes pour vérifier s'ils s'aggravent avec le temps.

Résultat entre 15-21 :

Ce résultat suggère la présence de symptômes d'insomnie modérés. De tels symptômes sont habituellement suffisants pour justifier une évaluation et un traitement. Vous êtes probablement un bon candidat pour le traitement décrit dans cet ouvrage. Vous pouvez également consulter un professionnel de la santé.

Résultat entre 22-28 :

Ce résultat suggère la présence d'insomnie sévère associée avec une importante détérioration du fonctionnement diurne. Vous devriez consulter un professionnel de la santé afin d'avoir une évaluation plus détaillée et discuter de traitements possibles.

CHAPITRE 3

Les causes multiples de l'insomnie

Les experts du sommeil ont identifié plusieurs facteurs pouvant causer l'insomnie – psychologiques, médicaux, pharmacologiques, environnementaux et bien d'autres. Les deux plus importants sont les facteurs psychologiques et médicaux. Comme le sommeil est très sensible à tout changement dans l'état psychologique ou physique d'une personne, l'insomnie est souvent un des premiers symptômes qui se manifestent en période de stress émotionnel ou de malaise physique. L'insomnie peut être induite par l'utilisation excessive de caféine, de nicotine, ou d'alcool. Certaines médications, prescrites ou disponibles sans ordonnance, peuvent aussi perturber le sommeil. Certains troubles du sommeil peuvent être à l'origine d'un problème d'insomnie. Le décalage horaire et les horaires rotatifs peuvent désynchroniser notre horloge biologique, produisant ainsi un état de somnolence lorsque tout le monde est éveillé et de l'insomnie alors que tout le monde dort. Parce que l'insomnie peut être un symptôme de plusieurs conditions différentes, une évaluation détaillée est souvent nécessaire afin d'en préciser les principales causes. Il importe également de garder à l'esprit que l'insomnie est rarement causée par un seul facteur ; c'est souvent le résultat d'une combinaison de facteurs qui perturbe le sommeil. Attardons-nous maintenant à chacun de ces facteurs.

LES CAUSES PSYCHOLOGIQUES

Le stress, l'anxiété et la dépression sont sans aucun doute les causes les plus communes de l'insomnie. Pratiquement tout le monde doit faire face, du moins périodiquement, à des stress mineurs, à des irritations ou à des embêtements – à la maison, au travail ou lors de déplacements entre ces endroits. Il peut s'agir d'un conflit avec un employeur ou un collègue, de problèmes relationnels ou de désaccords avec les proches et les membres de la famille, ou même d'irritations causées par des problèmes de circulation sur la route. Les gens réagissent différemment à ces stresseurs et irritants quotidiens. Certains sont munis de stratégies efficaces pour y faire face alors que d'autres arrivent tout simplement à mettre de côté tracas et inquiétudes à l'heure du coucher et dorment tout à fait normalement, quels que soient les événements qui se sont produits durant la journée. Enfin, d'autres gens plus sensibles à ces mêmes irritations quotidiennes n'arrivent pas à décrocher et, inévitablement, éprouvent des difficultés à dormir.

Peu importe le tempérament d'une personne, certains événements de vie majeurs interfèrent avec le sommeil, du moins temporairement. Le décès d'un proche, une séparation, la perte d'un emploi ou une chirurgie imminente déclencheront presque toujours des problèmes de sommeil, même pour les gens qui n'éprouvent habituellement aucune difficulté à dormir. En présence de telles circonstances, l'insomnie est une réponse naturelle faisant partie d'un processus de deuil, d'un épisode dépressif ou de l'anxiété concernant une situation de vie menaçante. Le sommeil revient habituellement à la normale – bien que ce ne soit pas toujours le cas – lorsque le stress disparaît ou lorsque la personne s'adapte à sa présence plutôt permanente.

Les problèmes de sommeil peuvent aussi être associés à un trouble psychologique plus profondément enraciné. À titre d'exemple, l'insomnie est un symptôme de plusieurs troubles dépressifs et anxieux. L'insomnie initiale est particulièrement fréquente chez les individus souffrant de troubles anxieux alors que les difficultés à maintenir le sommeil, surtout les réveils matinaux prématurés, constituent une plainte classique des personnes déprimées. La nature des problèmes de sommeil peut varier d'une personne à l'autre et peut même fluctuer avec le temps selon le trouble sous-jacent. Afin de bien distinguer insomnie primaire et insomnie secondaire à un trouble psychologique, révisons brièvement les principaux symptômes d'anxiété et de dépression.

Les gens qui souffrent du trouble d'anxiété généralisée s'inquiètent de façon excessive et chronique, pas seulement à propos du sommeil, mais aussi au sujet de circonstances de vie telles que la santé, la famille, le travail, les finances. Bien qu'il n'y ait pas de raison apparente justifiant ces inquiétudes, les gens souffrant de cette condition ont tendance à toujours anticiper le pire d'une situation donnée. L'inquiétude est incontrôlable. L'anxiété généralisée est aussi caractérisée par des symptômes tels que l'agitation, une fatigue généralisée, des difficultés de concentration, la tension musculaire, et dans la plupart des cas, des problèmes de sommeil. Les gens qui sont atteints du trouble obsessionnel compulsif sont envahis par des pensées obsessionnelles et des comportements rituels et répétitifs. Par exemple, une personne peut être convaincue qu'elle est en danger de contamination lors de tout contact avec le monde extérieur. Elle pourra donc passer plusieurs heures chaque jour à se laver et à nettoyer son environnement dans le but de réduire ou de neutraliser son anxiété. Bien que les gens souffrant de ce trouble reconnaissent que leurs peurs ne sont pas justifiées, les comportements rituels servent à réduire l'anxiété sous-jacente.

D'autres gens souffrent du trouble panique. Les attaques de panique sont des épisodes circonscrits de peur excessive et d'anxiété qui se produisent spontanément en l'absence de menace réelle. Une personne peut, soudainement et sans raison apparente, craindre de mourir, de s'évanouir ou simplement de perdre le contrôle. C'est souvent après avoir noté certains changements physiologiques – accélération du rythme cardiaque, serrement à la poitrine, transpiration – que l'individu interprète la situation comme dangereuse. Lorsqu'une attaque de panique survient dans un endroit public, l'individu va généralement réagir en fuyant cette situation et, éventuellement, évitera complètement toute situation similaire. Les attaques de panique surviennent habituellement le jour. Par contre, elles peuvent aussi se produire la nuit et souvent elles sont alors plus intenses. Il importe, toutefois, de bien distinguer les vraies attaques de panique diurnes des attaques de panique ou d'anxiété nocturnes résultant de l'insomnie et de la peur de ne pas être capable de fonctionner le jour suivant.

Les individus souffrant du trouble de stress post-traumatique causé par un traumatisme psychologique majeur vont souvent revivre l'événement traumatisant sous forme de *flashbacks* récurrents accompagnés de détresse psychologique intense, d'appréhension et de difficultés de sommeil comme l'insomnie, les cauchemars ou des terreurs nocturnes. Ce désordre est particulièrement fréquent parmi le personnel militaire, les victimes d'agression physique ou de viol et les individus exposés aux désastres naturels. Les sondages effectués auprès des habitants de la région de San Francisco à la suite du tremblement de terre de 1989 révèlent une prévalence accrue de cauchemars et de rêves désagréables. De même, des taux élevés de problèmes de sommeil et de cauchemars accompagnés d'une augmentation de la peur, de l'appréhension et du stress ont été observés parmi les habitants d'Israël pendant et à la suite de la guerre du Golfe de 1991. Plusieurs soldats revenant de la guerre d'Irak ou de l'Afghanistan présentent également des symptômes de stress post-traumatiques, les difficultés de sommeil et les cauchemars étant parmi les plus accablants.

L'insomnie peut aussi être le signe d'une dépression sous-jacente. Il existe différentes formes de dépression variant en intensité et en durée. Les symptômes typiques de la dépression comprennent la tristesse, la perte d'intérêt pour les gens, l'incapacité de tirer plaisir des activités qui étaient agréables auparavant, la fatigue et une diminution d'énergie, une faible estime de soi et le sentiment d'être sans valeur, des pensées suicidaires, une diminution de l'appétit et des problèmes de sommeil. Les épisodes de dépression majeure durent habituellement quelques semaines ou quelques mois. Parfois, les symptômes dépressifs sont moins intenses, mais de nature plus chronique, une condition nommée dysthymie. Dans un cas comme dans l'autre, les difficultés à dormir sont presque toujours omniprésentes. Celles-ci peuvent se manifester sous forme de difficultés à s'endormir ou à rester endormi ou même ces deux types de problèmes en même temps. Typiquement, une personne souffrant de dépression majeure se réveille prématurément le matin, rumine des pensées dépressives, et ne peut se rendormir. L'insomnie peut aussi faire partie d'une psychose maniaco-dépressive, aussi appelée maladie bipolaire. Il s'agit d'une maladie où les épisodes de dépression majeure alternent avec des périodes maniaques ou hypomaniaques. Lors de ces périodes, le niveau d'énergie et d'activité de la personne est extrêmement élevé et elle entretient des idées de grandeur. Une diminution marquée du besoin de sommeil est observable, sans pour autant que la personne se plaigne d'insomnie. Dans de tels cas, une personne peut dormir de façon excessive durant l'épisode dépressif et dormir très peu durant l'épisode maniaque.

Si vous pensez souffrir de l'une de ces conditions d'anxiété ou de dépression, vous devriez consulter un professionnel de la santé mentale. Habituellement, mais pas toujours, le sommeil s'améliore lorsque le trouble d'anxiété ou d'humeur est traité à l'aide d'une psychothérapie, de médicaments ou d'une combinaison des deux. Lorsque l'anxiété ou la dépression sont suffisamment sévères, le traitement devrait d'abord cibler ces conditions sous-jacentes à l'insomnie. Dans d'autres cas, il sera nécessaire de traiter les deux conditions simultanément, soit l'insomnie et le trouble psychologique. Il est fort possible aussi que vous ressentiez certains des symptômes décrits précédemment, mais moins intensément. Pour les gens qui souffrent de troubles du sommeil et pour ceux qui les traitent, un dilemme survient lorsqu'il s'agit de déterminer lequel, du problème psychologique ou de sommeil, est apparu en premier – la fameuse question de l'œuf et de la poule. Bien qu'il existe une relation très étroite entre le sommeil et les difficultés émotionnelles, il n'est pas toujours facile de déterminer ce qui est cause et ce qui est conséquence. Il est clair, toutefois, qu'un sommeil perturbé de façon chronique cause de la détresse psychologique chez certains individus; et chez ceux qui sont déjà affligés de problèmes émotionnels, l'insomnie peut très bien aggraver ces difficultés. L'essentiel à retenir est que si vous souffrez de difficultés psychologiques ou de troubles de sommeil qui nuisent à votre fonctionnement et réduisent votre qualité de vie, il faut en parler à un professionnel – un psychologue, un psychiatre, un médecin de famille. Vous n'avez pas à souffrir.

LES CAUSES MÉDICALES

Plusieurs maladies physiques peuvent perturber le sommeil en raison des symptômes sous-jacents (douleur), des traitements utilisés pour soulager ces symptômes ou de la détresse émotionnelle engendrée par la maladie.

Presque toute condition produisant de la douleur ou de l'inconfort physique est susceptible de perturber le sommeil. Plus de la moitié des individus souffrant de douleurs chroniques associées à l'arthrite, à l'ostéoporose, ou à des maux de dos affirment que la douleur interfère avec leur sommeil. Pour plusieurs de ces personnes, la douleur chronique est synonyme de problèmes de sommeil chroniques. De plus, après une mauvaise nuit, la douleur est souvent perçue de façon plus intense et plus désagréable. Il n'est donc pas étonnant que l'insomnie soit, pour beaucoup de ces individus, la conséquence la plus nuisible de la douleur chronique.

L'insuffisance cardiaque et les maladies obstructives pulmonaires chroniques (par exemple l'emphysème) perturbent le sommeil presque qu'inévitablement en raison de la diminution de l'apport sanguin, de la difficulté à respirer et d'une diminution de l'oxygène. L'anxiété et la peur de mourir, qui accompagnent parfois les maladies cardiovasculaires et pulmonaires, peuvent aussi aggraver les problèmes de sommeil. Certaines conditions endocrines telles que l'hyperthyroïdie – une glande thyroïde trop productive – peuvent causer l'insomnie. Une thérapie appropriée pour corriger cette condition élimine habituellement les difficultés à dormir. Les troubles gastro-intestinaux tels que le reflux gastro-œsophagien, peuvent produire des difficultés d'endormissement ou causer des réveils nocturnes résultant de la régurgitation acide ou de brûlures d'estomac. Modifier la diète, élever la tête du lit et utiliser une médication antiacide peut soulager ces symptômes. Le diabète et l'insuffisance rénale peuvent aussi causer des problèmes de sommeil dus à la diminution de la circulation sanguine dans les extrémités. Des impatiences musculaires dans les jambes ou des mouvements périodiques des jambes pendant le sommeil, deux problèmes communs parmi les patients diabétiques et les patients en dialyse, peuvent causer de sérieuses difficultés à dormir. Ces deux conditions sont décrites au chapitre 12.

Pour certaines femmes souffrant du syndrome prémenstruel, la qualité et la durée du sommeil peuvent fluctuer avec le cycle menstruel. Le sommeil est de moins bonne qualité et de plus courte durée dans les quelques jours précédant le début des menstruations. Il s'améliore peu de temps plus tard et demeure normal durant le reste du cycle menstruel. Certaines femmes peuvent souffrir d'hypersomnie plutôt que d'insomnie. Elles se sentent excessivement somnolentes durant la journée. Les femmes aux prises avec des symptômes prémenstruels tels que l'irritabilité, la dépression et/ou une humeur anxieuse sont particulièrement vulnérables aux difficultés récurrentes de sommeil.

La ménopause peut également affecter le sommeil. Les changements hormonaux qui se produisent durant cette période de la vie sont souvent des facteurs précipitant les difficultés à dormir. Les bouffées de chaleur constituent la cause la plus fréquente des réveils nocturnes chez les femmes ménopausées. L'augmentation de la température corporelle et l'inconfort des sueurs contribuent aux réveils nocturnes. L'hormonothérapie peut être très utile pour corriger ce problème, mais il arrive aussi que les suppléments d'hormones éliminent les bouffées de chaleur sans pour autant résoudre les difficultés de sommeil. Les inquiétudes concernant la ménopause ou encore l'appréhension de ne pas dormir sont souvent impliquées dans le maintien de ces ennuis. Il n'est pas rare en pratique clinique que les femmes associent leur premier épisode d'insomnie à la ménopause, mais même lorsque les autres symptômes de la ménopause ont été contrôlés à l'aide d'un supplément hormonal, l'insomnie a persisté au fil des mois ou des années.

Les allergies de même que toute infection affectant la respiration peuvent troubler le sommeil même chez les bons dormeurs ou empirer l'insomnie chez les personnes qui en souffrent déjà. Les difficultés de sommeil de cette nature sont particulièrement communes au printemps, lorsque le pollen est relâché. Les problèmes de sinus et de respiration causés par les allergies sont habituellement temporaires et sont traités à l'aide d'antihistaminiques.

Comme le centre de contrôle du sommeil et de l'éveil est situé dans le cerveau, toute maladie neurologique ou tout traumatisme cérébral risque de perturber le cycle normal de veille-sommeil. Ces problèmes peuvent, selon la sévérité de la condition et le site spécifique impliqué dans le cerveau, causer de l'insomnie le soir et de la somnolence excessive durant le jour. Les patients atteints de la maladie d'Alzheimer, une maladie dégénérative du cerveau, ont un sommeil très perturbé qui est caractérisé par de courtes périodes de sommeil survenant à toute heure du jour de même que par des périodes prolongées d'éveil interférant avec le sommeil nocturne. Ces difficultés sont souvent aggravées lorsqu'elles sont accompagnées de confusion et de vagabondage nocturne du patient, imposant ainsi un lourd fardeau aux personnes qui en prennent soin. Lorsqu'elles deviennent trop sévères, ces difficultés peuvent accélérer le placement de la personne atteinte de la maladie d'Alzheimer dans un centre de soins de longues durées.

MÉDICAMENTS, ALCOOL ET AUTRES SUBSTANCES

Il n'est pas inhabituel qu'une médication soit efficace pour traiter un problème particulier, mais produise un autre type de problème comme effet secondaire. Plusieurs médicaments prescrits pour des conditions médicales ou psychiatriques peuvent causer de l'insomnie, particulièrement lorsqu'ils sont pris à l'heure du coucher. Certains bêtabloquants utilisés pour l'hypertension peuvent produire ce type d'effet. Par exemple, le propanolol (Indéral) et la clonidine sont souvent associés à l'insomnie et aux cauchemars. Les diurétiques peuvent induire un besoin d'uriner fréquemment pendant la nuit et ainsi interférer avec le sommeil. Certains bronchodilatateurs utilisés pour le traitement de l'asthme (par exemple le theodur) ont un effet stimulant et retardent l'endormissement lorsqu'ils sont pris à l'heure du coucher. La plupart des médicaments contenant des stéroïdes (par exemple le prednisone) prescrits pour certains types de douleur inflammatoire peuvent perturber le sommeil. Les médicaments pour la thyroïde peuvent causer de l'insomnie, particulièrement lorsque la dose n'est pas exactement la bonne; une dose trop élevée pour un problème d'hypothyroïdie peut occasionner de l'hyperthyroïdie et de l'insomnie.

Certains antidépresseurs ont des propriétés sédatives et sont parfois prescrits en petites doses pour contrer l'insomnie. Cependant, d'autres antidépresseurs ont un effet plus énergisant et peuvent perturber le sommeil lorsqu'ils sont pris à l'heure du coucher. Parmi ceux-ci se retrouvent certains médicaments populaires tels que la fluoxetine (Prozac) et d'autres antidépresseurs plus anciens comme l'imipramine (Tofranil) et le protriptyline (Vivactil). Les médicaments les plus fréquemment utilisés pour contrôler l'anxiété durant la journée et pour induire le sommeil la nuit font partie de la classe des benzodiazépines. Bien que les somnifères puissent être utiles à court terme, une utilisation quotidienne prolongée peut devenir partie intégrante du problème. Le sommeil induit par un somnifère n'est pas de la même qualité que le sommeil naturel. La plupart de ces pilules pour dormir prolongent la durée totale du sommeil, mais diminuent la quantité de sommeil profond et donc la qualité du sommeil. Aussi, l'utilisation régulière de somnifères mène éventuellement à la tolérance et à la dépendance. Ce type d'insomnie, causée par la dépendance aux somnifères, est aussi reconnu comme de l'insomnie iatrogénique, une maladie causée par son propre traitement. Le sevrage des somnifères ou des médicaments contre l'anxiété peut causer une insomnie de rebond, c'est-à-dire des difficultés de sommeil souvent plus sévères que celles qui ont mené à la prise de médication. Nous reviendrons à ce problème et vous apprendrez comment le résoudre au chapitre 11.

Une variété de médicaments disponibles sans ordonnance peut produire de l'insomnie. Par exemple, la plupart des substances qui suppriment l'appétit contiennent un stimulant incompatible avec le sommeil. Les médicaments contre la grippe ou les allergies contiennent un antihistaminique et produisent de la somnolence chez la plupart des gens. Toutefois, certaines personnes ont une réaction paradoxale et deviennent surexcitées, ce qui les empêche de trouver le sommeil. L'insomnie est donc un effet secondaire de plusieurs médicaments. Cependant, ce n'est pas nécessairement tout le monde qui en souffrira. Il est toujours souhaitable de discuter avec votre médecin ou pharmacien des effets secondaires potentiels de toute médication, surtout si vous êtes vulnérable à faire de l'insomnie. Il est souvent possible de changer un médicament pour un autre de la même classe ou de modifier l'horaire d'administration afin de minimiser l'interférence avec votre sommeil.

Les substances telles que la caféine ou la nicotine sont des stimulants du système nerveux central et perturbent le sommeil même chez les personnes qui prétendent que cela n'a pas d'effet. Les études effectuées en laboratoire montrent que les personnes utilisant de la caféine peu de temps avant l'heure du coucher prennent plus de temps à s'endormir et que leur sommeil est plus léger et fragmenté. Des résultats similaires sont obtenus pour les fumeurs. Contrairement à la caféine et à la nicotine, l'alcool est un dépresseur du système nerveux central ; on pourrait donc s'attendre à ce qu'il améliore le sommeil. Une boisson alcoolisée prise à l'heure du coucher peut en effet faciliter l'endormissement chez une personne tendue ; cela produit aussi un sommeil plus profond au cours de la première partie de la nuit. Par contre, un inconvénient majeur est que le sommeil devient plus perturbé à mesure que l'alcool est métabolisé durant la seconde partie de la nuit. Les réveils prématurés le matin accompagnés d'une incapacité à se rendormir sont aussi fréquents. En plus de ses effets néfastes sur la santé en général, l'abus d'alcool détériore considérablement la qualité du sommeil. L'alcoolique n'est habituellement pas conscient des problèmes de sommeil lors d'une période de consommation excessive, mais en devient pleinement conscient durant la période de sevrage. Souvent, les difficultés résiduelles de sommeil persistent pendant des semaines et même des mois après que la personne est redevenue sobre. Ces difficultés peuvent devenir tellement intolérables, qu'elles peuvent précipiter une rechute et la reprise d'alcool afin d'induire le sommeil. Le prix à payer est que lors du prochain sevrage, le sommeil sera aussi perturbé qu'il l'était avant la rechute.

FACTEURS ENVIRONNEMENTAUX

De nombreux facteurs environnementaux peuvent occasionner l'insomnie : le bruit, la lumière, une température excessive, un matelas inconfortable ou les mouvements du conjoint. Presque tout le monde a été tenu éveillé la nuit par le bruit de la circulation, de la musique forte ou le chien du voisin qui aboie. Un conjoint qui ronfle ou qui est agité est une autre source de perturbation du sommeil. Parfois, cela peut même entraîner un déménagement dans une autre pièce de la maison.

Une étude intéressante effectuée par le psychologue britannique Jim Horne a démontré que les gens partageant le même lit connaissent plus d'interruptions de leur sommeil que ceux qui dorment seuls. À peu près la moitié des fois qu'un des partenaires bouge, il ou elle provoque un mouvement de la part de l'autre partenaire dans les secondes qui suivent. Ces mouvements affectent plus le sommeil des jeunes couples que celui des personnes qui dorment ensemble depuis plusieurs années. Bien que la plupart des participants pensent mieux dormir avec leur partenaire à leurs côtés parce qu'ils se sentent plus en sécurité, dans les faits, ils dorment plus longtemps et avec moins d'interruptions lorsqu'ils sont seuls. Les couples qui partagent le même lit depuis des années deviennent habitués aux mouvements de l'autre. Les nouveaux partenaires, d'un autre côté, semblent avoir besoin d'une certaine période d'adaptation pour s'ajuster aux mouvements de l'autre, et possiblement, au ronflement. Dormir dans un grand lit peut faire une énorme différence.

À moins d'avoir des rideaux très opaques, la lumière du jour peut être gênante pour le travailleur de nuit qui essaie de dormir le jour. Une température ambiante trop chaude ou trop froide interfère aussi avec le sommeil. L'insomnie chez les patients hospitalisés est peut-être l'exemple le plus courant de l'insomnie induite par l'environnement. Le bruit, la lumière et les interruptions dues aux différentes procédures médicales peuvent nuire au sommeil même chez les gens qui n'ont habituellement aucun problème à dormir. Les personnes âgées ont un sommeil plus léger et peuvent être plus vulnérables aux causes environnementales de l'insomnie.

AUTRES TROUBLES DU SOMMEIL ET TROUBLES CIRCADIENS

L'insomnie est parfois le symptôme le plus apparent d'un autre trouble du sommeil – l'apnée du sommeil, les impatiences musculaires et les mouvements périodiques des jambes pendant le sommeil, le décalage horaire, le travail à horaires rotatifs, les parasomnies. Vous trouverez des renseignements sur ces troubles et leurs principaux symptômes dans les chapitres 10 et 12.

COMMENT DES DIFFICULTÉS DE SOMMEIL OCCASIONNELLES SE TRANSFORMENT-ELLES EN INSOMNIE CHRONIQUE ?

Jusqu'à maintenant, nous avons vu qu'il existe des facteurs de risque qui rendent certaines personnes plus vulnérables à l'insomnie. Également, il existe plusieurs sources pouvant déclencher des difficultés de sommeil – psychologiques, médicales, pharmacologiques, environnementales, et ainsi de suite. Bien que certaines personnes soient plus vulnérables, pratiquement tout le monde développe des difficultés de sommeil en présence de conditions stressantes. Heureusement, une telle insomnie est généralement situationnelle et limitée dans le temps. Le sommeil retourne habituellement à la normale lorsque le facteur précipitant est disparu ou que la personne s'est adaptée à sa présence plus permanente. Toutefois, chez un bon nombre de personnes, les difficultés de sommeil persistent même après la disparition du facteur les ayant déclenchées initialement. L'insomnie crée ainsi son propre cours et devient indépendante de ce qui l'a provoquée en premier lieu. C'est ici que les facteurs psychologiques ou comportementaux jouent un rôle majeur dans le développement de l'insomnie chronique. Comme l'illustre la figure 3.1, même si les facteurs qui ont précipité les difficultés de sommeil initialement peuvent diminuer en importance, d'autres facteurs prennent la relève et perpétuent le sommeil.

Le terme facteurs perpétuants désigne spécifiquement les comportements (les habitudes de sommeil) et les façons de penser (croyances et attitudes concernant le sommeil). Durant la phase initiale des difficultés, les gens plus vulnérables à l'insomnie peuvent développer des réactions conditionnées qui sont incompatibles avec le sommeil. Par exemple, après quelques nuits d'insomnie, une personne peut en venir à associer certains stimuli ou indices temporels (routine avant le coucher) et contextuels (l'environnement de la chambre à coucher) à l'appréhension, à l'inquiétude et à la peur d'être incapable de dormir. Alors qu'auparavant les activités telles que de mettre son pyjama, se brosser les dents et se mettre au lit étaient associées à la somnolence, ces mêmes rituels sont maintenant devenus associés à l'insomnie. À long terme, ces associations négatives

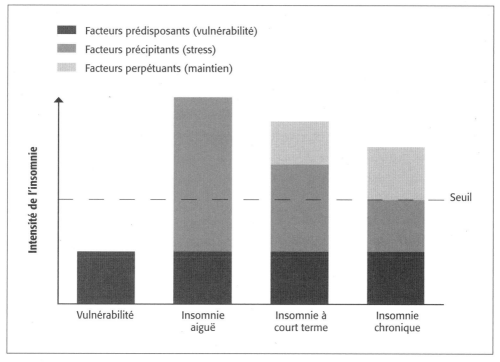

FIGURE 3.1 : Illustration de l'évolution temporelle de l'insomnie chronique
Source : Reproduit avec permission de l'auteur (A. Spielman)

produisent tension musculaire, inquiétudes et encore plus de difficultés à dormir. La personne peut devenir excessivement préoccupée par son incapacité à dormir («Suis-je en train de perdre le contrôle?») et par les conséquences possibles de l'insomnie («Comment serai-je capable de fonctionner?»). Certaines personnes développent alors de mauvaises habitudes de sommeil (par exemple : temps excessif passé au lit, horaire irrégulier de sommeil, siestes durant la journée) qui, bien qu'utiles à court terme, deviennent partie intégrante du problème à long terme. Le résultat de cette réaction en chaîne est un cercle vicieux de l'insomnie, de la peur de ne pas dormir, d'une aggravation des difficultés de sommeil et de la détresse émotionnelle.

LE CERCLE VICIEUX DE L'ANXIÉTÉ DE PERFORMANCE ET DE L'INSOMNIE

L'anxiété de performance est une des plus importantes causes de l'insomnie. Ce type d'anxiété survient lorsque le désir trop fort de contrôler ou de bien réussir quelque chose produit un effet paradoxal et diminue la performance. Par exemple, lorsque vous essayez de contrôler le sommeil, peut-être parce que vous craignez les séquelles possibles le jour suivant, vous ne faites qu'ajouter de la pression et, par le fait même, vous restez éveillé plus longtemps (voir figure 3.2). Essayer de dormir est ainsi la pire erreur que vous puissiez faire. Vous ne pouvez tout simplement pas forcer le sommeil ou l'induire sur commande. Le mieux que vous puissiez faire est de contrôler les circonstances qui précèdent l'heure du coucher et de créer une situation favorable à un endormissement rapide.

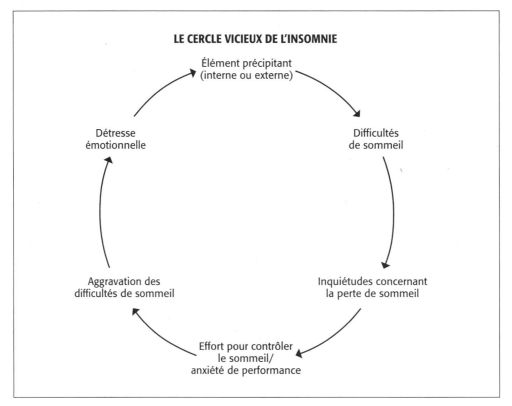

FIGURE 3.2 : Le cercle vicieux de l'anxiété de performance et de l'insomnie

Ce type d'anxiété de performance se retrouve aussi parmi les sportifs, les musiciens, ou même chez les couples ayant des problèmes sexuels. Les hommes ne peuvent produire une érection sur demande tout comme les femmes ne peuvent devenir orgasmiques sur commande. Essayer trop fort de contrôler l'excitation et l'orgasme mène presque inévitablement à l'échec, produisant des dysfonctions sexuelles causées strictement par l'anxiété de performance. La seule chose que vous puissiez vraiment faire pour faciliter l'atteinte de l'orgasme dans cette situation est de changer votre façon de penser, vos attitudes et vos comportements. De même, pour briser le cercle vicieux de l'insomnie, vous aurez besoin de modifier votre façon de penser (croyances et attitudes) et certains modes de fonctionnement (habitudes).

Comme nous l'avons vu dans ce chapitre, l'insomnie peut être un symptôme de plusieurs troubles sous-jacents, ou elle peut être un problème en soi. Ce qui complique les choses, c'est que les causes multiples de l'insomnie ne sont pas mutuellement exclusives. En fait, peu de gens souffrent d'insomnie pouvant être attribuée à une cause unique. Pour cette raison, une évaluation détaillée est essentielle afin de poser un diagnostic exact. Dans le prochain chapitre, nous discuterons des différentes composantes lors d'une évaluation dans une clinique du sommeil.

CHAPITRE 4

À quoi s'attendre d'une clinique du sommeil ?

Le programme d'autotraitement décrit dans les chapitres qui suivent s'adresse principalement aux personnes qui souffrent d'insomnie dans sa forme la plus courante. Comme nous l'avons vu, toutefois, l'insomnie est souvent compliquée par un certain nombre de troubles médicaux ou psychologiques qui peuvent nécessiter une attention professionnelle avant d'entreprendre ce programme. De plus, il existe plusieurs autres troubles du sommeil qui peuvent être diagnostiqués et traités uniquement par des spécialistes du sommeil. Dans ce chapitre, nous décrivons certains symptômes qui devraient être portés à l'attention de ces spécialistes et quelques indications pouvant nécessiter une évaluation dans un centre spécialisé du sommeil. Nous exposons aussi comment le sommeil est évalué et, plus généralement, en quoi consiste une évaluation dans une clinique du sommeil.

Les procédures spécifiques à chaque clinique du sommeil peuvent varier, en fonction du motif de consultation. Il faut dire que la plupart des cliniques du sommeil évaluent et traitent uniquement les problèmes d'apnée du sommeil et autres troubles associés à la somnolence excessive le jour. Il est possible que l'on offre également des services pour d'autres troubles du sommeil, incluant insomnie, cauchemars, somnambulisme, mais cela est plutôt rare. Comme le diagnostic d'insomnie repose essentiellement sur une évaluation clinique, il n'est pas toujours nécessaire d'obtenir une évaluation du sommeil à l'aide de tracés polysomnographiques. Peu importe le motif de consultation, vous aurez habituellement besoin d'être référé par votre médecin de famille. Par la suite, on vous enverra quelques questionnaires et inventaires de symptômes, de même qu'un journal de bord de votre sommeil à compléter pendant une semaine ou deux avant la date prévue du rendez-vous. Lors de votre consultation initiale, le spécialiste du sommeil révisera cette information avec vous afin d'identifier les principaux symptômes et d'obtenir une histoire détaillée du problème. En plus de l'histoire médicale et d'un examen physique, certains tests peuvent aussi être exigés. Si le problème soupçonné est l'insomnie, une évaluation psychologique peut aussi être effectuée afin de déterminer dans quelle mesure l'anxiété, la dépression ou tout autre facteur psychologique contribuent au problème de sommeil. S'il s'agit plutôt d'un trouble d'apnée du sommeil, on pourra effectuer un test de dépistage à la maison à partir d'un petit appareil ambulatoire (oxymètre) servant à évaluer les fluctuations d'oxygène dans le sang au cours du sommeil. Cela aidera à établir un diagnostic préliminaire et à déterminer si une évaluation complète du sommeil en laboratoire est nécessaire.

Les centres d'étude des troubles du sommeil possèdent quelques chambres à coucher privées pour effectuer une investigation du sommeil pendant une nuit entière. Une attention spéciale est portée à leur aménagement afin que ces chambres soient aussi tranquilles que possible et ressemblent à des chambres d'hôtel plutôt qu'à des chambres d'hôpital. Dans la mesure du possible, il est important que l'environnement soit similaire à celui de la maison. Cet aspect est particulièrement important pour les insomniaques, mais moins pour les personnes souffrant d'apnée puisque celles-ci ont tendance à s'endormir un peu partout peu importe l'endroit. Dans notre centre, nous encourageons aussi le patient à apporter son propre oreiller puisque c'est un objet très personnel. Mis à part cela, vous avez uniquement besoin d'apporter votre pyjama, un peu de lecture si vous le désirez et toute médication utilisée à la maison pour l'hypertension, l'arthrite ou toute autre maladie. Si vous utilisez des médicaments pour dormir, il faut discuter avec votre médecin des procédures à suivre concernant leur utilisation lors de votre évaluation en clinique. Certains préféreront que vous cessiez graduellement votre médication une ou deux semaines avant l'évaluation. Cependant, si vous vous sentez dépendant de vos pilules pour dormir et êtes effrayé à l'idée de ne pas dormir du tout durant le test, il est préférable de ne pas cesser de les prendre immédiatement. Dans de telles circonstances, continuer d'utiliser vos médicaments comme à l'habitude lors du test en laboratoire; par la suite, vous pourrez convenir d'un plan de sevrage avec votre médecin pour cesser graduellement la médication.

La nuit de l'évaluation en laboratoire, on vous demandera d'arriver à la clinique quelques heures avant votre heure habituelle de coucher. Le technicien aura besoin d'environ une heure pour vous préparer, vous et les autres patients, pour la nuit en laboratoire. Lorsque l'application des électrodes sera complétée, on vous permettra de vous relaxer quelque temps, de lire ou de regarder la télévision. Encore là, les procédures de chaque clinique varient, mais les évaluations du sommeil sont habituellement considérées comme étant un service de consultation externe et la médication, la nourriture et les articles de toilette ne sont pas fournis. Ainsi, soyez assuré de vérifier au préalable ces aspects avec le coordonnateur de votre clinique du sommeil. Après avoir calibré les appareils et éteint les lumières, le technicien observe l'enregistrement de votre sommeil à partir d'une salle de contrôle voisine. En plus d'un système d'interphone permettant la communication entre patient et technicien, un système de caméra en circuit fermé permet aussi d'observer tout comportement inhabituel pendant le sommeil, surtout pour les évaluations de problèmes reliés au somnambulisme et les terreurs nocturnes.

COMMENT LE SOMMEIL EST-IL MESURÉ?

Le sommeil est mesuré à l'aide de trois types de signaux électriques: l'électroencéphalogramme (EEG) enregistre l'activité des ondes du cerveau, l'électro-oculogramme (EOG) mesure les mouvements des yeux et l'électromyogramme (EMG) enregistre le tonus musculaire. Les signaux sont captés à l'aide de petites électrodes (récepteurs) collées au cuir chevelu (EEG) ou à la peau (EMG, EOG). Les signaux sont amplifiés, filtrés et transmis simultanément pour être enregistrés sur bande magnétique, DVD, ou plus rarement sur papier. Ces signaux sont enregistrés continuellement pendant toute la nuit et peuvent être visualisés en temps réel par le technicien sur un écran à haute résolution à partir de la salle de contrôle. Ces trois signaux (transmis par sept ou huit électrodes) sont suffisants pour identifier les différents stades du sommeil pendant toute la durée de la nuit. Plusieurs électrodes et capteurs additionnels peuvent être utilisés pour enregistrer la respiration, l'électrocardiogramme et les mouvements des jambes. Ces derniers signaux sont importants lorsque la présence de troubles du sommeil autres que l'insomnie est suspectée, tels que l'apnée du sommeil ou les mouvements périodiques des membres.

Cet enregistrement en laboratoire n'est pas aussi compliqué qu'il en a l'air. À l'exception de quelques irritations mineures de la peau résultant de l'application et de l'enlèvement des électrodes, l'enregistrement du sommeil n'est pas une procédure douloureuse. Les signaux sont envoyés à partir de votre cerveau et de votre corps jusqu'au polygraphe et non l'inverse, de telle sorte que vous n'avez pas à craindre des chocs électriques pouvant être administrés par inadvertance. Une question fréquemment posée est de savoir comment il est possible de dormir avec tous ces fils et dans des conditions aussi étranges. Dormir en laboratoire n'est évidemment pas comme dormir à la maison dans votre propre lit sans aucun enregistrement. Toutefois, vous pouvez quand même bouger librement et si vous avez besoin d'aller à la salle de bain durant la nuit, le test peut être facilement interrompu momentanément. Naturellement, parce que vous êtes dans un environnement différent, il est possible que vous preniez plus de temps à vous endormir. Mais de façon surprenante, certains insomniaques s'endorment plus rapidement parce que les stimuli qui les gardent éveillés à la maison ne sont pas présents dans le laboratoire du sommeil. D'autres, qui ont tendance à être anxieux ou craintifs à la maison, peuvent se laisser aller plus facilement. Comme la somnolence excessive est le principal symptôme des patients qui souffrent d'apnée du sommeil, ces personnes n'ont habituellement aucune difficulté à dormir dans un laboratoire de sommeil.

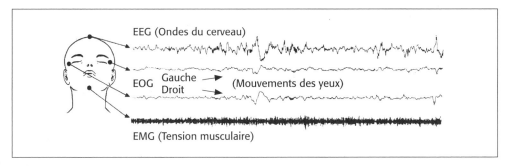

FIGURE 4.1 : Le sommeil est mesuré à l'aide de trois signaux physiologiques : l'EEG enregistre l'activité des ondes du cerveau, l'EOG mesure les mouvements des yeux et l'EMG enregistre la tension musculaire.

L'enregistrement des tracés de votre sommeil, appelé polysomnographie, dure environ huit heures. Dans la mesure du possible, la plupart des laboratoires tentent de respecter votre horaire habituel de coucher et de lever de même que votre durée habituelle de sommeil à la maison. Après vous avoir réveillé à l'heure désirée, le technicien n'a besoin que de quelques minutes pour enlever les électrodes ; vous pouvez alors prendre une douche et retourner à la maison ou vous rendre directement au travail. Alors que les techniciens de nuit partent pour aller dormir, d'autres arrivent pour codifier le tracé de votre nuit de sommeil.

Auparavant, on enregistrait les tracés de sommeil sur du papier et l'enregistrement d'une nuit de 8 heures produisait environ 1000 pages ou 350 à 450 mètres de papier. Avec la technologie moderne, il est maintenant possible d'effectuer le même type d'évaluation sans papier et d'enregistrer toutes les informations sur ordinateur, bandes magnétiques, DVD, etc. Il est également possible d'effectuer des enregistrements ambulatoires, c'est-à-dire à partir de la maison du patient. Les signaux sont enregistrés sur cassette ou transmis directement au laboratoire par les lignes téléphoniques. Le technicien de jour code toutes les données, par bloc de 30 secondes d'enregistrement, selon des critères standard. Une fois cette tâche complétée, un rapport sommaire est préparé faisant le bilan du temps passé dans les différents stades du sommeil et notant toute anomalie dans la respiration et les mouvements des jambes. Les résultats du test sont analysés par un spécialiste qui les révise ensuite avec vous ou bien transmet les résultats à votre médecin de famille. On vous propose par la suite différentes options de traitement selon les résultats de l'évaluation.

EST-CE QU'UNE ÉVALUATION DU SOMMEIL EN LABORATOIRE SERAIT INDIQUÉE POUR VOUS ?

Par définition, le sommeil nous empêche d'être conscients de plusieurs anomalies qui peuvent survenir lors de cet état altéré de la conscience. Par conséquent, la polysomnographie est essentielle afin de diagnostiquer certains troubles du sommeil qui peuvent nous échapper complètement. Nous verrons brièvement ici certains des symptômes les plus communs suggérant la présence d'un trouble du sommeil (voir chapitre 12 pour plus de renseignements sur ces troubles) pour lequel vous devriez consulter un centre spécialisé d'étude des troubles du sommeil.

Si votre problème principal est l'hypersomnie (somnolence durant la journée) plutôt que l'insomnie, vous devriez sans hésiter consulter une clinique du sommeil puisque ce symptôme peut être une indication de plusieurs troubles du sommeil potentiellement dangereux tels que l'apnée du sommeil et la narcolepsie.

Si votre conjoint se plaint de vos ronflements bruyants, a remarqué des pauses respiratoires durant votre sommeil et si vous vous réveillez le matin avec des maux de tête, tous ces symptômes peuvent suggérer un trouble d'apnée du sommeil. Une personne souffrant d'apnée du sommeil peut cesser de respirer jusqu'à 200 ou 300 fois au cours d'une seule nuit tout en étant tout à fait inconsciente de ces anomalies. La conséquence la plus directe de l'apnée du sommeil est une fragmentation chronique du sommeil menant à de sérieuses difficultés à rester éveillé le jour.

Si vous vous réveillez avec des crampes dans les mollets la nuit ou que votre conjoint a observé des secousses dans vos jambes durant votre sommeil, vous souffrez peut-être d'un problème appelé mouvements périodiques des jambes. La présence de ces contractions musculaires peut causer plusieurs périodes de micro-éveil la nuit sans que vous vous en rendiez compte ou que vous puissiez vous en souvenir le lendemain. Ce problème, aussi appelé myoclonie nocturne, peut causer des réveils nocturnes ou diminuer votre capacité à rester éveillé durant le jour. Il s'accompagne souvent d'impatiences musculaires dans les jambes en soirée, aussi appelées «syndrome des jambes sans repos». Cette condition se manifeste par un inconfort dans les mollets, un besoin irrésistible de bouger ou d'étirer les jambes et des difficultés à s'endormir.

L'évaluation du sommeil en laboratoire fournit également une source d'information précieuse pour les personnes souffrant d'insomnie. Cette évaluation permet d'objectiver la plainte subjective du patient et de déterminer la sévérité de l'insomnie, tout en éliminant la possibilité d'autres troubles du sommeil. Elle permet également de faire une évaluation un peu plus qualitative et de déterminer la proportion de temps passé dans les différents stades de sommeil. Même si une telle évaluation n'est pas toujours essentielle pour initier un traitement de l'insomnie, si, après avoir suivi avec diligence le programme décrit dans ce livre, vous éprouvez encore des difficultés de sommeil, il est possible que vous soyez atteint d'un autre trouble du sommeil qui peut être détecté uniquement lors d'une nuit d'évaluation en laboratoire.

Il existe plusieurs autres troubles, tels que les cauchemars récurrents et les terreurs nocturnes, qui ne nécessitent pas absolument une évaluation en laboratoire. Ces troubles devraient quand même être portés à l'attention d'un spécialiste des troubles du sommeil. Si vous ou un membre de votre famille soupçonnez la présence d'un trouble du sommeil quel qu'il soit, vous devriez en parler à votre médecin de famille ou appeler directement un centre spécialisé des troubles du sommeil pour obtenir une évaluation approfondie.

COMMENT TROUVER UNE CLINIQUE DU SOMMEIL

La médecine des troubles du sommeil est une discipline relativement nouvelle. Les laboratoires de recherche sur le sommeil existent depuis plusieurs années, mais ce n'est que plus récemment que des cliniques spécialisées ont été mises sur pied afin de répondre aux besoins des personnes souffrant de troubles reliés aux états de veille et de sommeil. Alors que, il y a 20 à 25 ans, seuls les grands hôpitaux universitaires possédaient des centres d'étude des troubles du sommeil, aujourd'hui, presque chaque hôpital (aux États-Unis) possède une telle clinique. Il existe présentement plus de 600 cliniques du sommeil aux États-Unis, mais moins d'une quarantaine au Canada, pour la plupart en Ontario. En dépit de l'expertise de pointe disponible au Québec sur le sommeil et les troubles du sommeil, il est malheureux qu'aussi peu de cliniques du sommeil et de ressources financières soient disponibles pour offrir davantage de services cliniques à la population. Pour obtenir plus de renseignements à propos des cliniques du sommeil ou des associations de patients disponibles, vous pouvez communiquer avec un des organismes énumérés en appendice.

Même si l'insomnie est de loin le trouble du sommeil le plus répandu, la majorité des cliniques du sommeil se spécialisent dans l'évaluation et le traitement de troubles reliés à l'hypersomnie tels que l'apnée du sommeil. L'explication première de ce paradoxe est économique. La plupart des systèmes d'assurances publique ou privée couvrent les frais de tests de laboratoire pour des troubles du sommeil qui sont surtout de nature médicale et qui représentent une menace potentielle pour la vie tels que l'apnée du sommeil ou la narcolepsie. Il est plus difficile de faire approuver un test d'évaluation en laboratoire pour l'insomnie, un trouble qui ne tue pas même s'il affecte considérablement la qualité de la vie.

Peu de professionnels de la santé possèdent l'expertise nécessaire pour traiter l'insomnie, surtout à l'aide de méthodes non pharmacologiques. Ainsi, si votre principal problème est l'insomnie, vérifiez s'il existe des professionnels faisant partie du personnel de la clinique qui se spécialisent dans son traitement. Cependant, avant de poser votre propre diagnostic, il peut s'avérer indispensable de vous soumettre à une évaluation détaillée de votre sommeil. Les spécialistes du sommeil sont formés pour évaluer plusieurs conditions. Si l'insomnie est le principal diagnostic et qu'une expertise appropriée pour la traiter n'est pas disponible sur place, demandez à être dirigé vers une autre ressource pour son traitement.

CHAPITRE 5

L'approche de gestion personnelle

Dans les chapitres qui suivent, vous apprendrez différentes stratégies pour combattre l'insomnie et retrouver le contrôle de votre sommeil. Avant d'entrer dans les détails de ces méthodes, nous révisons dans ce chapitre la philosophie de base de l'approche de gestion personnelle et exposons quelques règles de base afin de maximiser l'efficacité de ce programme de traitement. Le chapitre actuel présente aussi un bref aperçu de chaque composante du traitement et fait le sommaire de l'efficacité du programme.

LA RELATION CORPS-ESPRIT ET LE SOMMEIL

Notre mode de vie joue un rôle vital dans la durée et la qualité de vie. Les habitudes alimentaires, la consommation d'alcool et l'activité physique sont autant de modes de vie qui influencent notre santé bien au-delà des facteurs héréditaires. De même, notre manière d'aborder une situation stressante, nos modes de penser et certains traits de personnalité sont d'autres facteurs qui jouent un rôle important dans la longévité et la qualité de la vie. Les recherches portant sur les liens entre le corps et l'esprit démontrent que le stress, l'anxiété et la dépression peuvent rendre les gens plus vulnérables à certaines maladies et même retarder le processus de guérison. À l'opposé, les personnes qui maîtrisent des habiletés de gestion personnelle plus efficaces, celles qui recherchent de l'information et adoptent une approche de résolution de problèmes, guérissent souvent plus rapidement ou vivent plus longtemps.

Le sommeil est un bon exemple témoignant de la relation qui existe entre notre corps et notre esprit. La qualité de notre sommeil est intimement liée à notre bien-être émotionnel et physique. Bien qu'il y ait plusieurs causes potentielles à l'insomnie, autant médicales que psychologiques (voir chapitre 3), c'est souvent notre interprétation des difficultés initiales qui détermine si le problème sera temporaire ou s'il deviendra chronique. La perception d'efficacité personnelle, c'est-à-dire la croyance de pouvoir exercer un certain contrôle sur un problème particulier et ses conséquences, est un aspect des plus importants dans la résolution de problèmes. Pour l'insomniaque, la croyance erronée que le sommeil est perturbé par quelque chose hors de son contrôle, tel qu'un déséquilibre hormonal, mène à un sentiment d'impuissance. Ce même sentiment contribue à perpétuer les difficultés de sommeil.

L'adoption d'un rôle actif dans le traitement représente la pierre angulaire de l'approche de gestion personnelle préconisée dans ce programme. Un objectif essentiel est d'abandonner l'idée que vous êtes victime de l'insomnie ; il faut plutôt adopter une vision des choses selon laquelle vous êtes capable de résoudre le problème ou, à tout le moins, de composer avec celui-ci. Une meilleure connaissance de l'insomnie et de ses causes vous aidera à clarifier ce que vous pouvez et ne pouvez changer. Ainsi, vous développerez des habiletés pour modifier vos comportements, vos attitudes, vos croyances et vos habitudes de vie qui interfèrent avec une bonne nuit de sommeil.

PRENDRE LE CONTRÔLE DE SA DESTINÉE

Aux prises avec un sentiment d'impuissance, la personne qui souffre d'insomnie peut s'en remettre aux médicaments pour dormir afin de remédier à son problème. Pourtant, l'utilisation de médication à long terme risque à son tour de créer un sentiment de dépendance. D'autres personnes résistent à la tentation de prendre des médicaments pour dormir, craignant les effets secondaires ou la nature éphémère de leur efficacité. Quelle que soit leur position, les individus souffrant d'insomnie chronique se disent souvent à eux-mêmes des choses telles que : «Personne ne peut résoudre mon insomnie» ou «J'ai tout essayé et rien ne semble m'aider». En fait, le sentiment d'être différent des autres et d'être incapable de contrôler ce besoin essentiel de dormir peut être très angoissant et frustrant. Ce programme offre une façon de briser ce cercle vicieux d'impuissance et de désespoir.

En quoi cette approche diffère-t-elle des autres types de traitement de l'insomnie? Si vous avez déjà reçu un traitement pour l'insomnie, il est fort probable que l'on vous ait prescrit un somnifère ou que vous ayez utilisé un produit sans ordonnance dans l'espoir de «guérir» le problème. La médication pour dormir n'est qu'une solution temporaire. Parfois, c'est la seule option possible, mais un fait demeure, ce type de traitement ne s'attarde pas aux causes sous-jacentes de l'insomnie. L'individu finit par se sentir impuissant face au sommeil, ce qui mène uniquement à une aggravation du problème.

L'approche de gestion personnelle repose sur le postulat que chaque personne est responsable de sa propre destinée. Vous ne devez pas et n'avez pas à être une victime. Cette approche est orientée vers une reprise de contrôle : elle vous enseigne des mesures concrètes pour vaincre ou composer avec l'insomnie. L'accent n'est pas mis sur «la guérison» de l'insomnie puisqu'une mauvaise nuit de sommeil de temps à autre est la norme plutôt que l'exception. Croire que vous ne subirez plus jamais une mauvaise nuit de sommeil est une attente irréaliste contribuant au maintien de l'insomnie. Le principal objectif de ce traitement est donc de vous enseigner des stratégies pour minimiser les difficultés de sommeil et vous permettre de mieux composer avec de telles difficultés auxquelles nous sommes tous confrontés à un moment ou l'autre de notre vie.

QUELQUES PRINCIPES DE L'APPROCHE DE GESTION PERSONNELLE

1. Engagement et effort

Cette thérapie du sommeil est très structurée et exige des efforts et de la discipline. Même si les procédures semblent relativement simples à la première lecture, une observance soutenue à tout le programme est la clé du succès. Pour commencer, vous devez prévoir un certain délai avant d'obtenir des résultats tangibles. La réussite de ce programme nécessite quelques semaines, 4, 6, 8, 10 semaines, la durée variant selon l'individu, la sévérité de l'insomnie, la présence d'autres problèmes médicaux ou psychologiques et la motivation. Ne vous attendez pas à une «guérison complète et immédiate». D'ailleurs, il est préférable d'être sceptique à l'égard des recettes miracle pour enrayer l'insomnie. Votre insomnie persiste probablement depuis un certain temps et il faudra du temps pour regagner le contrôle de votre sommeil. Un engagement de quelques semaines est en fait bien peu, surtout si vous souffrez d'insomnie depuis plusieurs mois, voire quelques années.

2. Soutien

Il est utile aussi d'obtenir le soutien de personnes importantes dans votre vie. Ce traitement exige des changements dans vos habitudes de sommeil et dans votre mode de vie. Ces changements n'affecteront pas seulement vous-même, mais aussi votre conjoint ou d'autres membres de votre famille. Le fait de les aider à comprendre ces changements réduira toute résistance de leur part et pourra s'avérer très utile pour favoriser votre propre adhésion au traitement. Par exemple, plusieurs couples aiment lire ou regarder la télévision dans leur lit avant d'éteindre les lumières pour la nuit. Éliminer une telle habitude peut être difficile au départ pour votre conjoint. Cependant, si vous lui expliquez pourquoi il est important de changer cette pratique, votre partenaire sera probablement plus coopératif. Votre conjoint ou un autre membre de la famille peuvent aussi vous être utiles pour suivre certaines procédures. Par exemple, les gens qui ont de la difficulté à rester éveillés durant la soirée lorsqu'ils sont installés dans un fauteuil confortable auraient avantage à ce qu'un membre de leur famille leur donne un petit coup de coude pour leur rappeler de rester éveillés. Finalement, vous aurez besoin du soutien et de l'encouragement des personnes qui vous sont chères si vous utilisez des médicaments pour dormir et qu'un de vos buts est de briser cette habitude.

3. Développez une attitude scientifique

L'approche scientifique est basée sur l'observation et l'expérimentation. Pour évaluer l'efficacité d'un traitement particulier, il faut s'appuyer sur des résultats. Avec le traitement proposé ici, il sera important d'appliquer les procédures fidèlement avant de conclure qu'elles fonctionnent ou non pour vous. Les procédures de ce programme ont été soigneusement évaluées dans des études cliniques. Donnez-leur une chance honnête. Après une certaine période de temps, évaluez si elles fonctionnent ou pas pour vous. Soyez curieux, tout comme un scientifique peut l'être. Essayez de comprendre quels facteurs interfèrent avec votre sommeil. Examinez ce que vous faites, pensez ou ressentez avant une mauvaise nuit de sommeil et en quoi cela diffère d'avant une bonne nuit. Apprenez les bonnes habitudes de sommeil. Vérifiez les effets d'un mode de penser négatif sur votre sommeil. Ne laissez pas l'inertie ou les croyances erronées nuire à votre sommeil. En bref, il faut réapprendre à dormir comme c'était auparavant.

4. Établissez des objectifs réalistes

Que voulez-vous améliorer à propos de votre sommeil? Voulez-vous vous endormir plus rapidement, vous réveiller moins fréquemment ou pour une durée plus courte ou bien dormir plus longtemps? Ou encore, êtes-vous plutôt préoccupé par des réveils qui surviennent trop tôt le matin ou par le manque d'énergie durant la journée? Voulez-vous cesser de prendre des médicaments pour dormir? Une bonne nuit de sommeil peut vouloir dire différentes choses pour différentes personnes. L'établissement d'objectifs vous aidera à définir plus clairement quel est votre problème actuel et quels changements vous recherchez.

Avant d'établir des objectifs de traitement, vous devez évaluer la sévérité de votre insomnie actuelle. C'est pourquoi vous devez compléter le questionnaire «Index de sévérité de l'insomnie» au chapitre 2 et remplir quotidiennement un agenda du sommeil pendant au moins une semaine, de préférence deux, avant de commencer le traitement. Par la suite, vous pourrez remplir la feuille des objectifs (tableau 5.1). En utilisant les données de vos deux semaines d'enregistrement du sommeil, complétez les renseigne-

TABLEAU 5.1

Objectifs de traitement	
Mon sommeil actuel (avant le traitement) En vous basant sur une nuit de sommeil habituelle (c.-à-d. les deux dernières semaines), combien de temps prenez-vous pour vous endormir après avoir éteint les lumières? Combien de fois vous réveillez-vous au milieu de la nuit? Habituellement, combien de temps passez-vous éveillé au milieu de la nuit (durée totale pour tous les réveils combinés)? Normalement, combien d'heures dormez-vous au cours d'une nuit? Combien de nuits par semaine utilisez-vous une médication pour dormir?	_____ minutes _____ fois _____ minutes _____ heures _____ nuits
Sommeil désiré (après avoir complété le traitement) Après avoir éteint les lumières, j'aimerais m'endormir en moins de… Si je me réveille encore au milieu de la nuit après le traitement, je ne voudrais pas me réveiller plus de… Si je me réveille encore au milieu de la nuit après le traitement, j'aimerais ne pas être réveillé pendant plus de… Si je me réveille encore trop tôt le matin, j'aimerais me réveiller pas plus de _____ minutes avant l'heure désirée. J'ai besoin de _____ heures de sommeil pour me sentir reposé et bien fonctionner durant la journée. J'aimerais utiliser une médication pour dormir pas plus de _____ nuits par semaine.	_____ minutes _____ fois _____ minutes _____ minutes _____ heures _____ nuits
Veuillez noter quelques indicateurs suggérant une amélioration de votre fonctionnement diurne après le traitement (p. ex., augmentation de la fréquence d'entraînement physique ou de sorties sociales). 1. _____ 2. _____ 3. _____	

ments demandés à la section «Mon sommeil actuel». Ensuite, déterminez votre «Sommeil désiré», soit celui que vous souhaitez obtenir à la fin du traitement. Demeurez réaliste lorsque vous vous fixez des objectifs. Établir des buts qui sont irréalistes tels que vouloir s'endormir «à l'instant où j'éteins les lumières» ou «dormir huit heures sans interruption chaque nuit» peut mener à la frustration et à la déception lorsque vous réalisez que ces objectifs ne peuvent être atteints. Aussi, assurez-vous que les objectifs que vous vous fixez sont les vôtres et non ceux d'une autre personne. Finalement, rappelez-vous que ce programme ne vise pas nécessairement une «guérison complète» de l'insomnie, mais plutôt l'amélioration de votre sommeil et le développement de meilleures habiletés pour gérer des difficultés occasionnelles dans le futur.

5. Auto-enregistrement du sommeil

Un élément essentiel de ce traitement est de conserver un agenda de votre sommeil. Il s'agit simplement d'un petit journal de bord (voir tableau 5.2) dans lequel vous notez quotidiennement différentes données sur vos habitudes de sommeil. Il y a trois utilités à l'agenda du sommeil. Premièrement, il vous permet de compiler des renseignements précieux concernant la fréquence et la sévérité de votre insomnie. Deuxièmement, il vous aidera à identifier certains facteurs associés à une mauvaise ou à une bonne nuit de sommeil. Troisièmement, les données de l'agenda du sommeil sont essentielles afin d'évaluer périodiquement vos progrès ou l'absence de progrès, selon le cas. Vous trouverez un agenda du sommeil aux pages 88 et 89. Puisque vous aurez besoin d'un agenda pour chaque semaine, vous devriez en faire une dizaine de copies.

Afin de mieux comprendre votre problème d'insomnie et d'évaluer vos progrès au cours du traitement, vous aurez besoin de recueillir certains renseignements importants concernant votre horaire de sommeil. Peu après vous être levé le matin, répondez aux 10 questions de l'agenda du sommeil. Il est important que vous complétiez cet agenda chaque matin. Il peut être difficile d'estimer certains paramètres comme le temps requis pour s'endormir ou la durée des réveils nocturnes. L'important n'est pas de fournir des données tout à fait précises, mais bien vos meilleures estimations. Plusieurs personnes s'inquiètent de l'exactitude de leur jugement et regardent l'horloge afin de pouvoir fournir les données à la minute près. Évidemment, cette obsession pour le temps ne fait qu'aggraver les difficultés de sommeil.

TABLEAU 5.2

Agenda du sommeil

Semaine du _____ au _____

	Exemple
1. Hier, j'ai fait la sieste entre _____ et _____. (Notez l'heure de toutes siestes.)	13 h 50 à 14 h 30
2. Hier, j'ai pris _____ mg de médicament et/ou _____ oz d'alcool pour dormir.	Imovane 3,75 mg
3. (a) Je me suis couché à _____ h et (b) j'ai éteint les lumières à _____ h.	22h45 23h15
4. Après avoir éteint les lumières, je me suis endormi en _____ minutes.	60 min
5. Mon sommeil a été interrompu _____ fois. (Spécifiez le nombre d'éveils).	3
6. Mon sommeil a été interrompu pendant _____ min. (Spécifiez la durée de chaque période d'éveil).	10, 5, 45
7. Ce matin, je me suis réveillé à _____ h. (Notez l'heure du dernier réveil.)	6 h 20
8. Ce matin, je me suis levé à _____ h. (Spécifiez l'heure.)	6 h 40
9. J'évalue mon état physique au lever : 1 = épuisé, 2 = fatigué, 3 = moyen, 4 = plutôt reposé, 5 = très reposé.	2
10. Dans l'ensemble, mon sommeil de la nuit dernière a été ; 1 = très agité, 2 = agité, 3 = de qualité moyenne, 4 = profond, 5 = très profond.	3

Lundi	Mardi	Mercredi	Jeudi	Vendredi	Samedi	Dimanche

Il n'est donc pas nécessaire de regarder l'horloge pour compléter votre agenda du sommeil. Le plus important est de compléter votre agenda tous les jours et pendant toute la durée du programme. Si vous oubliez de le remplir une journée, vous n'avez pas besoin de retourner en arrière ; passez au jour suivant. Il est préférable de le compléter le matin peu après vous être levé. Les données seront alors plus fidèles que celles compilées plus tard dans la journée. Faites la meilleure estimation possible des variables et ne vous tracassez pas en voulant être exact. Vous trouverez ci-dessous un guide pour vous aider à répondre à chacune des questions de l'agenda du sommeil. Un exemple est aussi fourni dans l'agenda.

1. Siestes
Écrire le début et la fin de chaque moment passé à faire une sieste le jour précédent. Cela devrait inclure toutes les siestes même si celles-ci n'étaient pas intentionnelles (vous vous assoupissez devant la télévision pendant 10 minutes).

2. Aides pour dormir
Inclure autant les médicaments prescrits que ceux qui sont disponibles en vente libre ainsi que l'alcool que vous consommez dans le but de vous aider à dormir.

3. Heure du coucher
Noter l'heure à laquelle vous vous êtes couché la nuit précédente. Si vous vous couchez à 23 h 30, lisez 15 minutes et éteignez les lumières à 23 h 45, vous devriez inscrire ces deux heures dans l'espace correspondant.

4. Temps d'endormissement
Fournir votre meilleure estimation du temps que vous avez pris pour vous endormir après avoir éteint les lumières et eu l'intention de vous endormir. Si vous êtes sorti du lit parce que vous étiez incapable de vous endormir et que vous y êtes

retourné par la suite pour vous endormir plus tard, considérez le temps d'endormissement comme étant le temps écoulé entre la première fois que vous avez éteint les lumières et le moment où vous vous êtes finalement endormi. Par exemple, si vous avez éteint les lumières à 23 h 15, et incapable de dormir, vous vous êtes levé à 23 h 30 et êtes resté debout 30 minutes. Vous êtes alors revenu au lit et vous vous êtes endormi en 15 minutes. Le temps d'endormissement total serait de 60 minutes (de 23 h 15 à 00 h 15).

5. Nombre d'éveils
Inscrire le nombre de fois que vous vous êtes réveillé au cours de la nuit.

6. Durée des périodes d'éveil
Estimer combien de temps vous avez passé éveillé pendant chaque période d'éveil. Cela signifie que si votre sommeil a été interrompu trois fois, vous devriez avoir trois chiffres différents dans la case 6. S'il s'avère impossible d'estimer la durée de chacun des éveils, alors estimez le nombre de minutes où vous étiez éveillé pendant toutes les périodes d'éveil additionnées. Cela ne devrait pas inclure votre dernier réveil du matin.

7. Réveil du matin
Noter l'heure à laquelle vous vous êtes réveillé la dernière fois le matin. Si vous vous êtes réveillé à 5 h, mais que vous vous êtes rendormi pendant un bref instant (par exemple entre 6 h et 6 h 20), alors votre dernier réveil serait 6 h 20.

8. Heure du lever
Noter l'heure à laquelle vous vous êtes levé pour la journée.

9. État physique au lever

Évaluer jusqu'à quel point vous vous sentez reposé le matin, en utilisant l'échelle à 5 points suivante : 1 = Épuisé, 2 = Fatigué, 3 = Moyen, 4 = Plutôt reposé, 5 = Très reposé.

10. Qualité du sommeil

Évaluer la qualité globale de votre sommeil en utilisant l'échelle à 5 points suivante : 1 = Très agité, 2 = Agité, 3 = De qualité moyenne, 4 = Profond, 5 = Très profond.

À la fin d'une semaine de collecte de données, vous aurez besoin de résumer les renseignements contenus dans votre agenda. Une calculatrice sera pratique.

Vous pouvez utiliser le tableau 5.3 «Résumés hebdomadaires des données de l'agenda du sommeil». Afin de calculer les données de chaque semaine, vous devez noter toutes les durées en minutes. Commencez par noter les dates des journées correspondant au début et à la fin de la semaine. Ensuite, calculez une moyenne par nuit pour chacune des variables du sommeil.

Sous la colonne latence du sommeil, calculez la durée moyenne en minutes du délai d'endormissement en additionnant les minutes de chacune des nuits (question n° 4) et en divisant ce nombre par le nombre de nuits (habituellement sept, à moins que vous sautiez une nuit ou plus d'enregistrement). La variable suivante porte sur la durée des éveils nocturnes. Ce chiffre s'obtient de la même manière, en additionnant toutes les durées de la question n° 6 de l'agenda et en divisant par le nombre de nuits. La variable suivante, réveil matinal, est obtenue en calculant la différence (en minutes) entre le dernier réveil (question n° 7) et l'heure de lever (question n° 8). Additionnez ces chiffres pour la semaine et divisez le total par le nombre de nuits. Le temps total éveillé est obtenu en additionnant les moyennes de la latence du sommeil, de la durée des éveils nocturnes et du réveil matinal pour chaque nuit. Pour obtenir le temps total de sommeil, vous devez d'abord trouver le temps passé au lit. Cela correspond au temps écoulé entre l'heure où vous êtes allé au lit et l'heure où vous en êtes sorti. Ainsi, si vous êtes allé au lit à 23 h 30 et vous êtes levé à 6 h 30, votre temps passé au lit pour cette nuit-là serait de 420 minutes (7 heures x 60 minutes). Écrivez ce nombre au bas de chaque colonne. Encore une fois, calculez la moyenne du temps passé au lit en additionnant le temps passé au lit pour chacune des nuits et divisez par le nombre de nuits enregistrées dans la semaine. Maintenant, vous êtes prêt à calculer le temps total de sommeil de chaque nuit. Prenez le temps passé au lit pour chacune des nuits et soustrayez le temps total éveillé de cette nuit (la somme de la latence du sommeil, la durée des éveils nocturnes et du réveil matinal pour cette nuit). Le résultat est le temps total de sommeil pour cette nuit. Additionnez les temps totaux de sommeil pour toutes les nuits et divisez le total par le nombre de nuits. Lorsque vous avez une moyenne hebdomadaire du temps total de sommeil et du temps passé au lit, vous pouvez calculer l'efficacité du sommeil en divisant la moyenne du temps total de sommeil par la moyenne du temps passé au lit et en multipliant le tout par 100. Cela vous indique quel pourcentage de votre temps au lit est réellement passé à dormir. Une efficacité du sommeil de 85 p. 100 et plus est considérée normale.

Une fois ces différents calculs terminés, vous pouvez inscrire les moyennes obtenues pour chacune des variables dans votre résumé hebdomadaire de l'agenda du sommeil (tableau 5.3). Utilisez ce rapport sommaire aux fins de comparaisons à mesure que vous progresserez dans le traitement.

TABLEAU 5.3

Résumés hebdomadaires des données de l'agenda du sommeil

Semaine	Date	Latence du sommeil	Durée des éveils nocturnes	Durée du réveil matinal	Temps total éveillé	Temps passé au lit	Temps total de sommeil	Efficacité du sommeil	Nombre de réveils	Nombre de nuits où une médication est utilisée
Avant le traitement										
1.										
2.										
Durant le traitement										
1.										
2.										
3.										
4.										
5.										
6.										
7.										
8.										
9.										
10.										

SURVOL DU PROGRAMME DE TRAITEMENT

Ce programme comporte cinq volets qui traitent chacun un aspect particulier de votre insomnie : (1) les mauvaises habitudes de sommeil ; (2) les attitudes et les croyances erronées concernant le sommeil ; (3) le stress quotidien ; (4) l'hygiène du sommeil ; et (5) l'utilisation de somnifères.

À la suite de l'évaluation initiale du problème et de l'établissement de vos objectifs, la première composante thérapeutique consiste à changer les mauvaises habitudes de sommeil. Les insomniaques développent fréquemment des stratégies pour composer avec l'insomnie et ses effets néfastes sur le fonctionnement quotidien. Ils ont tendance à passer un temps excessif au lit dans le but de récupérer le sommeil perdu. Ils peuvent ainsi faire la grasse matinée, faire des siestes durant la journée ou aller au lit très tôt dans la soirée dans l'espoir de compenser pour les difficultés de sommeil. Bien qu'à court terme certaines de ces stratégies puissent être utiles pour composer avec l'insomnie, ces pratiques causent plus de tort que de bien à long terme. Dans le chapitre 6, nous décrirons une série de procédures visant à éliminer les activités incompatibles avec le sommeil et à maintenir un horaire de sommeil régulier. Vous serez amené à restreindre le temps passé au lit afin de consolider votre sommeil sur une plus courte période de temps.

Des inquiétudes et des préoccupations excessives peuvent engendrer de l'anxiété et une aggravation de l'insomnie. Il est essentiel d'avoir un état d'esprit calme pour espérer dormir paisiblement. Dans le chapitre 7, nous verrons comment évaluer vos croyances et vos attitudes concernant le sommeil et les conséquences de l'insomnie. Vous serez guidé pour identifier certaines croyances qui produisent de l'anxiété et, par le fait même, aggravent l'insomnie. Vous apprendrez à corriger certaines perceptions erronées concernant l'insomnie et ses conséquences. Vous apprendrez également comment modifier certaines pensées non productives, qui contribuent aux difficultés de sommeil, en des pensées et des croyances plus adaptées et plus saines.

TABLEAU 5.4

Les sept étapes pour une bonne nuit de sommeil
ÉTAPE 1 : Commencer par le commencement
Auto-évaluation
Compléter un agenda du sommeil
Établir des objectifs réalistes
ÉTAPE 2 : Changer les mauvaises habitudes de sommeil
Maintenir un rythme d'éveil et de sommeil régulier
Éliminer les activités incompatibles avec le sommeil
Réduire le temps passé au lit
ÉTAPE 3 : Envisager l'insomnie autrement
Réviser ses croyances concernant le sommeil
Réduire les inquiétudes
Garder des attentes réalistes
Développer une certaine tolérance aux effets de l'insomnie
ÉTAPE 4 : Composer avec le stress quotidien
Apprendre à relaxer son esprit et son corps
Changer les situations stressantes
ÉTAPE 5 : Maintenir une bonne hygiène du sommeil
Caféine, nicotine, alcool, exercice
La chambre à coucher : lumière, bruit, température de la pièce
ÉTAPE 6 : Briser l'habitude des médicaments pour dormir
Un programme de sevrage graduel
ÉTAPE 7 : Maintenir les acquis
Consolider les bonnes habitudes
Identifier les situations à haut risque
Prévenir et composer avec les rechutes

Un autre aspect important du traitement de l'insomnie implique la gestion efficace du stress quotidien. Si le stress vous empêche de dormir la nuit, les procédures de gestion du stress décrites dans le chapitre 8 vous seront certes très utiles. Les techniques de relaxation physique et mentale telles que la relaxation musculaire, la méditation et l'imagerie sont des méthodes très efficaces pour gérer le stress le jour et pour mieux dormir la nuit. D'autres méthodes telles que la gestion du temps, l'entraînement à l'affirmation de soi et le soutien social sont aussi utiles afin d'éviter que les tracas quotidiens ne viennent vous hanter la nuit.

Dans le chapitre 9, nous révisons les principes d'une bonne hygiène du sommeil en examinant les facteurs reliés aux modes de vie tels que l'alimentation, la caféine et l'exercice physique, ainsi que les facteurs environnementaux tels que la chambre à coucher, le matelas, la lumière, le bruit et la température ambiante. Nous décrivons une série de recommandations visant à minimiser l'interférence de ces facteurs avec le sommeil.

Le dernier volet exposera une démarche systématique de sevrage de somnifères. Bien qu'une médication pour dormir prise de façon occasionnelle puisse être utile dans certaines situations ponctuelles – par exemple, durant une période de stress aiguë ou un changement important d'horaire (décalage horaire) –, l'utilisation de somnifères à long terme est déconseillée. Néanmoins, certaines personnes développent une dépendance aux somnifères, dépendance qui est souvent plus psychologique que physique. Ces personnes se retrouvent bien malgré elles dans un cercle vicieux. Elles ont bien essayé de mettre fin à la prise de médication, mais en vain. Utilisés sur une base régulière, les médicaments pour dormir perdent leur efficacité après une certaine période de temps et il est souvent nécessaire d'augmenter la dose afin de préserver l'effet thérapeutique. Toutefois, l'utilisation à long terme entraîne à nouveau une habituation et perte d'efficacité ; tôt ou tard, la dose maximale sécuritaire est atteinte. Lorsque le sevrage se fait trop rapidement, les difficultés de sommeil refont vite surface, un état de panique s'installe et la personne recommence à prendre des médicaments pour arriver à dormir. Le chapitre 11 offre un programme structuré pour cesser graduellement l'utilisation de médicaments pour dormir. Il est important d'obtenir l'aide de votre médecin ou pharmacien pour planifier un sevrage sécuritaire qui entraînera le moins d'effets indésirables et de complications médicales.

Ces cinq composantes de traitement peuvent ne pas être tout aussi pertinentes dans votre cas. Par exemple, si vous n'utilisez pas de médication pour dormir, vous pouvez passer le chapitre traitant de ce problème. En général, les deux modules concernant le changement des habitudes de sommeil et des croyances et attitudes sont les plus pertinents pour la majorité des personnes souffrant d'insomnie. Vous pouvez aussi modifier l'ordre dans lequel vous appliquez les différentes composantes du traitement. Encore là, changer les habitudes de sommeil de même que les croyances et les attitudes sont les étapes les plus importantes de l'ensemble du traitement de l'insomnie. Cependant, si vous êtes un grand consommateur de caféine, il pourrait être préférable, dans un premier temps, de vous attarder aux principes de l'hygiène du sommeil.

EST-CE QUE CETTE APPROCHE EST FAITE POUR VOUS ?

Il existe plusieurs facteurs pouvant causer l'insomnie et certains nécessitent une attention médicale. Certains troubles du sommeil autres que l'insomnie peuvent aussi requérir une évaluation d'un spécialiste du sommeil. Si vous avez un doute quelconque ou si vous présentez des symptômes de certains des troubles décrits aux chapitres 4 et 12, il serait nécessaire de consulter d'abord votre médecin ou un spécialiste du sommeil afin de compléter une évaluation plus approfondie. Sinon, vous êtes un bon candidat pour l'approche thérapeutique décrite dans cet ouvrage.

La prochaine question concerne votre motivation. Tout programme d'autotraitement exige efforts et discipline. En fait, une bonne partie du traitement dépend de votre bonne volonté à suivre les directives. Si vous êtes du type qui a constamment besoin d'être poussé par quelqu'un d'autre pour vous prendre en main, cette approche n'est peut-être pas pour vous. Elle requiert que vous vous preniez en main et que vous preniez le contrôle de votre propre destinée. Se fier aux autres pour vous surveiller et vous corriger sans arrêt va à l'encontre de la philosophie de ce programme. Cependant, le soutien social et l'encouragement sont des aspects importants de son succès. Si vous êtes déterminé à fournir des efforts constants, ce programme est pour vous. Il est également possible d'appliquer ce programme tout en consultant un professionnel de la santé.

CE TRAITEMENT EST-IL EFFICACE?

Ce traitement a fait l'objet de plusieurs recherches dans notre Centre d'étude des troubles du sommeil à l'université Laval de Québec de même que dans plusieurs autres cliniques du sommeil à travers le monde. Il s'agit d'un traitement dont l'efficacité a été démontrée pour surmonter l'insomnie primaire ou même l'insomnie associée à d'autres conditions médicales ou psychologiques. Nous avons testé les procédures cliniques décrites dans ce programme auprès de plusieurs centaines de patients qui souffraient de différentes formes d'insomnie. Les résultats démontrent que 70 à 80 p. 100 des patients traités améliorent de façon substantielle la qualité et l'efficacité de leur sommeil. Un tiers des patients retrouvent un sommeil normal à la fin du traitement, alors qu'environ 50 p. 100 obtiennent des améliorations notables de leur sommeil même si on ne peut les qualifier de «bons dormeurs». Avant le traitement, l'insomniaque typique prend en moyenne une heure pour s'endormir et passe environ une autre heure et demie éveillé après l'endormissement initial. À la fin du traitement, lequel durera en moyenne 6 semaines, la plupart des patients s'endorment en moins de 30 minutes et restent éveillés pendant moins de 30 minutes au milieu de la nuit. La qualité du sommeil est aussi améliorée et la plupart des patients en sont beaucoup plus satisfaits. Souvenez-vous que nous ne visons pas nécessairement l'augmentation de la durée totale de votre sommeil, celle-ci étant généralement prolongée uniquement d'environ une demi-heure à une heure par nuit. L'objectif principal est de rendre votre sommeil plus efficace par rapport au temps que vous passez dans votre lit. Cet objectif est atteint en réduisant le temps nécessaire pour vous endormir et le temps que vous passez éveillé durant la nuit; votre sommeil est ainsi plus reposant et satisfaisant. Plus de 90 p. 100 des patients qui utilisent régulièrement des médicaments pour dormir avant de commencer notre traitement ont soit arrêté ou diminué considérablement leur consommation. À l'aide d'un traitement semblable, d'autres experts très connus dans le domaine de l'insomnie, tels que le Dr Jack Edinger, de l'université Duke aux États-Unis, et le Dr Collin Espie, de l'université de Glasgow en Écosse, ont obtenu des résultats comparables pour leurs patients. Ma collègue de l'université Laval, Josée Savard, a aussi obtenu d'excellents résultats avec ce programme utilisé dans le traitement de l'insomnie associé avec le cancer du sein.

La plupart des personnes qui complètent ce traitement rapportent avoir un sentiment de contrôle plus élevé sur leur sommeil tout en étant mieux outillées pour composer avec les difficultés de sommeil résiduelles qu'elles peuvent éprouver même après avoir complété le programme. Rappelez-vous que ce programme est conçu pour être une solution alternative aux médicaments qui sont couramment utilisés pour traiter l'insomnie. Bien que les somnifères puissent produire des résultats plus rapides, les gains qu'ils produisent sont habituellement temporaires. Le traitement non pharmacologique proposé ici prend un peu plus de temps avant de produire des résultats, mais ses effets sont beaucoup plus durables.

L'efficacité du traitement dépend surtout de votre observance aux diverses recommandations. Puisqu'il est difficile de changer des habitudes qui sont ancrées depuis parfois des années, ce programme nécessite beaucoup de discipline de votre part. En plus d'une prise en charge personnelle, le soutien et l'encouragement de vos proches peuvent être d'une très grande aide dans l'application quotidienne des recommandations de ce programme pour vaincre votre insomnie.

CHAPITRE 6

Changer ses habitudes de sommeil

La plupart des gens développent une routine bien particulière avant de se mettre au lit. Les enfants aiment se faire raconter des histoires et s'endorment uniquement en présence d'un objet fétiche – une poupée, un ourson en peluche, une doudou. Les adultes ont aussi leur rituel. Après les nouvelles de fin de soirée, on vérifie les portes, on jette un dernier coup d'œil aux enfants, on éteint les lumières et on passe à la salle de bain pour se brosser les dents, enlever les verres de contact, et ainsi de suite. Certains peuvent dormir uniquement d'un côté du lit, dans une position particulière et avec un type d'oreiller précis. D'autres ont des préférences à propos de leur matelas et de leur chambre à coucher; enfin, certains arrivent à dormir uniquement avec des bouchons dans les oreilles, un masque sur les yeux et un léger bruit de fond. Pour la plupart des gens, cette routine avant l'heure du coucher et ces rituels sont effectués de façon automatique et représentent des indices signalant l'approche imminente du sommeil. Pour d'autres, cependant, tous ces signaux sont devenus associés à l'appréhension, à la crainte et à l'insomnie. Dans ce chapitre, nous verrons comment les mauvaises habitudes de sommeil sont apprises et comment on peut les modifier pour vaincre l'insomnie.

COMMENT LES MAUVAISES HABITUDES DE SOMMEIL SONT APPRISES, ET COMMENT ELLES PEUVENT ÊTRE MODIFIÉES

L'insomnie chronique ne se développe pas en une seule nuit. Comme nous l'avons vu au chapitre 3, elle est souvent précédée de difficultés de sommeil occasionnelles pouvant être causées par le stress résultant de votre emploi, de votre relation conjugale, de vos finances ou de votre santé. Lorsque les facteurs de stress disparaissent, la plupart des gens retrouvent un sommeil normal alors que d'autres peuvent avoir développé des réactions négatives aux stimuli (le lit, l'heure du coucher, la chambre à coucher) conduisant habituellement au sommeil. Ce qui était auparavant un endroit et un moment associés à la relaxation et au sommeil sont maintenant reliés à la frustration, à l'anxiété et à l'insomnie. Chez ces individus, un processus de conditionnement s'installe avec le temps et mène au cercle vicieux de l'insomnie, à des inquiétudes et à encore plus de difficultés à dormir, et ce, même lorsque les événements ayant précipité l'insomnie sont disparus.

Un bon nombre de mauvaises habitudes de sommeil peuvent alimenter le problème. Face aux difficultés éprouvées à dormir, il est tout naturel d'essayer de trouver des stratégies pour composer avec ce problème. Dormir plus tard le matin, faire la sieste le jour ou passer plus de temps au lit dans le but de compenser pour une mauvaise nuit de sommeil représentent d'excellentes stratégies pour gérer les effets à court terme d'un sommeil perturbé; à long terme, toutefois, ces mêmes habitudes peuvent transformer un problème de sommeil transitoire en un problème plus persistant.

À mesure que vous implantez le traitement décrit dans cet ouvrage, vous devez garder en mémoire quelques principes. Premièrement, peu importe ce qui a déclenché votre insomnie, il existe presque toujours des facteurs psychologiques et comportementaux qui contribuent à maintenir le problème dans le temps. Par exemple, même si vos difficultés à dormir ont été causées au départ par la douleur, il est très probable qu'avec le temps des pratiques telles que rester au lit trop longtemps ou des inquiétudes concernant le manque de sommeil soient devenues des causes additionnelles d'insomnie. Deuxièmement, il est impératif de s'attaquer directement à ces comportements néfastes afin de briser le cercle vicieux de l'insomnie, même si d'autres facteurs tels que le stress, la douleur ou un déséquilibre hormonal peuvent aussi y contribuer. Troisièmement, la plupart de ces habitudes sont apprises et, par le fait même, peuvent être modifiées. Dans la section qui suit, nous décrirons comment vous pouvez redevenir un bon dormeur en changeant certains modes de vie, certains comportements et certaines habitudes.

Huit stratégies efficaces pour vaincre l'insomnie

Vous trouverez au tableau 6.1 un résumé des principales étapes à suivre pour modifier vos habitudes de sommeil. Ces méthodes proviennent de deux traitements très efficaces : la thérapie du contrôle par le stimulus développée par Richard Bootzin, psychologue à l'université de l'Arizona, et la thérapie de la restriction du sommeil développée par Art Spielman, aussi psychologue au City College de New York. Ces thérapies comportementales visent à atteindre trois objectifs :

- ◎ permettre au sommeil de survenir lorsqu'il est désiré ;
- ◎ renforcer ou renouer l'association entre le sommeil et les stimuli qui y mènent – le lit, l'heure du coucher et la chambre à coucher ; et
- ◎ consolider le sommeil sur de plus courtes périodes de temps passé au lit.

Pour atteindre le premier objectif, préparez-vous adéquatement avant d'aller au lit. On ne peut espérer s'endormir lorsque notre corps et notre esprit sont encore survoltés. Il faut donc s'allouer une période de relaxation ou de décompression avant d'aller au lit. Le deuxième objectif pourra être atteint si on élimine les activités incompatibles avec le sommeil lorsqu'on se trouve dans la chambre à coucher. Les principes de base sont les mêmes que pour les gens qui ont un problème de poids. Les individus ayant un excès de poids peuvent avoir développé l'habitude de manger peu importe s'ils ressentent la faim ou non et quel que soit l'endroit où ils se trouvent. Une première étape dans le traitement de l'obésité implique donc de modifier certaines habitudes alimentaires ; par exemple, on restreint la consommation de nourriture uniquement à l'heure des repas et à des endroits comme la cuisine ou la salle à manger. De la même façon, pour traiter l'insomnie, vous devez modifier la relation existant entre un comportement particulier (le sommeil) et les conditions qui le contrôlent (le lit, l'heure du coucher, la chambre à coucher). Puisque l'insomnie peut être aggravée par des horaires de sommeil irréguliers et par une trop grande quantité de temps passé au lit, le troisième objectif de ce programme consiste à établir un horaire de sommeil régulier et à restreindre le temps que vous passez au lit. Dans le reste de ce chapitre, nous décrivons chaque procédure de même que sa raison d'être. Nous présentons également les principaux obstacles qui peuvent être rencontrés au cours du programme et des solutions pratiques pour y remédier.

TABLEAU 6.1

Huit stratégies efficaces pour vaincre l'insomnie
1. Réservez au moins une heure pour vous détendre avant l'heure du coucher.
2. Développez un rituel avant d'aller au lit.
3. Allez au lit uniquement lorsque vous vous sentez somnolent.
4. Si vous êtes incapable de dormir, sortez du lit et quittez la chambre à coucher.
5. Levez-vous toujours à la même heure le matin.
6. Réservez votre lit uniquement au sommeil et aux activités sexuelles.
7. Ne faites pas de siestes durant la journée.
8. Limitez le temps que vous passez au lit à votre durée réelle de sommeil.

1. Réservez au moins une heure pour vous détendre avant l'heure du coucher

Utilisez cette période transitoire pour lire, regarder la télévision, écouter de la musique ou bavarder avec votre conjoint. Lorsque l'heure du coucher approche, il est préférable de ne pas repenser à tous les événements de la journée ni de planifier l'horaire du lendemain, puisque cela peut créer une stimulation mentale. Identifiez plutôt un autre moment de la journée ou au début de la soirée pour gérer vos inquiétudes et tenter de résoudre des problèmes. Si vous ne pouvez vous débarrasser de certaines inquiétudes ou préoccupations, il est souvent utile de les noter par écrit et de vous en préoccuper à un moment plus approprié.

> *Philippe vient juste d'obtenir un emploi comme représentant des ventes et ressent beaucoup de pression pour dénicher de nouveaux clients pour sa compagnie. Il revient du travail vers 18 h 30 et, après avoir mangé et passé un peu de temps avec sa famille, il s'installe à son ordinateur pour terminer ce qu'il n'a pu faire au bureau. Vers 23 h, il est épuisé et décide d'aller se coucher. Cependant, son esprit reste survolté pendant encore une bonne heure après s'être mis au lit, ce qui l'empêche évidemment de s'endormir dans un délai raisonnable.*

Si vous êtes comme Philippe, continuellement pressé par des échéances et acharné au travail jusqu'à la dernière minute avant le coucher, vous auriez avantage à revoir la gestion de votre temps. Nous aborderons cet aspect dans le chapitre 8. En attendant, réservez au moins une heure, de préférence deux, avant le coucher pour décompresser. Sinon, ne soyez pas étonné si votre cerveau continue de travailler même après avoir éteint les lumières. Il n'existe pas de commutateur que vous pouvez simplement éteindre avant d'aller dormir pour mettre fin à toute activité mentale. L'endormissement est un processus graduel et l'absence d'une période de transition avant le coucher est susceptible de ralentir la désactivation mentale, ce qui retardera le début du sommeil. Dans un sens, vous devez vous préparer pour une nuit de sommeil de la même façon que vous vous préparez pour un voyage.

2. Développez un rituel avant d'aller au lit

Il peut être utile d'effectuer la même routine chaque soir avant d'aller au lit – enlever vos vêtements et mettre votre pyjama, se brosser les dents, vérifier les portes, éteindre les lumières. Cette routine ou ce rituel précédant le coucher signale à votre cerveau et à votre corps que vous vous installez pour la nuit et que vous êtes prêt pour une bonne nuit de sommeil. Faites attention cependant de ne pas exagérer ; le but n'est pas ici de devenir rigide au point où cela se transforme en un rituel compulsif.

> *Josée est si préoccupée par le fait de ne pouvoir s'endormir avant 22 h 30 que sa soirée entière est consacrée à se préparer pour aller dormir. Après être revenue du travail, avoir préparé le souper, aidé son fils à faire ses devoirs, elle prend un bain chaud et met son pyjama dès 20 h. Elle s'étend alors dans sa chambre avec un livre, attendant que le sommeil se fasse sentir. Naturellement, Josée consacre trop d'efforts pour induire le sommeil et cela produit un effet contraire.*

3. Allez au lit uniquement lorsque vous vous sentez somnolent

Les personnes qui souffrent d'insomnie chronique commencent souvent à penser à l'heure du coucher immédiatement après le souper. Afin d'augmenter les chances d'être endormi à l'heure désirée (par exemple à 23 h) ou tout simplement par ennui, certains peuvent se mettre au lit dès 21 h. Bien qu'ils puissent être fatigués ou même épuisés, ils ne se sentent pas nécessairement somnolents à cette heure. Ainsi, ils lisent, regardent la télévision, écoutent de la musique ou se reposent dans leur lit, en espérant que ces activités induisent le sommeil. Malheureusement, de telles pratiques ne facilitent pas nécessairement le sommeil. En s'engageant de façon répétitive dans ces activités à l'heure du coucher, la personne en vient à associer le lit et la chambre à coucher à des signaux d'éveil plutôt qu'à des signaux de somnolence. Aussi, quand vous allez au lit trop tôt, vous avez plus de temps pour réfléchir aux événements de la journée, planifier l'horaire du lendemain et vous tracasser à propos de votre incapacité à vous endormir. Ces discours internes sont incompatibles avec la relaxation et le sommeil. Ils servent uniquement à augmenter l'appréhension et à renforcer l'association négative existant entre la chambre à coucher et l'insomnie. Ainsi, il est nécessaire de reporter ou de retarder l'heure de votre coucher jusqu'à ce que vous soyez somnolent. Il importe de ne pas confondre la fatigue et la somnolence réelle. Apprenez à reconnaître ces signes (par exemple : bâillements, paupières lourdes) qui suggèrent que le sommeil est imminent.

4. Si vous êtes incapable de dormir, sortez du lit et quittez la chambre à coucher

Lorsque vous êtes incapable de vous endormir ou de vous rendormir à l'intérieur de 20 minutes, levez-vous, allez dans une autre pièce et consacrez-vous à une activité tranquille. Vous pouvez lire, écouter de la musique, regarder un film ou effectuer n'importe quelle autre activité non stimulante. Attendez jusqu'à ce que le sommeil soit imminent et retournez alors au lit. Ne dormez pas sur le divan puisque cela créera une association entre le sommeil et le divan et non entre le sommeil et votre lit. Au début, il est possible que vous deviez répéter cette routine plusieurs fois au cours de la nuit ; il est important que vous le fassiez lorsque vous êtes incapable de vous endormir à l'heure du coucher et aussi lorsque vous vous réveillez la nuit et que vous ne pouvez pas vous rendormir. Il est souvent difficile et exigeant de suivre cette consigne. Cependant, le respect assidu de cette procédure vous aidera éventuellement à associer votre lit et votre chambre à coucher avec un endormissement rapide.

Le fait de ne pas sortir de votre lit lorsque vous êtes incapable de vous endormir est un obstacle majeur pour surmonter l'insomnie. Si vous êtes comme la majorité des insomniaques, vous vous tournez d'un côté et de l'autre en espérant de trouver une position qui mènera éventuellement au sommeil. Vous croyez que si vous continuez d'essayer, le sommeil viendra inévitablement. Vous croyez peut-être également que si vous sortez du lit, vous resterez éveillé pour le reste de la nuit. À la limite, la plupart d'entre nous préfèrent rester au lit en nous disant qu'au moins nous nous reposons. Néanmoins, rester au lit tout en essayant de forcer le sommeil ne fait qu'aggraver l'anxiété de performance, la frustration et les difficultés de sommeil. Si vous voulez vraiment briser ce cercle vicieux, vous devez vous lever. Vous n'avez pas besoin de regarder sans cesse l'horloge, puisque cela vous gardera éveillé. Quand environ 20 minutes se sont écoulées et que vous êtes encore éveillé, vous devriez vous lever. Vous pourriez vous surprendre à bâiller peu de temps après vous être levé.

Le piège pouvant survenir dans l'application de cette consigne est de retourner au lit trop rapidement. La plupart des gens sont impatients de retourner au lit, craignant de passer une nuit blanche s'ils restent debout trop longtemps. Mais souvenez-vous que plus vous restez hors du lit longtemps, plus vous vous endormirez rapidement quand vous retournerez au lit. Des inquiétudes légitimes peuvent vous empêcher de suivre ce conseil. S'il fait trop froid l'hiver, laissez une couverture sur le divan. Vous pouvez craindre de réveiller votre conjoint en vous levant. Demandez-lui donc si vous l'avez déjà dérangé en vous levant au milieu de la nuit. Habituellement, il dort profondément et ne le remarque pas. Si cela cause vraiment un problème, vous pourriez déménager dans une autre chambre pour la durée d'application de ce programme.

5. Levez-vous toujours à la même heure le matin

Réglez le réveille-matin et sortez du lit à la même heure chaque matin, les jours de semaine ou de fin de semaine, quelle que soit votre heure de coucher ou la quantité de sommeil obtenue pendant la nuit. Bien qu'il puisse être tentant de rester au lit plus tard parce que vous avez mal dormi la nuit précédente, essayez de maintenir un horaire de sommeil régulier. Cela aidera à régulariser votre horloge biologique et à synchroniser votre rythme de sommeil et d'éveil. En fait, pour passer une bonne nuit de sommeil, il y a un fond de vérité dans le vieux dicton «couche-tôt, lève-tôt».

Essayer de récupérer le sommeil perdu les fins de semaine en faisant la grasse matinée est une pratique répandue. Tout comme les siestes, cela peut être une stratégie utile à court terme. Cependant, les insomniaques sont particulièrement vulnérables aux conséquences négatives de telles pratiques. Dormir trop longtemps la fin de semaine perturbe la régularité des rythmes circadiens et amène souvent des difficultés à dormir le dimanche soir. Même s'il est difficile de maintenir une heure de lever régulière et stricte chaque matin, surtout si vous appliquez la procédure de restriction du sommeil (règle 8), vous pouvez vous faciliter la tâche. D'abord, utiliser un réveille-matin, même si vous vous réveillez habituellement avant l'heure désirée. Deuxièmement, prévoir des activités sociales ou des engagements familiaux tôt le matin peut augmenter votre motivation à vous lever tôt. Votre conjoint peut aussi vous encourager à respecter cette directive, bien que la responsabilité finale vous revienne.

6. Réservez votre lit uniquement au sommeil et aux activités sexuelles

Évitez de lire, de manger, de regarder la télévision, d'écouter la radio, de travailler ou de vous tracasser dans votre lit ou dans votre chambre à coucher, que ce soit le jour ou la nuit. Les activités sexuelles, bien sûr, constituent la seule exception. Lorsque vous vous engagez dans ces pratiques dans votre chambre à coucher, cet environnement devient associé avec l'éveil plutôt qu'avec la somnolence. Le fait d'éliminer ces activités de votre chambre à coucher renforcera l'association entre cet environnement et le sommeil. Vous pouvez déjà avoir développé de telles associations entre la cuisine et la sensation de faim ou entre un fauteuil particulier et la relaxation. Le principal objectif est ici de rétablir un conditionnement entre le sommeil et la chambre à coucher.

Pour plusieurs personnes, la chambre à coucher est comme un bureau ou un centre récréatif. Par choix ou par nécessité, elles ont tendance à organiser l'ensemble de leurs activités quotidiennes à cet endroit. Manger, lire, regarder la télévision, régler les factures et parler au téléphone ne sont que quelques exemples d'activités incompatibles avec le sommeil. Certains couples ont tendance à utiliser la chambre à coucher et l'heure du coucher pour résoudre des problèmes reliés au couple ou aux enfants. À cause d'un inconfort physique, certaines personnes âgées et des individus souffrant de maladies chroniques ont aussi tendance à effectuer des activités incompatibles avec le sommeil dans la chambre à coucher.

Le principal objectif est donc de conditionner votre cerveau et votre corps à reconnaître que le lit et la chambre à coucher sont des signaux associés au sommeil. Vous direz peut-être que plusieurs personnes s'endorment en lisant au lit ou que plusieurs couples aiment bien regarder la télévision dans leur chambre à l'heure du coucher. Il importe toutefois de reconnaître que certaines personnes sont simplement plus vulnérables au processus de conditionnement qui s'installe avec le temps. Si vous êtes vulnérable à l'insomnie et que vous vous engagéz dans ces pratiques dans votre chambre, il est fortement recommandé de les éliminer complètement. Les étudiants qui vivent en maison de chambres ou les personnes habitant un studio peuvent utiliser un séparateur entre le lit et le reste de la chambre afin de minimiser l'influence de ce conditionnement.

7. Ne faites pas de siestes durant la journée

Une sieste peut avoir un effet revigorant et améliorer la performance. La sieste de l'après-midi est une coutume bien ancrée dans les pays méditerranéens et du sud. Les siestes sont aussi recommandées pour les individus souffrant d'un trouble du sommeil tel que la narcolepsie. Pour les insomniaques, toutefois, la sieste est généralement déconseillée car elle dérègle le rythme naturel d'éveil et de sommeil et interfère avec le sommeil nocturne. Plus une personne demeure éveillée longtemps, plus elle s'endormira rapidement lorsque l'occasion se présentera. Ainsi, lorsque vous restez éveillé toute la journée, vous avez plus de chances d'être somnolent le soir venu.

Bien que la sieste soit souvent utilisée pour compenser une mauvaise nuit de sommeil, plusieurs insomniaques sont tout simplement incapables de faire la sieste durant le jour pour les mêmes raisons qu'ils n'arrivent pas à dormir la nuit. Une exception peut survenir lorsque la personne n'essaie pas de faire une sieste; par exemple, l'insomniaque peut s'endormir plus facilement lorsqu'il n'essaie pas de trouver le sommeil et qu'il n'est pas dans un endroit pour dormir. Ainsi, il peut s'assoupir dans un fauteuil confortable en lisant le journal ou en regardant la télévision. Malgré son effet réparateur, la sieste, planifiée ou non, affecte votre sommeil nocturne. Une sieste faite tard en après-midi ou en soirée cause plus de tort à la nuit de sommeil suivante qu'une sieste faite le matin. Rappelez-vous que, tel qu'expliqué dans le chapitre premier, le sommeil profond (stades 3-4) est concentré dans la première partie de la nuit alors que le sommeil paradoxal (stade REM) domine dans la seconde partie. Une sieste faite tard en après-midi ou en soirée contient plus de sommeil profond, qui est en quelque sorte emprunté à la nuit de sommeil qui devrait suivre, alors qu'une sieste faite plus tôt en journée est comme la continuité de la nuit précédente. Ainsi, une sieste faite tard dans la journée peut être très revigorante, mais elle diminuera la qualité du sommeil de la nuit suivante.

Toute règle a son exception. Premièrement, lorsque vous appliquez la méthode de restriction du sommeil (voir la règle 8 ci-après), une brève sieste est permise au tout début, surtout si votre fenêtre de sommeil est limitée à cinq ou six heures par nuit. À mesure que le temps passé au lit augmente, vous devriez éliminer graduellement cette option. Deuxièmement, certaines personnes dorment apparemment mieux la nuit lorsqu'elles font une sieste durant la journée, peut-être parce que la sieste diminue leur anxiété de performance. Troisièmement, la sieste peut être bénéfique aux personnes âgées ; nous en rediscuterons au dernier chapitre. Finalement, si vous devez conduire un véhicule motorisé ou utiliser de l'équipement dangereux et que la somnolence diurne est accablante, la sieste est évidemment très utile. Pour ces quelques exceptions, une sieste est permise dans la mesure où elle se limite à une durée d'une heure ou moins et où elle est faite avant 15 h afin de minimiser l'interférence avec le sommeil nocturne. Afin de renforcer l'association entre votre chambre à coucher et le sommeil, il est préférable de faire la sieste dans votre lit à des heures régulières. La sieste doit être interrompue si le sommeil n'est pas survenu à l'intérieur de 20 minutes suivant votre coucher.

8. Limitez le temps que vous passez au lit à la durée réelle de sommeil

Cette procédure, connue sous le nom de restriction du sommeil, consiste à restreindre la quantité de temps passé au lit le plus près possible de la durée réelle de sommeil. Conçu par le psychologue Arthur Spielman, le traitement est basé sur l'observation que plusieurs personnes souffrant d'insomnie passent trop de temps au lit. Elles peuvent se mettre au lit très tôt en soirée simplement afin de s'assurer qu'elles seront endormies à l'heure désirée, rester au lit tard le matin pour compenser la perte de sommeil ou faire une sieste le jour dans le but d'obtenir la quantité de sommeil désirée. Le repos au lit est une stratégie universelle pour composer avec l'insomnie temporaire et cela peut apporter un soulagement à court terme. Par contre, trop de temps passé au lit peut produire l'effet inverse. À long terme, cette stratégie conduit à un sommeil de moindre qualité et contribue à maintenir l'insomnie. La restriction du sommeil a été conçue pour éliminer ces difficultés. Voici la démarche à suivre.

Premièrement, vous devez compléter un agenda du sommeil (tableau 5.2) pendant au moins une semaine, deux de préférence. Deuxièmement, faites une copie du tableau 5.3 afin de compléter une fiche sommaire. Calculez votre moyenne par nuit (a) du temps total de sommeil; (b) du temps passé au lit qui est le temps écoulé à partir du moment où les lumières sont éteintes jusqu'au lever matinal; et (c) de l'efficacité du sommeil. L'efficacité du sommeil est calculée selon la formule suivante:

$$\frac{\text{Temps total de sommeil}}{\text{Temps passé au lit}} \times 100 = \text{Efficacité du sommeil}$$

Votre tâche est de limiter la quantité de temps passé au lit le plus près possible de l'estimation de votre temps total de sommeil; par la suite, vous l'augmenterez graduellement jusqu'à ce que la durée de sommeil désirée soit atteinte. L'exemple suivant illustre comment appliquer cette procédure.

Pierre-André, un professeur de 47 ans, souffre d'insomnie depuis 10 ans. Il éprouve des difficultés à s'endormir et à rester endormi au cours de la nuit. Son agenda du sommeil, complété pendant une semaine avant d'être évalué à notre clinique, indique une heure de coucher habituelle de 22 h 30 et une heure de lever aux environs de 6 h 30, pour une moyenne de huit heures passées au lit par nuit. Cela peut ne pas sembler excessif. Toutefois, il prend en moyenne une heure pour s'endormir et demeure éveillé pendant une heure additionnelle au milieu de la nuit. Cela lui laisse uniquement six heures de sommeil sur huit heures passées au lit, pour une

efficacité du sommeil globale de 75 p. 100 (c.-à-d. 6÷8 x 100).
Cela est bien en bas de l'efficacité du sommeil habituelle de 85
à 90 p. 100 considérée comme étant la normale par les experts
du sommeil.

Dans cet exemple, Pierre-André estime dormir en moyenne six heures par nuit sur huit heures passées au lit. Ainsi, la «fenêtre de sommeil» initiale (c.-à-d. à partir de l'heure du coucher jusqu'à l'heure du lever) est de six heures. Il n'a pas de raison de rester au lit plus longtemps puisque, de toute manière, il est habituellement éveillé pour environ deux heures par nuit. Ainsi, Pierre-André décide qu'il n'ira pas au lit avant minuit et qu'il se lèvera à 6 h le lendemain matin. Cette méthode produit une légère privation de sommeil, mais améliore rapidement la qualité et la continuité de son sommeil. Pierre-André augmente graduellement le temps passé au lit selon l'efficacité du sommeil. Il l'augmente de 15 à 20 minutes lorsque l'efficacité du sommeil est supérieure à 85 p. 100 pour la semaine précédente, le diminue de la même durée lorsque l'efficacité du sommeil est inférieure à 80 p. 100 et le garde constant lorsque l'efficacité du sommeil se situe entre 80 et 85 p. 100. Il effectue ces ajustements périodiques jusqu'à ce qu'une durée de sommeil optimale soit atteinte. Idéalement, vous déterminez la fenêtre de sommeil initiale et les changements subséquents à partir des données de l'agenda du sommeil que vous devriez compléter quotidiennement pendant la durée du programme. En pratique, toutefois, il n'est pas toujours possible ou souhaitable de suivre les règles de façon rigide. Les quelques consignes suivantes peuvent être utilisées lors de l'application de la restriction du sommeil :

a) Le temps passé au lit, ou la fenêtre de sommeil, ne devrait jamais être diminué en dessous de cinq heures par nuit quelle que soit votre efficacité du sommeil. Bien que l'objectif soit de produire une légère privation de sommeil, une plus grande réduction peut causer une somnolence excessive durant la journée et nuire à votre fonctionnement diurne. Si vous occupez un emploi qui exige des tâches comportant un danger potentiel pour vous ou les autres, vous devez être prudent dans l'application de cette méthode. Ne l'utilisez pas si vous êtes opérateur de machinerie lourde ou que vous éprouvez des difficultés à rester éveillé au volant de votre véhicule.

b) La restriction du sommeil implique une fenêtre de sommeil spécifique plutôt qu'une quantité de temps obligatoire à passer au lit. Même si cette fenêtre de sommeil est de six heures par nuit, le temps réel passé au lit peut être inférieur si vous devez respecter la règle de sortir du lit lorsque vous ne pouvez vous endormir dans l'intervalle de 20 minutes (règle 4).

c) Le critère spécifique d'efficacité du sommeil utilisé pour modifier le temps passé au lit permis peut aussi être modifié selon les circonstances. Par exemple, au départ, si votre fenêtre de sommeil a été limitée au minimum (c.-à-d. à cinq heures), vous pouvez simplement ajouter 15 à 20 minutes sur une base hebdomadaire. Dans ce scénario, le temps passé au lit est graduellement augmenté peu importe si l'efficacité du sommeil a atteint le critère requis la semaine précédente. Aussi, même si les changements dans votre fenêtre de sommeil sont habituellement effectués sur une base hebdomadaire, vous pouvez effectuer des changements plus fréquents si votre efficacité du sommeil est régulièrement supérieure à 90 p. 100 pendant quelques jours consécutifs (cinq). Cependant, faites attention de ne pas augmenter votre temps passé au lit trop rapidement puisque cela pourrait vous ramener à la case départ.

d) Vous choisissez de fixer votre heure de coucher ou de lever. Par exemple, si la fenêtre de sommeil est établie à cinq heures, vous pouvez choisir de vous mettre au lit à 23 h, à minuit ou à 1 h. Cependant, le choix de l'heure du coucher détermine automatiquement votre heure de lever qui sera cinq heures plus tard si votre fenêtre de sommeil est de cinq heures (c.-à-d. 4 h, 5 h, ou 6 h). De façon générale, il est préférable de modifier l'heure du coucher et de garder votre heure de lever relativement stable.

e) Qu'arrive-t-il si vous ne pouvez demeurer éveillé jusqu'à l'heure prévue? C'est bon signe. Lorsque les directives du contrôle par le stimulus (règles 3-7) sont combinées avec la restriction du sommeil, un double critère s'applique. Vous devez repousser votre heure de coucher jusqu'à ce que vous vous sentiez somnolent, mais vous devez aussi suivre les règles reliées à la prescription de votre fenêtre de sommeil. Par exemple, si votre heure de coucher est minuit, vous ne devez pas vous mettre au lit avant cette heure même si vous vous sentez somnolent à 23 h. Paradoxalement, vous aurez parfois à combattre la somnolence afin de respecter votre fenêtre de sommeil. Occasionnellement, le retardement de votre heure de coucher peut échouer. Une personne peut être très somnolente à 23 h, mais se sentir plus éveillée à minuit, l'heure prescrite pour se coucher. Cela est habituellement un problème temporaire qui peut vous aider à reconnaître votre véritable état de somnolence.

L'idée de diminuer le temps passé au lit, alors que votre pratique habituelle était probablement l'inverse, peut sembler une recommandation contre-intuitive pour traiter l'insomnie. Vous vous demandez même si vous serez capable de rester éveillé jusqu'à l'heure de coucher prescrite par cette consigne. C'est exactement ce changement d'attention – essayer de demeurer éveillé alors que dans le passé vous tentiez de vous endormir – qui est susceptible d'éliminer l'anxiété de performance. Le paradoxe produit habituellement une inversion rapide de l'insomnie en somnolence.

La principale conséquence de cette procédure est de produire une légère privation de sommeil qui induit en retour un endormissement plus rapide, une amélioration de la continuité du sommeil et un sommeil plus profond. La durée du sommeil n'est pas nécessairement augmentée, mais son efficacité et sa qualité le sont. Un effet secondaire possible dans la phase initiale du traitement est la somnolence diurne. Ce problème est normal et temporaire. Vous pouvez aussi vous rendre compte qu'après une ou deux semaines vous fonctionnez tout aussi bien durant la journée, et ce, même avec une diminution du temps passé au lit.

COMMENT INTÉGRER TOUTES CES CONSIGNES

Cette méthode de gestion des habitudes de sommeil est très structurée et exige du temps, de la patience, des efforts et une pratique soutenue des procédures proposées. Ces procédures sont relativement simples, du moins sur papier. Les mettre en pratique peut être plus difficile et il faut vous attendre à rencontrer certains obstacles. Un respect strict de toutes les directives est essentiel ; vous ne pouvez pas choisir seulement celles qui semblent les plus faciles à appliquer parce que toutes ces procédures fonctionnent ensemble. En début de traitement, la réduction initiale du temps passé au lit peut faire en sorte que vous n'aurez pas besoin d'appliquer certaines des autres directives. Si la fenêtre de sommeil est considérablement réduite (par exemple : cinq heures), l'endormissement initial devrait être assez rapide que vous n'aurez probablement pas besoin de sortir du lit. À mesure que la fenêtre de sommeil augmente, le besoin de suivre les autres directives risque d'augmenter.

Il est possible que votre sommeil se détériore au cours des premières nuits de pratique ou que vous vous réveilliez le matin plus épuisé qu'à l'habitude. Ne vous découragez pas puisqu'il est normal que cela se produise en début de traitement. Les bénéfices deviendront plus manifestes avec le temps et avec une pratique soutenue de toutes les procédures. Le facteur le plus important pouvant prédire l'amélioration de votre sommeil repose sur l'assiduité avec laquelle vous respectez les directives. Les personnes qui suivent soigneusement ces recommandations commencent habituellement à noter une amélioration marquée de leur sommeil après quatre ou cinq semaines de pratique.

Ce traitement vous semble peut-être plus pénible que le problème de sommeil que vous essayez de surmonter. Probablement, mais rappelez-vous que cela est un bien petit prix à payer si vous souffrez d'insomnie depuis des mois ou des années. Aussi, gardez à l'esprit que tout nouvel apprentissage requiert un certain temps d'apprivoisement et de consolidation. Lorsque nous apprenons à conduire une automobile, nous devons penser à chaque petit geste – mettre le contact, ajuster les miroirs, débrayer, être attentif à la route, accélérer. Évidemment, cela semble très compliqué au début. Avec l'exercice répété, nous en venons à conduire sans même penser aux différentes manœuvres que nous effectuons. Le même principe s'applique à ce programme de traitement de l'insomnie. Au début, il peut être très pénible de rester debout jusqu'à 1 h du matin ou même lamentable de sortir du lit au milieu de la nuit alors que tout le monde dort dans la maison. Avec le temps, ces changements deviendront plus faciles à appliquer et lorsque vous aurez surmonté l'insomnie, vous n'aurez probablement plus à vous préoccuper de suivre ces recommandations.

Ce chapitre nous a permis d'expliquer comment les mauvaises habitudes de sommeil sont apprises et comment elles peuvent être modifiées. La prochaine étape pour vaincre l'insomnie consiste à examiner comment certaines croyances erronées, inquiétudes et attitudes peuvent exacerber l'insomnie et comment vous pouvez également les modifier pour améliorer votre sommeil.

CHAPITRE 7

Réviser ses croyances, ses pensées et ses attitudes

Il est seulement 20 h et Andrée-Anne appréhende déjà l'heure du coucher. Elle se dit: «Après la nuit que j'ai passée hier, j'ai vraiment besoin d'une bonne nuit de sommeil ce soir.» Quand l'heure du coucher arrive, elle est bien décidée à dormir, mais sa ferme détermination échoue de telle sorte qu'à 2 h, elle est encore bien éveillée. Elle continue alors de penser: «Vais-je finir par m'endormir? Comment vais-je passer à travers la journée demain? Suis-je en train de devenir folle?» Cet état d'anxiété la garde éveillée jusqu'aux petites heures du matin. Le jour suivant, elle prend un congé de maladie et se présente à notre clinique en état de panique, craignant de ne plus jamais être en mesure d'arriver à dormir. Elle n'a pas fermé l'œil de la nuit, dit-elle. Elle est convaincue avoir un problème hormonal et croit être sur le point de faire une dépression nerveuse si elle n'arrive pas à retrouver un sommeil normal. Elle n'a plus confiance en elle; elle pense réellement que son monde est complètement chambardé.

COMMENT LES CROYANCES ET PENSÉES PEUVENT ALIMENTER LE CERCLE VICIEUX DE L'INSOMNIE

Le cas d'Andrée-Anne n'est pas exagéré. Une telle façon de penser peut réellement vous entraîner dans ce genre d'engrenage. La perception d'une situation comme étant dangereuse, que ce soit réel ou non, peut causer une détresse émotionnelle et aggraver le problème sous-jacent. Avant même d'aller au lit, Andrée-Anne est déjà craintive. Lorsqu'elle n'arrive pas à trouver le sommeil, elle anticipe déjà le pire pour le lendemain et devient de plus en plus anxieuse. Elle pense vraiment que perdre le contrôle sur le sommeil signifie qu'elle ne possède plus aucun contrôle sur sa vie. Or, un état d'esprit tranquille est une condition essentielle pour trouver le sommeil. La peur de ne pas dormir et les inquiétudes au sujet des conséquences potentielles du lendemain sont parmi les pires ennemis du sommeil parce qu'elles engendrent des émotions négatives. En fait, notre façon de percevoir ou d'interpréter une situation ou un événement désagréable peut causer de l'anxiété, de la colère ou même un état dépressif.

Imaginez un instant que quatre personnes, en route vers le travail, sont coincées dans un embouteillage depuis 20 minutes en raison de travaux de construction sur l'autoroute. La première personne pense à ce qui arrivera si elle est en retard à sa réunion prévue pour 9 h; surtout qu'elle a également été en retard la journée d'avant. Elle anticipe le pire et devient très anxieuse. La deuxième personne se demande pourquoi elle a pris cette route, surtout après avoir entendu le bulletin de circulation à la radio que des retards étaient prévus sur cette route; elle se dit: «Je suis vraiment stupide, j'aurais dû prendre un autre trajet» et se déprécie. La troisième personne ne peut pas arriver à comprendre comment les entrepreneurs peuvent faire de la construction aux heures de pointe; elle devient impatiente et colérique. La quatrième personne se rend simplement compte qu'elle ne peut rien faire afin de changer la situation; elle reste calme et décide de faire face à la situation du mieux possible. Elle ouvre son journal et lit jusqu'à ce qu'elle puisse reprendre la route pour se rendre à son travail. Cet exemple illustre comment une même situation, interprétée de différentes façons, peut engendrer des émotions diverses.

Il existe aussi une association étroite entre la perception qu'une personne a de l'insomnie et l'état émotionnel qui en découle. Parfois, la perception de l'insomnie à elle seule peut provoquer des émotions négatives – anxiété, frustration, dépression – et empirer le problème. Généralement, vous provoquez vous-même ces émotions négatives selon votre perception ou l'interprétation que vous faites d'une mauvaise nuit de sommeil (voir tableau 7.1).

TABLEAU 7.1

Relation entre les pensées et les émotions		
Situations	Pensées/Croyances/Attitudes	Sentiments/Émotions
Prendre le déjeuner au matin	Comment vais-je passer à travers la journée après une aussi mauvaise nuit de sommeil?	déprimé, impuissant
Mauvais fonctionnement au travail	Je n'arrive pas à faire mon travail après une mauvaise nuit de sommeil.	fâché, irritable
Regarder la télévision dans la soirée	Je dois absolument dormir ce soir.	anxieux, craintif
Se préparer pour aller au lit	À quoi ça sert d'aller me coucher quand je sais que je ne serai pas capable de dormir?	résigné, impuissant

Par exemple, si vous paniquez lorsque le sommeil ne vient pas et que vous anticipez le pire pour le lendemain, il est clair que vous resterez éveillé plus longtemps. Le fait de vous inquiéter durant le jour à propos de la mauvaise nuit de sommeil que vous venez de passer peut aussi vous faire appréhender la nuit qui s'en vient. Des préoccupations excessives concernant les conséquences de l'insomnie peuvent alimenter cette prédiction. Si vous percevez l'insomnie comme une indication que votre vie entière est hors de contrôle, il est fort probable que vous vous sentiez désespéré. Si vous pensez qu'il est impossible de faire quoi que ce soit pour améliorer votre sommeil, il est fort possible que la déprime vienne vous hanter. Toutes ces émotions négatives ne facilitent vraiment pas le sommeil. À la suite d'une mauvaise nuit de sommeil, il est fortement conseillé de demeurer calme et d'essayer d'interpréter ces difficultés en termes de circonstances atténuantes ; la panique et le découragement ne feront qu'empirer les choses.

Vous pouvez aussi revoir la figure 3.2 qui illustre comment les pensées et les inquiétudes peuvent enclencher une réaction en chaîne et alimenter le cercle vicieux de l'insomnie : situation stressante, inquiétudes concernant la perte de sommeil et ses conséquences, tentatives de contrôler le sommeil, anxiété de performance, aggravation des difficultés de sommeil, sentiment d'impuissance.

Dans la vie de tous les jours, il existe plusieurs sources de stress, de déception et de frustration pouvant provoquer des émotions négatives et perturber notre sommeil. Nous discuterons au prochain chapitre de stratégies pour gérer le stress. Ici, le principal point à retenir est que l'insomnie en soi peut être une source de détresse émotionnelle et alimenter le problème. Dans ce chapitre, vous pouvez réapprendre à mieux dormir en modifiant certaines croyances, pensées et attitudes face au sommeil. Avant d'aller plus loin, complétez l'inventaire des croyances et des attitudes à propos du sommeil (tableau 7.2) afin d'examiner jusqu'à quel point vos propres croyances peuvent alimenter votre insomnie. Nous utiliserons quelques exemples tirés de ce questionnaire dans la suite du chapitre.

RECONNAÎTRE LES FAÇONS DE PENSER QUI CONTRIBUENT À MAINTENIR L'INSOMNIE

Tout le monde entretient des monologues internes à propos de sa propre personne, des événements extérieurs et du futur. Ces discours silencieux – pensées, croyances, attentes, attributions (appelées aussi cognitions) – nous traversent l'esprit continuellement pendant que nous sommes éveillés. Ces cognitions sont souvent tellement automatiques qu'on n'en a même pas conscience. Nous avons tous notre propre façon de traiter l'information et d'interpréter ce qui arrive dans notre vie et dans le monde. Cette information est filtrée et parfois modifiée selon nos expériences passées et notre personnalité. Il arrive que certaines erreurs se produisent dans l'interprétation que l'on fait des événements et contribuent à des émotions négatives.

TABLEAU 7.2

Inventaire des croyances et des attitudes à propos du sommeil

Les énoncés qui suivent reflètent certaines croyances et attitudes concernant le sommeil. Veuillez indiquer, à l'aide de l'échelle de 1 à 5, jusqu'à quel point vous êtes en accord ou en désaccord avec chaque énoncé. Il n'y a pas de bonne ou de mauvaise réponse.

	Fortement en désaccord	En désaccord	Neutre	En accord	Fortement en accord
1. J'ai besoin de huit heures de sommeil pour me sentir reposé et bien fonctionner pendant la journée.	1	2	3	4	5
2. Lorsque je ne dors pas suffisamment durant la nuit, j'ai besoin de récupérer le jour suivant en faisant une sieste, ou la nuit suivante, en dormant plus longtemps.	1	2	3	4	5
3. Je crains que l'insomnie chronique puisse avoir des conséquences sérieuses sur ma santé physique.	1	2	3	4	5
4. Je suis inquiet de perdre le contrôle sur mes habiletés à dormir.	1	2	3	4	5
5. Après une mauvaise nuit de sommeil, je sais que cela va nuire à mes activités quotidiennes le lendemain.	1	2	3	4	5
6. Afin d'être éveillé et de bien fonctionner le jour, je crois qu'il serait mieux de prendre une pilule pour dormir plutôt que d'avoir une mauvaise nuit de sommeil.	1	2	3	4	5
7. Lorsque je me sens irritable, déprimé ou anxieux pendant la journée, c'est surtout parce que j'ai mal dormi la nuit précédente.	1	2	3	4	5
8. Quand je dors mal une nuit, je sais que cela dérangera mon horaire de sommeil pour toute la semaine.	1	2	3	4	5
9. Sans une nuit de sommeil adéquate, je peux à peine fonctionner le lendemain.	1	2	3	4	5
10. Je ne peux jamais prédire si j'aurai une bonne ou une mauvaise nuit de sommeil.	1	2	3	4	5
11. J'ai peu d'habiletés pour faire face aux conséquences négatives d'un sommeil troublé.	1	2	3	4	5
12. Quand je me sens fatigué, sans énergie ou simplement incapable de bien fonctionner, c'est généralement parce que j'ai mal dormi la nuit précédente.	1	2	3	4	5
13. Je crois que l'insomnie est principalement le résultat d'un déséquilibre physiologique.	1	2	3	4	5
14. Je crois que l'insomnie est en train de ruiner ma capacité à jouir de la vie et m'empêche de faire ce que je veux.	1	2	3	4	5
15. La médication est probablement la seule solution à l'insomnie.	1	2	3	4	5
16. J'évite ou j'annule mes engagements (travail, famille, loisirs) après une mauvaise nuit de sommeil.	1	2	3	4	5

Ces erreurs sont en quelque sorte des filtres qui altèrent notre façon de traiter l'information : amplification, dramatisation, surgénéralisation, pensée dichotomique et attention sélective. Nous reviendrons sur ces concepts au chapitre 8 ; pour le moment nous allons nous concentrer sur une méthode qui vise à modifier vos croyances, pensées, inquiétudes par rapport au sommeil.

La thérapie cognitive est une méthode de traitement conçue pour vous aider à évaluer la validité de vos croyances, attentes et attributions, et pour les remplacer par des pensées plus productives. Il s'agit d'une technique de reformulation des pensées visant à corriger les croyances erronées et les attitudes défaitistes provoquant des émotions négatives telles que l'anxiété, la peur, la colère ou même la dépression. Le principe de base de cette approche est que les croyances erronées ou pensées défaitistes peuvent causer ou aggraver les difficultés à dormir en produisant des états émotifs désagréables. Lorsqu'on modifie ces croyances et façons de penser, la détresse émotionnelle diminue et le sommeil se trouve amélioré.

Vous pouvez réévaluer l'exactitude de vos pensées à l'aide d'une procédure simple en trois étapes :

1. identifier les pensées, les croyances et les inquiétudes à propos du sommeil ;
2. évaluer leur validité et les remettre en question ; et
3. les remplacer par des pensées plus productives.

Identifier les pensées, les croyances et les inquiétudes à propos du sommeil

La première étape pour rétablir une façon de penser plus constructive concernant votre sommeil est d'identifier les pensées défaitistes à propos de votre insomnie. La plupart des gens n'accordent pas vraiment d'attention aux pensées automatiques qui traversent continuellement leur esprit ou n'en sont pas conscients. Pour cette raison, ils ne se rendent pas compte à quel point de telles pensées peuvent produire des émotions négatives qui alimentent leur problème de sommeil. Pour hausser votre prise de conscience de ces pensées et identifier celles qui contribuent à votre insomnie, vous devez leur porter une attention particulière. Pour ce faire, vous pouvez conserver un «journal de bord» et simplement inscrire ces pensées lorsqu'elles vous viennent à l'esprit, que ce soit durant la journée, au cours de la soirée ou même la nuit lorsque vous êtes éveillé. Vous pouvez utiliser à cette fin une copie de la grille fournie au tableau 7.3.

TABLEAU 7.3

Enregistrement des pensées, des croyances et des attitudes à propos du sommeil		
Situations	Pensées/Croyances/Inquiétudes	Sentiments/Émotions

Évaluer et remettre en question la validité des pensées dysfonctionnelles

Une fois que vous avez identifié des pensées spécifiques telles que celles présentées dans les tableaux 7.1 et 7.2, l'étape suivante consiste à explorer leur validité. Posez-vous les questions suivantes : «Quelle évidence avez-vous pour appuyer une croyance particulière? Est-elle basée sur des faits ou sur une perception peut-être déformée par certains filtres notés plus haut (par exemple : amplification, surgénéralisation)? Avez-vous déjà eu d'autres expériences allant dans le sens contraire de cette croyance?» Par exemple, même si vous vous sentez généralement sans énergie après une nuit d'insomnie, vous est-il déjà arrivé de vaquer à vos occupations sans trop ressentir les effets d'une mauvaise nuit de sommeil? Qu'en est-il des autres personnes de votre entourage? Est-ce que les bons dormeurs sont toujours reposés et alertes le jour? À cette étape, il est essentiel de prendre un certain recul et de mettre de côté vos anciennes croyances, même si elles sont bien ancrées. Vous devez voir certaines explications ou interprétations comme étant des hypothèses plutôt que des vérités absolues.

Remplacer les inquiétudes et les croyances erronées par des pensées plus productives

L'étape la plus importante de la thérapie cognitive consiste à remplacer les modes de pensée dysfonctionnels par des pensées plus constructives. Pour ce faire, vous pouvez utiliser les techniques de restructuration cognitive expliquées dans les prochaines sections. Un petit avertissement avant de continuer : vous devez garder à l'esprit que cette approche ne vise pas à nier la présence réelle de votre insomnie ou à minimiser son impact sur votre fonctionnement diurne. L'idée n'est pas de vous convaincre que «personne n'a besoin de huit heures de sommeil» ou que «tout est dans votre tête», mais plutôt de vous encourager à confronter certaines croyances erronées, à explorer des hypothèses alternatives et à tester leur validité. L'objectif est de placer l'insomnie dans une perspective plus réaliste et d'interrompre son cercle vicieux. Vous n'avez pas à être une victime; vous devez plutôt essayer de reprendre le contrôle. Gardez à l'esprit que cette approche s'est avérée très efficace pour traiter des problèmes tels que la dépression et l'anxiété, tout comme l'insomnie.

1. Gardez des attentes réalistes

Il existe une croyance populaire voulant que huit heures de sommeil soit la norme à atteindre pour être reposé et bien fonctionner durant la journée. Il existe aussi une tendance naturelle à comparer notre sommeil à celui de notre conjoint qui peut dormir comme une bûche. De plus, la plupart des gens souhaiteraient se réveiller tous les matins et se sentir complètement reposés et pleins d'énergie. Lorsque de telles attentes ne se réalisent pas, des inquiétudes peuvent se développer et ainsi causer de réelles difficultés de sommeil.

Les besoins de sommeil varient largement d'une personne à l'autre et un sommeil de courte durée n'est pas nécessairement anormal. Bien que la durée de sommeil moyenne pour les jeunes adultes se situe entre 7,5 et 8 heures par nuit, certaines personnes peuvent très bien fonctionner avec 5 ou 6 heures alors que d'autres ont besoin de 9 à 10 heures pour se sentir reposées. Il n'y a pas de «règle d'or» qui s'applique à tout le monde. Évitez donc de vous mettre de la pression pour atteindre certaines normes puisque cela ne fera qu'augmenter votre anxiété de performance. Pour déterminer votre durée de sommeil optimale, expérimentez différentes durées et remarquez comment vont les choses le lendemain. Peut-être avez-vous déjà estimé cette durée à l'aide de la procédure de restriction du sommeil exposée dans le chapitre précédent.

Il existe aussi des différences individuelles dans la rapidité avec laquelle les gens s'endorment, le nombre de fois qu'ils se réveillent et la qualité globale de leur sommeil. Examinez attentivement les données de votre agenda du sommeil (par exemple : latence du sommeil, temps total de sommeil) afin d'évaluer si votre sommeil est anormal ou s'il se situe simplement à l'extrémité de la normale. Si vous vous endormez en moins de 30 minutes ou vous réveillez une ou deux fois pour une durée de moins de 30 minutes, ne vous en inquiétez pas. Toute variation à l'intérieur de ces valeurs est normale. Même si vous dormez 6 heures ou 6,5 heures par nuit, n'essayez pas trop de prolonger votre sommeil. Cela correspond peut-être à votre besoin personnel.

Il est également important de distinguer l'insomnie des changements normaux qui se produisent dans le sommeil avec le vieillissement. En vieillissant, certaines personnes s'inquiètent lorsqu'elles se réveillent une ou deux fois dans la nuit. Le nombre et la durée des réveils nocturnes augmentent de façon naturelle avec l'âge et la quantité de sommeil profond diminue. Même s'ils entraînent une baisse de la qualité du sommeil chez les personnes plus âgées, ces changements ne sont pas nécessairement signe d'insomnie.

Si votre sommeil est différent de celui de votre conjoint, cela ne signifie pas pour autant que vous faites de l'insomnie. Peut-être enviez-vous votre conjoint qui, nuit après nuit, s'endort aussitôt qu'il se couche et reste endormi pendant toute la nuit. Cela ferait l'envie de la plupart des insomniaques. Gardez à l'esprit que la qualité et la durée du sommeil varient d'une personne à l'autre et même d'une nuit à l'autre pour la même personne. Après tout, les gens ne portent pas tous la même pointure de souliers, ne sont pas tous de la même taille ou du même poids. Il est préférable d'éviter de comparer votre sommeil avec celui des autres. Il y aura toujours quelqu'un de plus grand, de plus en santé ou qui dort mieux que vous. Il est simplement préférable de reconnaître ces différences individuelles et d'éviter les comparaisons sociales. Vous pouvez même tirer avantage de ces différences en utilisant le temps additionnel dont vous disposez en raison de votre moins grand besoin de sommeil. Certains politiciens et artistes célèbres ont mené de longues vies très productives avec aussi peu que cinq ou six heures de sommeil par nuit. Le principal message à retenir ici est qu'un sommeil plus court que celui de votre conjoint ou variable d'une nuit à l'autre n'est pas nécessairement anormal.

2. Évitez de blâmer l'insomnie pour tous vos malheurs

Une des principales raisons motivant les insomniaques à chercher une aide professionnelle n'est pas tant le problème de sommeil en soi que la perception de ses conséquences. Plusieurs personnes s'inquiètent des effets d'un sommeil perturbé sur la performance, le bien-être, la santé et même l'apparence physique. Les exemples suivants illustrent certaines de ces inquiétudes :

«Sans une nuit de sommeil adéquate, je peux difficilement fonctionner le lendemain.»

«Quand je me sens irritable ou tendu durant la journée, c'est parce que j'ai mal dormi la nuit précédente.»

«Je crains que l'insomnie puisse avoir des conséquences sérieuses sur ma santé.»

«J'ai habituellement une apparence physique affreuse lorsque j'ai mal dormi.»

La croyance qui se cache derrière ces énoncés est qu'une mauvaise nuit de sommeil est inévitablement néfaste pour le fonctionnement quotidien, l'humeur et la santé. Bien que cette croyance ait une certaine validité, il existe aussi trois types d'erreur cognitive qui peuvent déformer la réalité : l'amplification des conséquences de l'insomnie (le mauvais sommeil diminue la motivation, mais interfère peu avec la performance) ; une surgénéralisation dans l'attribution de problèmes de fonctionnement diurne (l'insomnie n'est pas responsable de tout ce qui va mal au travail, à la maison et avec les amis) ; et les inquiétudes excessives concernant la perception de ces consé-

quences (l'insomnie peut affecter votre humeur, mais n'est pas nécessairement néfaste pour la santé). Examinons maintenant chacune de ces erreurs
cognitives plus en détail.

Les conséquences de la privation de sommeil doivent être distin-
guées de celles de l'insomnie. Les premières peuvent être sérieuses, produisant de la somnolence excessive et une performance perturbée le jour,
alors que celles associées à l'insomnie sont plus limitées, affectant principalement l'humeur et l'attention. Néanmoins, la perception de l'intensité des
séquelles durant la journée est souvent amplifiée à la suite d'une mauvaise
nuit de sommeil. Les études utilisant des mesures objectives démontrent
une perturbation limitée de l'attention, de la mémoire et du jugement chez
les insomniaques. La motivation et la prise d'initiative sont diminuées, mais
la performance réelle et la vigilance sont pratiquement intactes. Comment
expliquer les différences existant entre la perception des déficits et les déficits observés? Une altération de l'humeur, prenant la forme d'irritabilité,
d'inquiétudes et de dysphorie, très fréquente après une nuit d'insomnie,
peut modifier votre perception des choses, incluant votre propre
fonctionnement pendant la journée. Cette altération de la perception est
semblable à celle du sommeil; la plupart des personnes qui souffrent d'insomnie ont tendance à percevoir leur sommeil comme étant plus perturbé
que ce qu'il est en réalité selon l'activité des ondes cérébrales.

Afin de mieux illustrer ce point concernant la perception de l'impact de
l'insomnie sur le fonctionnement diurne, prenons l'exemple d'une enseignante
que j'ai traitée pour un cas classique d'insomnie. Elle était très inquiète de la
qualité de ses cours surtout après une mauvaise nuit de sommeil. Chaque fois
qu'elle ne dormait pas bien, elle était convaincue que la qualité de son enseignement s'en ressentait. Naturellement, cette préoccupation excessive pour
son enseignement créait davantage d'anxiété et ne faisait qu'aggraver ses difficultés de sommeil. Nous avons donc conçu une expérience où elle demandait
à ses étudiants d'évaluer ses cours après une bonne nuit de sommeil et à la
suite d'une mauvaise nuit de sommeil. Ces évaluations étaient complétées «à
l'aveugle», sans qu'ils soient informés de la qualité du sommeil de l'enseignante. À sa grande surprise, les évaluations des étudiants étaient excellentes

dans les deux cas. Alors, même si vous vous sentez plus fatigué, sans énergie, il est probable que vous fonctionnez mieux que vous ne le pensez. Vous devez donc diminuer sinon éliminer toute l'attention portée à ces déficits.

Vos attentes peuvent aussi vous jouer des tours. Si, après une mauvaise nuit de sommeil, vous êtes convaincu que vous ne serez pas capable de vous concentrer ou d'accomplir quoi que ce soit durant cette journée, il est certain que cette journée ne sera pas très productive. D'un autre côté, si vous tentez d'effacer cette mauvaise nuit de votre mémoire, vous constaterez peut-être, à votre grande surprise, que vous arrivez tout de même à accomplir un bon nombre de tâches.

Allison Harvey, professeur de psychologie à l'université de la Californie à Berkeley, suggère l'expérience suivante pour générer de l'énergie à la suite d'une mauvaise nuit de sommeil. Ainsi, plutôt que de ne rien faire pour combattre la fatigue et conserver son énergie, elle propose plutôt de s'engager dans plusieurs activités afin de se redonner de l'énergie. Donc, après une mauvaise nuit de sommeil, essayez pendant une période de trois heures de vous engager dans plusieurs activités que vous auriez habituellement tendance à éviter. Allez faire des courses, pratiquez une activité physique, prenez une marche, faites un peu de ménage autour de la maison, etc. La nature et l'intensité de l'activité ne sont pas importantes; l'essentiel est de se garder en mouvement et de rester actif pendant tout le bloc de trois heures. Avant et après cette expérience, notez sur une échelle de 1 à 10 votre niveau de fatigue, d'énergie et votre humeur. Répéter cette expérience à la suite d'une autre mauvaise nuit de sommeil, mais cette fois-ci l'objectif est de conserver son énergie. Pendant un autre bloc de trois heures, vous demeurez à l'horizontal ou assis avec l'objectif de vous reposer, de conserver votre énergie. Vous pouvez lire, regarder la télévision, écouter la radio, mais vous ne vous engagez dans aucune activité physique. Avant et après cette expérience, vous évaluez également sur une échelle de 1 à 10 votre niveau de fatigue, votre énergie, et votre humeur. La plupart des personnes qui complètent cette expérience sont presque unanimes dans les résultats obtenus; leur niveau d'énergie est nettement amélioré à la suite de l'expérience visant à générer de l'énergie comparativement à l'expérience visant à conserver de l'énergie.

Donc, la meilleure méthode pour combattre l'insomnie n'est pas toujours de rester au repos et d'éviter les activités physiques; au contraire, être en mouvement et vaquer à des occupations physiques ou autres, même après une mauvaise nuit de sommeil, peut s'avérer bénéfique.

L'insomnie est une cible facile à blâmer pour ce qui va mal durant la journée. Cependant, ce n'est probablement pas toujours la seule coupable. Regardez les choses d'un peu plus près et posez-vous les questions suivantes: (a) Est-ce que j'éprouve toujours une baisse de fonctionnement ou d'énergie à la suite d'une mauvaise nuit de sommeil?; (b) Est-ce que ces difficultés sont toujours ressenties avec la même intensité?; et (c) Est-ce possible que d'autres facteurs puissent aussi contribuer à ces problèmes? Ensuite, émettez des hypothèses alternatives qui pourraient expliquer ces difficultés de fonctionnement. Par exemple, le stress provenant d'autres sphères de votre vie (mésententes familiales, conflits avec le patron) peut nuire à votre concentration, perturber votre humeur et diminuer votre énergie et votre fonctionnement durant la journée. Il est aussi possible que vous deviez réviser votre gestion du temps et de résolution de problèmes, ainsi que votre façon d'interagir avec les gens. Ces aspects seront abordés dans le chapitre 8. L'objectif principal de cet exercice n'est pas de nier la présence de certaines répercussions de l'insomnie, mais plutôt de remettre en question l'évidence d'une relation causale directe entre les difficultés de sommeil et les séquelles ressenties durant la journée. Lorsque vous attribuez tous les déficits de la journée à l'insomnie, cela ne fait qu'ajouter plus de pression la nuit suivante et, par le fait même, plus de difficultés à dormir.

En résumé, blâmer le manque de sommeil pour les sautes d'humeur, le manque d'énergie et une mauvaise performance durant le jour n'est pas très productif. Il est fort probable que d'autres facteurs, qui n'ont rien à voir avec le sommeil, contribuent aussi à ces déficits. Examinez de près ces facteurs et essayez de composer avec eux en les ciblant directement. Aussi, souvenez-vous que personne ne donne son plein rendement chaque jour; il existe toujours des variations diurnes dans la performance, la vigilance et l'humeur. Pratiquement tout le monde éprouve des difficultés occasionnelles de fonctionnement ou d'humeur, mais ce n'est pas tout le monde qui attribue ces problèmes au sommeil perturbé. Donc, soyez prudent et ne mettez pas tout sur le dos de l'insomnie.

3. Révisez vos explications des causes de l'insomnie

Essayer de comprendre la cause d'un problème est une approche saine pour résoudre ce problème. Si vous êtes comme la majorité des individus éprouvant des difficultés de sommeil, vous avez probablement une certaine idée de ce qui a provoqué ces difficultés. Cependant, un obstacle fréquent au changement réside dans le fait que certaines de ces explications sont externes (sur lesquelles vous avez peu de contrôle) et unidimensionnelles (peut-être trop rigides). Des exemples de telles attributions causales sont:

> «Mon insomnie est le résultat d'un déséquilibre hormonal.»
> «Si seulement je pouvais me débarrasser de cette douleur, mon sommeil redeviendrait normal»
> «Parce que je vieillis, il est normal d'avoir des difficultés à dormir.»

La croyance derrière de telles explications est que vous avez peu ou pas de contrôle sur ces causes; c'est uniquement en s'attaquant à ces facteurs hormonaux, physiques ou liés au vieillissement qu'on pourrait résoudre votre problème d'insomnie. Bien que certaines de ces explications puissent être valides, elles demeurent fondamentalement hors de votre portée. Insister sur celles-ci peut mener à un sentiment d'impuissance et à celui d'être une victime.

Johanne, une femme de 53 ans, souffre d'insomnie depuis trois ans. Elle a vu plusieurs médecins et passé plusieurs tests sanguins et hormonaux sans obtenir une réponse claire de ce qui cause son insomnie. Elle est encore convaincue qu'un déséquilibre hormonal la garde éveillée la nuit. Naturellement, elle croit aussi qu'une pilule pour dormir est la seule façon de soulager son insomnie. Même si elle a déjà essayé une demi-douzaine de médicaments différents, elle éprouve encore des difficultés à dormir et se sent désespérée.

Johanne est persuadée que son sommeil est dérangé par quelque chose qui est hors de son contrôle : un déséquilibre hormonal ; cela mène à un sentiment de désespoir et d'impuissance qui a pour effet d'aggraver le problème de sommeil. Une telle attribution de l'insomnie à des causes externes est défaitiste, puisqu'en fait Johanne a très peu de contrôle sur celles-ci. Que faire alors ? Premièrement, elle doit distinguer les facteurs qui ont déclenché son problème de sommeil de ceux qui le maintiennent actuellement. Quelle que soit la cause qui l'a déclenchée, des facteurs psychologiques sont presque toujours impliqués dans le maintien de l'insomnie dans le temps. Dans le cas de Johanne, il est fort probable que la ménopause soit à l'origine de ses difficultés de sommeil. Toutefois, même avec un traitement par hormono-thérapie, ses difficultés de sommeil persistent. Il semble plutôt que ce soit sa crainte de ne pas dormir, une tendance à anticiper le pire à la suite d'une nuit d'insomnie de même que sa mauvaise habitude de demeurer au lit trop longtemps le matin qui contribuent à perpétuer son insomnie. Bien qu'il soit important de reconnaître l'influence de facteurs précipitants et peut-être accepter le fait que l'on ne peut pas les changer, il est également important d'explorer d'autres facteurs potentiels pouvant aggraver l'insomnie. Soyez prêt à examiner soigneusement d'autres causes potentielles, celles que vous pouvez changer.

4. N'essayez jamais de dormir

« Si je me concentre suffisamment, je peux induire le sommeil sur commande. »

« Lorsque j'ai de la difficulté à dormir, je dois rester au lit et essayer davantage. »

Ces croyances illustrent ce que la plupart des gens font lorsqu'ils n'arrivent pas à trouver le sommeil : ils essaient simplement de le forcer. C'est la pire erreur que vous pouvez faire parce que le sommeil ne peut survenir sur commande. Vous pouvez peut-être vous maintenir éveillé jusqu'à un certain point, mais vous ne pouvez pas forcer le sommeil. Lorsque vous essayez trop fort de contrôler ou d'accomplir quelque chose, cela produit souvent un effet paradoxal et vous empêche d'atteindre votre but – l'effet classique de l'anxiété de performance.

L'impact négatif d'une trop grande volonté à vouloir dormir a été démontré dans une étude où l'on demandait à des volontaires d'essayer de s'endormir le plus rapidement possible. Plus ils s'endormaient vite, plus ils pouvaient gagner de l'argent. Le montant d'argent offert variait parmi les participants. Tel que prévu, la récompense financière a induit une forte motivation à s'endormir. Les sujets auxquels le montant offert était le plus élevé ont pris plus de temps à s'endormir que ceux auxquels le montant offert était moindre. Deux autres exemples illustrent le rôle de l'anxiété de performance dans l'insomnie. Premièrement, certaines personnes qui souffrent d'insomnie s'endorment plus facilement lorsqu'elles s'y attendent le moins (par exemple en regardant la télévision ou en lisant). Pour ces personnes, le simple fait de ne pas essayer de dormir peut faciliter le sommeil. Deuxièmement, si vous demandez aux bons dormeurs ce qu'ils font différemment de vous pour s'endormir, la plupart vous diront simplement qu'ils ne font rien de spécial et qu'ils n'y pensent même pas.

Ainsi, si le sommeil ne vient pas, n'essayez pas de le forcer, cela vous gardera éveillé plus longtemps. Une autre stratégie utile pour composer avec l'anxiété de performance est de s'engager dans le comportement opposé à celui que vous désirez atteindre. Donc, pour l'insomnie, cela implique d'aller au lit à l'heure du coucher comme prévu, mais au lieu d'essayer de s'endormir, il faut plutôt faire un effort volontaire pour rester éveillé le plus longtemps possible. Cette méthode enlève de la pression à trouver le sommeil rapidement et produit un effet paradoxal, le sommeil. Pour plusieurs personnes qui souffrent d'insomnie, le jour où elles arrêtent d'essayer de contrôler leur sommeil est le jour où elles regagnent le contrôle sur celui-ci.

5. Apprenez à gérer les pensées intrusives

Il vous arrive probablement de vous sentir envahi par des pensées qui font intrusion dans votre esprit et qui sont incontrôlables. Ces pensées intrusives peuvent très bien vous empêcher de trouver le sommeil au début de la nuit et vous garder éveillé à la suite d'un réveil nocturne. Cette activation de l'esprit est tout autant une conséquence reliée au fait d'être éveillé qu'une cause de l'éveil. Si ces pensées portent sur votre travail ou sur des problèmes que vous vivez le jour, dites-vous qu'il y a suffisamment d'heures dans une journée pour penser à ces choses à ce moment sans que ces pensées viennent vous hanter la nuit. Une autre stratégie utile pour gérer ces pensées consiste à les organiser en des compartiments séparés selon leur contenu ; pour ce faire, il peut être préférable de vous lever, de les prendre en note et de vous dire quelque chose du genre : «Je m'occuperai de cela demain.»

Tout comme vous ne devez pas essayer de contrôler le sommeil, il est préférable que vous ne tentiez pas trop ardemment de contrôler vos pensées la nuit. À force de vouloir trop contrôler vos pensées, vous êtes assuré de chasser le sommeil à tout coup. Il est mieux de laisser vos pensées vagabonder, de les laisser venir et repartir. Les méthodes de relaxation décrites dans le prochain chapitre peuvent aussi être très utiles pour se défaire de ces intrus.

6. Ne dramatisez pas après une mauvaise nuit de sommeil

Parfois, les pensées intrusives se transforment en pensées catastrophiques. Comme dans une réaction en chaîne, l'appréhension s'installe graduellement dans la soirée pour faire place à l'anxiété de performance à l'heure du coucher et finalement à une attaque de panique la nuit venue. Certaines personnes craignent que l'insomnie puisse avoir des conséquences sérieuses sur leur santé physique ou mentale ; les unes considèrent que le fait de ne pas bien dormir est la pire chose qui puisse arriver ; les autres sont certaines que l'insomnie est une indication de perte de contrôle complète de leur vie.

Même si vous avez été éveillé pendant des heures ou avez passé une nuit blanche, ne paniquez pas ! Évitez de dramatiser la situation avec des pensées telles que : «Je ne passerai jamais à travers la journée demain !» Dramatiser aggrave uniquement les choses. Prenez plutôt un peu de recul et demandez-vous : «Quelle est la pire chose qui puisse arriver si je ne dors pas cette nuit ?» Vous pouvez dire : «C'est certain que je serai fatigué, mais je composerai avec cette situation demain» ou «Je devrai réorganiser mon horaire demain et rester sur le pilote automatique». Pour dédramatiser la situation, gardez toujours à l'esprit que la conséquence la plus prévisible de l'insomnie est la somnolence. Ainsi, si vous dormez mal une nuit, il est probable que vous serez plus somnolent le soir suivant. De plus, une bonne nuit de sommeil est habituellement suffisante pour vous remettre sur pied. Aussi, rappelez-vous que même si l'insomnie est désagréable, elle n'est pas dangereuse. Si vous craignez qu'elle soit dommageable pour votre santé, rappelez-vous que les inquiétudes excessives peuvent être plus néfastes pour la santé que le manque de sommeil en soi.

Une fausse interprétation des difficultés de sommeil situationnelles est souvent un facteur de déclenchement de l'insomnie chronique. L'insomnie risque d'être plus pénible si elle est perçue comme reflétant une perte de contrôle personnelle que si elle est évaluée en termes de circonstances atténuantes. Par exemple, considérer une mauvaise nuit de sommeil comme le résultat d'une journée difficile au travail ou de conflits familiaux à la maison est plus productif que de l'interpréter comme le reflet d'une perte de contrôle de votre capacité à dormir. La dernière interprétation peut provoquer de l'anxiété de performance et un sentiment d'impuissance, ce qui aggrave le problème de sommeil.

Le manque d'explication lorsque survient une nuit d'insomnie est souvent l'aspect le plus pénible de ce problème; cela peut renforcer votre conviction personnelle que le sommeil est imprévisible. Regardez autour de vous et identifiez des causes possibles de l'insomnie. En révisant soigneusement les activités, les inquiétudes, les tracas de la journée ou de la soirée précédente, vous découvrirez presque toujours certaines raisons pouvant expliquer pourquoi votre sommeil a été perturbé cette nuit-là. Et si vous n'arrivez pas à identifier une cause probable, acceptez le fait qu'il n'y avait peut-être rien de particulier pour expliquer cette mauvaise nuit et passez à autre chose.

7. Ne mettez pas trop l'accent sur le sommeil

Pour certaines personnes, le sommeil est l'essence même de leur existence. Ils en parlent de la même façon dont les gens affamés parlent de nourriture. Ils planifient leurs journées de travail et activités sociales et familiales selon la qualité et la durée de leur sommeil. Si leur sommeil est inadéquat, ils prennent un congé de maladie ou annulent leurs rendez-vous. Agir de la sorte à cause d'une mauvaise nuit de sommeil renforce l'idée que vous êtes une victime. Accorder autant d'importance au sommeil augmente la pression que vous vous imposez pour avoir une bonne nuit de sommeil la nuit suivante. Cela renforce aussi la croyance que l'insomnie détruise effectivement votre qualité de vie. Puisque le sommeil est supposé occuper uniquement le tiers de votre vie, demandez-vous si vous ne lui accordez pas plus d'importance qu'il ne lui en revient. Ne laissez pas l'insomnie mener votre vie.

8. Développez une certaine tolérance aux effets de l'insomnie

Plutôt que de ruminer sur l'insomnie et sur ses effets néfastes dans votre vie, essayez de concevoir une approche plus productive en développant une certaine tolérance face au manque de sommeil. Essayez de poursuivre votre routine habituelle et les activités que vous avez planifiées. Ce n'est pas facile, mais cela détournera votre attention de l'insomnie et peut même vous montrer que le fonctionnement diurne n'est pas entièrement dépendant de la nuit de sommeil précédente. Vous pouvez planifier une activité agréable après une mauvaise nuit de sommeil pour vous démontrer que l'insomnie ne vous empêche pas de faire ce que vous voulez. Reportez-vous à l'expérience décrite plus haut pour générer de l'énergie.

Une autre stratégie utile est de maintenir votre vitesse de croisière la journée suivante. Cela ne signifie pas d'annuler vos activités, mais plutôt de réorganiser votre horaire. Premièrement, minimisez la résolution de problèmes puisque tout peut vous sembler plus compliqué ou plus difficile à résoudre que ce ne l'est réellement. Deuxièmement, effectuez les tâches physiques ou machinales que vous pouvez avoir remises à plus tard depuis un certain temps ; elles requièrent moins de concentration et d'énergie mentale que les autres activités. Troisièmement, si vous devez effectuer certaines tâches plus exigeantes, faites-les coïncider avec une période où votre fonctionnement est habituellement à son meilleur.

Que vous ayez de la difficulté à dormir ou non, la vie doit continuer. Essayez de développer une certaine tolérance face au manque de sommeil et à ses séquelles. Bien que l'insomnie puisse diminuer la qualité de votre vie, ne la laissez pas contrôler votre vie entière. L'objectif est d'adopter une attitude plus productive de telle sorte que vous puissiez fonctionner adéquatement et apprécier la vie malgré des difficultés de sommeil. Vous n'êtes pas impuissant face à cette situation.

9. Prévenez les rechutes

Il est tout naturel que cela prenne un certain temps avant que vous regagniez un sentiment de contrôle sur votre sommeil. Il y aura probablement des hauts et des bas et même après que votre sommeil sera stabilisé, il est possible que vous éprouviez de l'insomnie occasionnellement. Même si la guérison complète est un objectif idéal, la réalité est que vous allez probablement éprouver des difficultés de sommeil résiduelles même après avoir complété ce traitement. Pour prévenir une rechute, vous devez percevoir ces mauvaises nuits sommeil comme étant naturelles ou résultant de causes identifiables (stress au travail, conflits avec le conjoint) plutôt que comme une indication que vous retournez à la case départ. Surveillez bien vos attitudes et vos pensées lorsque vous faites face à certaines difficultés résiduelles à la suite du traitement. En changeant l'interprétation que vous faites d'une nuit occasionnelle d'insomnie, vous serez capable de prévenir ou de court-circuiter une rechute avant même que cela ne devienne un retour à l'insomnie chronique.

En résumé, nous entretenons tous des croyances, des pensées et des attentes. Certaines d'entre elles peuvent être valides alors que d'autres sont plutôt erronées ou inadaptées et alimentent le problème d'insomnie. L'insomnie peut être aggravée par la pression qu'impose l'atteinte de certaines normes de sommeil, par les croyances erronées concernant les causes de l'insomnie et par les inquiétudes excessives à propos de ses conséquences. En révisant ces croyances et ces attitudes, vous pouvez apprendre à vaincre l'insomnie ou, à tout le moins, à composer avec les difficultés occasionnelles de sommeil.

CHAPITRE 8

Apprendre à gérer le stress

Il est 3 h du matin et Sébastien est complètement éveillé. Il essaie de se rendormir depuis plus d'une heure. À mesure que le temps passe, il vérifie le réveille-matin et compte le nombre d'heures avant la levée du jour. Comment va-t-il faire pour passer à travers la journée du lendemain s'il ne se rendort pas de la nuit? Son corps est très tendu; il se concentre sur sa respiration, mais il peut entendre les battements de son cœur. Les pensées se bousculent dans sa tête et il n'arrive pas à s'en débarrasser. Il pense à sa journée gâchée. Il se remémore la réunion avec son patron qui a mal tournée. Il pense à tout le travail de bureau qu'il devait terminer et se demande comment il réussira à le compléter. Il a même sauté le repas de midi, tellement il était débordé. En route vers la maison, il a été coincé dans un embouteillage: que de temps précieux perdu! Une fois arrivé à la maison, Sébastien s'est disputé avec sa conjointe pour savoir qui accompagnerait les enfants à leur rendez-vous chez le dentiste le lendemain. Par la suite, il a passé la majeure partie de la soirée à tenter de rattraper le temps perdu et à essayer de compléter le travail de bureau non terminé. Il n'a pas eu une seule minute pour se relaxer. S'il n'arrive pas à se rendormir bientôt, il sera totalement épuisé au lever!

Ce scénario vous semble familier? Si c'est le cas, vous n'êtes pas seul. Le stress est une réalité qui fait partie de la vie et il est impossible de l'éviter. Le stress peut aggraver certains problèmes physiques tels que maux de tête, ulcères et hypertension. De toute évidence, le stress quotidien peut vous garder éveillé la nuit. Tel que nous l'avons évoqué au chapitre 3, un événement majeur – le décès d'un proche, la perte d'un emploi ou la naissance d'un enfant – peut précipiter l'insomnie. Un stress moins sévère, mais plus fréquent, peut aussi déclencher ou aggraver les difficultés à dormir. La pression au travail, les conflits à la maison, les difficultés interpersonnelles et les préoccupations financières peuvent produire des journées stressantes et des nuits d'insomnie. Le manque de sommeil en lui-même aggrave alors la situation. Dans ce chapitre, nous vous proposons des stratégies afin de mieux gérer le stress et les embêtements quotidiens qui interfèrent avec la qualité de votre vie et de votre sommeil.

LA RÉPONSE DE « COMBAT OU FUITE »

Que ce soient les frustrations reliées aux boîtes vocales, la bureaucratie ou même le rythme effréné de l'horaire familial, la société nous assaille constamment de demandes qui exigent temps et patience. Cependant, le stress résulte en partie de notre perception de ces demandes extérieures et de notre façon d'y répondre. Lorsque les situations de notre environnement sont perçues comme menaçantes, le corps réagit avec une réponse de «combat ou fuite». Les muscles deviennent tendus, les battements cardiaques et la respiration s'accentuent et les extrémités deviennent froides et moites alors que le sang afflue vers le tronc et la tête. Cette réponse de mise en garde est tout à fait adaptée lorsqu'on fait face à un danger réel, comme c'est le cas lors d'une agression potentielle ou d'un risque de blessure dans une situation dangereuse. L'individu doit alors décider de combattre ou de fuir la source d'agression. Toutefois, lorsqu'une telle réaction survient à répétition dans les situations courantes de la vie quotidienne, telles qu'un retard à un rendez-vous ou un conflit avec un collègue, l'individu s'épuise et développe des malaises émotionnels ou physiques. Les recherches sur le stress montrent que les tracas mineurs, mais présents presque quotidiennement, produisent des effets plus négatifs sur la santé que des événements de vie plus importants, mais moins fréquents.

ÊTES-VOUS STRESSÉ ?

Prenez quelques minutes pour répondre au test sur le stress ci-dessous. Si vous répondez oui à plus de la moitié des questions, il est fort possible que vous soyez stressé. Il vous serait sûrement bénéfique d'examiner de plus près votre style de vie et vos priorités. Une meilleure gestion du stress peut vous aider à vous sentir moins tendu durant la journée et à mieux dormir la nuit.

TABLEAU 8.1

Test sur le stress
Je vis constamment avec des contraintes de temps.
Je suis souvent submergé par trop de demandes qui me sont adressées.
Je dois souvent reporter des rendez-vous ou demander la remise à plus tard d'une échéance.
Je m'inquiète beaucoup au sujet de ma famille, de mon travail, de ma santé ou de mes finances.
Je suis facilement irrité par mes collègues, mes amis ou les membres de ma famille.
Je suis impatient avec les autres.
J'ai tendance à interrompre les gens avant qu'ils aient fini de parler.
Je trouve difficile de me concentrer longuement sur une tâche.
Je me fatigue facilement, mentalement et physiquement.
Je souffre d'affections physiques telles que l'insomnie, des céphalées de tension et des maux d'estomac.
J'ai de la difficulté à me détendre et à apprécier la vie.
C'est difficile pour moi de mettre le travail de côté lorsque je suis de retour à la maison.
C'est difficile pour moi de trouver le temps pour participer à des activités agréables avec ma famille et des amis.

Les personnes souffrant de difficultés de sommeil chroniques ne vivent pas nécessairement des événements plus stressants que les bons dormeurs. Cependant, leur réponse à ces événements est souvent moins adaptée. Les insomniaques ont plus de difficultés à composer avec les embêtements quotidiens. Aussi, à la suite d'un événement désagréable, ils prennent plus de temps à récupérer et à retourner au neutre ; c'est comme si leur système d'activation physiologique et émotionnelle demeurait survolté. Au moment d'aller au lit, ces individus peuvent être encore tendus sur le plan physique et émotionnel, ce qui dérange naturellement leur sommeil.

COMMENT GÉRER LE STRESS DANS VOTRE VIE ?

Il existe plusieurs stratégies de gestion du stress, allant du bain chaud, à la relaxation, la croisière dans les Caraïbes, jusqu'aux méthodes alternatives – acupuncture, massages, potions d'herbes. Le coût et l'efficacité de ces méthodes varient largement. Dans cette section, nous passons en revue plusieurs méthodes pratiques et efficaces vous permettant de maîtriser le stress. Ces méthodes ont été conçues pour : (1) réduire votre réponse physique et mentale au stress ; (2) modifier votre évaluation (pensées, croyances, attributions) de la situation perçue comme étant stressante ; et (3) changer ou éliminer les circonstances provoquant vos réactions de stress. Maintenant, jetons un coup d'œil à certaines techniques de réduction du stress ciblant chacun de ces aspects.

La respiration profonde

Croyez-le ou non, le simple fait de respirer peut vous occasionner un stress. Dans la réaction de «combat ou fuite», la respiration devient plus rapide et moins profonde. Cette accélération de la respiration aide la personne à se préparer à fuir ou à se défendre en alimentant les muscles d'un surplus d'oxygène qui approvisionne les cellules. Pendant que les cellules «brûlent» l'oxygène, le dioxyde de carbone (CO_2) est éliminé en déchets qui retournent dans le sang, puis le CO_2 est éliminé par les poumons. Un problème survient lorsque l'individu se sent menacé et qu'il se mobilise pour une réponse de «combat ou fuite», sans toutefois augmenter son niveau d'activité. Cela se produit la plupart du temps avec le stress quotidien. C'est alors que l'équilibre délicat entre l'oxygène et le dioxyde de carbone dans le corps est débalancé, entraînant une respiration plus saccadée et certains des symptômes suivants : étourdissements, palpitations cardiaques, serrement à la poitrine, engourdissements dans les mains et les pieds, la peur ou l'anxiété.

Avez-vous déjà remarqué à quel point un bébé qui dort semble calme ? Vous pouvez voir son ventre bouger doucement de bas en haut lorsqu'il respire. La respiration abdominale est la réponse naturelle du corps lorsqu'il est complètement détendu. Lorsque nous respirons, nous pouvons prendre l'air dans trois sections des poumons : le bas des poumons, entraînant des mouvements du diaphragme et de l'abdomen ; le milieu des poumons, entraînant des mouvements de la poitrine ; et le haut des poumons, occasionnant un mouvement des épaules. Le diaphragme est le muscle le plus important pour apprendre à se relaxer. Plusieurs adultes oublient de respirer profondément à partir du bas des poumons ; ils utilisent plutôt une respiration rapide et superficielle, provenant du haut de la poitrine, qui est plus appropriée lors d'un effort physique. Apprendre à respirer profondément à partir de votre abdomen peut vous aider à vous relaxer et à éliminer la tension musculaire durant la journée de même qu'à l'heure du coucher. Voici comment procéder.

Installez-vous confortablement et placez une main sur votre abdomen et l'autre en haut de votre poitrine. Inspirez lentement et profondément par le nez. Essayez de laisser l'air s'infiltrer jusqu'au bas de vos poumons. Vous devriez sentir la main sur votre abdomen bouger doucement. Si la main placée sur votre poitrine bouge en premier, vous respirez encore trop superficiellement. Inspirez et expirez jusqu'à ce que vous sentiez bouger la main sur votre abdomen. Si vous êtes incapable de déplacer l'air jusqu'au bas de vos poumons, couchez-vous avec un livre sur l'abdomen. Essayez de faire bouger le livre lorsque vous respirez profondément. Lorsque vous réussirez à respirer à partir du bas de vos poumons, pratiquez cette respiration pendant quelques minutes, plusieurs fois par jour. Il peut être utile de compter en silence 1000, 1001, 1002 lorsque vous inspirez par le nez et 1003, 1004, 1005 lorsque vous expirez par la bouche. Faites une pause d'une seconde avant de recommencer. En portant votre attention sur votre respiration, sentez votre corps se relaxer. À mesure que vous continuez de respirer profondément, signalez à votre corps de se relaxer de plus en plus profondément. Utilisez la respiration du diaphragme chaque fois que vous ressentez des tensions : dans une situation conflictuelle avec une autre personne, en conduisant votre voiture, lorsque vous êtes perturbé par des pensées négatives ou, simplement, lorsque vous n'arrivez pas à trouver le sommeil.

La relaxation musculaire

La plupart des gens ne sont pas conscients des tensions résultant de la réaction de «combat ou fuite» qui survient lors de situations stressantes. La première étape pour réduire cette tension musculaire est de développer une meilleure prise de conscience à mesure que celle-ci s'accumule dans le corps. Plus vous en prendrez conscience rapidement, plus vous serez en mesure de la contrôler efficacement.

La relaxation progressive des muscles est une technique de relaxation profonde développée par le Dr Edmond Jacobson en 1929. C'est la méthode de relaxation la plus couramment utilisée pour des problèmes reliés au stress tels que l'insomnie, les céphalées de tension et ou même certains problèmes gastro-intestinaux ou dermatologiques. La relaxation est en quelque sorte aux psychologues ce que l'aspirine est aux médecins. La relaxation progressive des muscles consiste à tendre et à relaxer, en alternance, une série de groupes de muscles du corps. La technique est simple à apprendre, mais vous devez pratiquer chaque jour, pendant environ 20 minutes à chaque séance. Assurez-vous de débrancher le téléphone et faites savoir aux occupants de la maison que vous n'êtes pas disponible pour cette période de temps. Après une semaine ou deux d'exercice, vous pouvez commencer à raccourcir les séances en regroupant les muscles. Grâce à un entraînement assidu, vous pourrez à un moment donné faire en sorte que votre corps se relaxe sur commande. Ainsi, dès que vous remarquerez un début de tension, il s'agira simplement de vous dire «relaxe-toi». La liste ci-dessous résume les principaux groupes de muscles impliqués dans la relaxation progressive :

1. Mains et bras ;
2. Front, cuir chevelu, yeux et nez ;

3. Bas des joues, bouche, lèvres, mâchoires et menton;
4. Cou et gorge;
5. Épaules, poitrine et haut du dos;
6. Abdomen et bas du dos;
7. Fesses;
8. Pieds et jambes.

Directives

Il est important de pratiquer vos exercices de relaxation à un moment où vous ne vous sentez pas particulièrement tendu ou stressé, de telle sorte que vous puissiez mobiliser votre énergie et vous concentrer de façon plus efficace sur l'acquisition de cette nouvelle habileté. Commencez par vous placer dans une position confortable, desserrez votre ceinture, votre col, vos souliers, et ainsi de suite. Vous pouvez vous étendre si vous le désirez. Si vous vous asseyez, choisissez une chaise confortable à dossier droit. Par souci de concision, nous donnerons les directives suivantes en considérant que vous êtes assis, mais vous pouvez les modifier pour les ajuster à votre position.

Gardez vos pieds à plat sur le plancher et vos jambes décroisées. Placez vos bras et vos mains près de vous ou sur les bras de la chaise. Vous devez d'abord lire le texte suivant plusieurs fois afin de vous familiariser avec les procédures de base. Vous pourrez alors fermer les yeux et vous concentrer sur votre respiration. À chaque respiration, laissez votre corps se relaxer de plus en plus. Ensuite, commencez les exercices de tension et de relaxation, en alternance. Pour tous les groupes musculaires, la tension doit durer environ 5 secondes et la relaxation environ 20 secondes. Vous devez tendre les muscles suffisamment pour être inconfortable, mais pas au point de ressentir de la douleur. La séquence est: (1) tendre; (2) être attentif à la sensation de tension; (3) relaxer; et (4) apprécier la sensation agréable.

Commencez avec votre *main ou bras* dominant. D'abord avec le poing. En même temps, tendez les muscles de l'avant-bras et du haut du bras. Sentez le biceps grossir et se tendre sous votre peau. Maintenez la tension. Remarquez la sensation dans les muscles lorsqu'ils sont tendus et raides.

Maintenant, relaxez les muscles. Laissez votre bras s'enfoncer dans la chaise, se relaxer de plus en plus profondément. Laissez vos doigts légèrement dépliés. Sentez vos doigts se dérouler, s'allonger. Laissez tous vos muscles se détendre et se relaxer. Notez à quel point vos bras sont lourds et chauds. Notez la différence de la sensation de vos muscles maintenant qu'ils sont relaxés. Répétez la tension et la relaxation de la main ou du bras dominant. Maintenant, effectuez l'exercice avec le côté non dominant et répétez-le deux fois, en créant une tension, en la maintenant, en la relâchant et en relaxant le muscle.

Maintenant, portez votre attention sur la partie supérieure de votre tête. Plissez votre *front* de façon à froncer les sourcils. Sentez votre cuir chevelu se tendre. Fermez vos yeux assez fort pour ressentir une tension musculaire. Élargissez vos narines. Ressentez la tension à travers votre front et vos sourcils. Notez la tension dans vos yeux, dans vos joues et dans votre nez. Portez attention à ce que vous ressentez lorsque ces muscles sont tendus. Relaxez-vous! Laissez disparaître la tension. Laissez votre front se détendre. Laissez vos paupières se relaxer. Sentez vos paupières devenir lourdes. Laissez vos narines reprendre leur position initiale. Ressentez la sensation de chaleur s'étendre à votre cuir chevelu, autour de vos yeux, de vos joues et de votre nez. Appréciez la sensation de relaxation. Répétez les étapes de tension et de relaxation de la partie supérieure de votre tête.

Concentrez-vous maintenant sur la partie inférieure. Serrez vos *dents* fortement ensemble, mais faites attention de ne pas les serrer trop fort pour ne pas provoquer de douleur. Poussez votre langue au palais. Fermez les lèvres et tirez votre bouche vers l'arrière. Notez la tension dans votre mâchoire et dans votre bouche. Puis, relâchez. Relaxez-vous. Desserrez les dents. Relaxez la mâchoire. Laissez vos lèvres s'écarter doucement. Répétez l'exercice touchant la partie inférieure de votre tête. Prenez le temps d'être conscient de la sensation de relaxation passant dans le bout de vos doigts et dans vos bras, circulant dans votre front, vos yeux, votre nez, vos joues, votre bouche et vos mâchoires. Appréciez la sensation de relaxation.

Concentrez-vous maintenant sur votre *cou*. Poussez votre tête vers l'arrière aussi loin que vous le pouvez. Sentez les muscles de votre gorge et de votre nuque se tendre et se tirer. Maintenez la tension puis relaxez-vous.

Laissez votre tête revenir à sa position normale. Vous devriez vous sentir relaxé, comme si votre tête était perchée au-dessus de votre cou, doucement retenue par un ballon invisible. Répétez la séquence de tension et de relaxation; portez alors votre tête vers l'avant jusqu'à ce que votre menton touche votre poitrine. Ressentez la dureté s'étendre de l'arrière de votre cou jusqu'à vos épaules. Notez la sensation lorsque les muscles sont tendus, puis relaxez-vous. Laissez votre tête revenir à sa position normale. Sentez vos muscles se détendre et se relaxer. Sentez la tension disparaître. Recommencez.

Haussez vos *épaules* vers vos oreilles. Sentez les muscles de vos épaules et du haut de votre dos se tendre et s'étirer. Poussez vos épaules vers l'arrière et ressentez la tension à travers votre poitrine. Sentez la contraction des muscles du haut de votre dos entre les omoplates. Relaxez-vous. Laissez vos épaules redescendre à la position de repos. Sentez l'espace s'élargir entre vos omoplates. Sentez vos épaules redescendre de plus en plus. Recommencez.

Concentrez-vous sur votre *abdomen,* en rentrant votre estomac vers l'intérieur alors que vous inspirez avec le haut de votre poitrine. Retenez votre souffle et ressentez la dureté de vos muscles abdominaux, puis expirez et remplissez votre cavité abdominale d'oxygène en laissant votre abdomen s'étendre légèrement. Continuez de respirer lentement et profondément, tout en ressentant la détente dans tous les muscles de l'abdomen. Répétez la séquence de tension et de relaxation de l'abdomen.

Concentrez-vous sur les *fesses* et serrez-les. Maintenez la tension puis relaxez-vous. Ressentez votre corps s'enfoncer dans la chaise et devenir de plus en plus relaxé. Recommencez. Maintenant, créez une tension dans *votre pied et votre jambe* dominants en pressant votre talon sur le plancher et en tirant vos orteils vers le plafond. Sentez la tension parcourir vos orteils jusqu'à votre pied, à travers votre tibia, votre mollet et votre cuisse. Sentez les muscles se tendre et s'étirer. Remarquez la tension, puis relaxez-vous. Laissez votre pied se déposer lentement sur le plancher. Laissez les muscles se détendre. Sentez votre mollet se relaxer, votre jambe, lourde et chaude, s'enfoncer dans le confort de la chaise. Recommencez, puis portez votre attention au pied et à la jambe non dominants et procédez à la tension et à la relaxation deux fois.

Vous avez terminé maintenant les étapes de tension des différentes parties de votre corps. Notez la sensation de relaxation qui englobe votre corps tout entier. Portez attention aux différentes parties de votre corps afin de vérifier si vous ressentez encore des tensions en certains endroits. Si c'est le cas, laissez-les disparaître et relaxez-vous. Portez attention à vos mains et à vos bras, à votre front, à vos yeux, à votre nez, à votre bouche et à votre mâchoire. Relaxez-vous. Examinez votre cou, votre nuque et vos épaules et relaxez vos muscles. Votre dos et votre poitrine. Laissez aller toute tension qui persiste. Vérifiez votre abdomen. Laissez l'air remplir doucement votre abdomen lorsque vous prenez des respirations lentes et profondes. Vérifiez vos fesses et relaxez-les. Vérifiez vos jambes, vos cuisses, vos mollets et vos pieds. Prenez un instant pour apprécier la sensation de relaxation à travers votre corps. Puis, comptez à rebours de trois à un et ouvrez vos yeux, vous sentant relaxé et reposé. Trois, deux, un et ouvrez vos yeux. Félicitez-vous de votre séance de relaxation bien réussie.

TABLEAU 8.2

Agenda de la relaxation				
Jour	Heure	Niveau de stress/tension		Commentaires
		Avant	Après	
(Exemples)	11h45 22h45	9 7	4 2	Pressé par le temps Inquiétudes concernant l'horaire du lendemain
Lundi				
Mardi				
Mercredi				
Jeudi				
Vendredi				
Samedi				
Dimanche				

Il est important de conserver un agenda quotidien de vos exercices de relaxation. Vous pouvez faire une copie du tableau 8.2 et noter le jour et l'heure chaque fois que vous pratiquez la relaxation de la façon suivante. Chaque jour, avant de commencer l'exercice de relaxation, évaluez jusqu'à quel point vous êtes relaxé ou tendu, sur une échelle de 1 à 10, 1 étant un état de relaxation complet et 10, un état de raideur et de tension extrême. Après avoir effectué les exercices, évaluez à nouveau votre niveau de relaxation. Lorsque vous aurez pratiqué la relaxation progressive des muscles pendant environ deux semaines et que vos résultats indiqueront que vous vous sentez plus relaxé, vous pourrez commencer à raccourcir les exercices de relaxation progressive des muscles. Une façon de procéder consiste à regrouper plus de muscles ensemble. Par exemple, vous pouvez regrouper tous les muscles de la partie supérieure de votre corps, en créant une tension et en relaxant en même temps la main et le bras, les épaules, la poitrine et le haut du dos. Vous pouvez aussi regrouper tous les muscles de la tête et du visage. Les muscles des abdominaux et des fesses peuvent être regroupés, de même que les muscles des jambes et des pieds. Une autre façon de raccourcir la durée des exercices est de créer une tension et de relaxer les deux bras en même temps. Vous pouvez aussi effectuer l'exercice avec les deux jambes simultanément.

Lorsque vous maîtrisez cette technique de relaxation progressive, vous pouvez omettre la mise sous tension des muscles et vous concentrer uniquement sur la relaxation. Ainsi, lorsque vous noterez un début de tension, vous n'aurez qu'à vous donner la directive de relaxer un groupe musculaire en particulier. À un moment donné, vous pourrez signaler à votre corps de se relaxer sur commande et vous arriverez à vous détendre simplement en prononçant les mots «relaxe-toi». À ce stade, vous aurez conditionné votre corps à se relaxer à partir d'un signal. Il sera désormais possible d'utiliser ce signal pour vous aider à vous relaxer dans les situations où le stress est élevé. Rappelez-vous de toujours demeurer attentif à votre corps afin de déceler les sources de tension rapidement et utilisez ce signal pour les régions spécifiques de votre corps qui ont tendance à être plus tendues.

Pour certaines personnes, la composante de tension des muscles peut créer une distraction et nuire à l'apprentissage de la relaxation. Pour d'autres qui souffrent d'arthrite, cela peut même être douloureux. Si cela vous pose problème, il est préférable d'omettre la composante de tension musculaire.

L'imagerie mentale

Au lieu de porter l'attention sur la sensation somatique résultant de la relaxation musculaire, certaines méthodes de réduction du stress se centrent sur l'imagerie pour atteindre un état de profonde relaxation mentale et physique. Voici un scénario d'imagerie que vous pouvez essayer. Vous pouvez aussi inventer votre propre scénario d'imagerie mentale qui serait plus apaisant pour vous.

> Une journée à la plage : Installez-vous dans une position confortable, fermez les yeux et concentrez-vous sur votre respiration. Prenez des respirations profondes, en remplissant votre abdomen d'air et en le laissant soulever doucement vos poumons. Sentez votre corps devenir de plus en plus détendu. Maintenant, imaginez-vous en train de marcher dans un sentier entre deux dunes de sable blanc. Au loin, vous pouvez apercevoir la mer. Le sable glisse doucement le long de vos jambes à mesure que vous descendez le sentier. Maintenant, vous vous retrouvez sur une longue plage déserte. Le sable est d'un blanc étincelant et vous sentez la chaleur qui s'en dégage doucement. Sentez le sable chaud sous vos pieds nus. La journée est claire et le soleil brille d'un vif éclat. Vous pouvez sentir les rayons du soleil derrière votre dos, pénétrant votre corps, vous remplissant de leur chaleur. Prenez conscience maintenant des sons qui vous entourent. Écoutez le bruit des vagues sur le rivage et les goélands s'interpellant au loin. Maintenant, en marchant sur la berge, sentez le sable humide et frais sous vos pieds. À chaque flot des vagues sur le rivage, vous sentez vos tensions disparaître de plus en plus. À chaque retrait de la mer, le sable glisse sous vos pieds et vous sentez la tension s'évaporer. La chaleur du soleil vous remplit de paix et de joie et la mer élimine vos tensions. C'est une journée parfaite. C'est un endroit idéal. Vous pouvez y retour-

ner chaque fois que vous vous sentez tendu ou préoccupé. Saluez maintenant la mer et appréciez le soleil pour ses rayons relaxants. Retrouvez le sentier et revenez vers cette pièce où vous étiez au départ. Ouvrez vos yeux et notez à quel point vous êtes détendu.

Certaines personnes trouvent qu'il est plus facile de se relaxer en utilisant cette forme d'imagerie mentale plutôt qu'en se concentrant sur les sensations physiques de la relaxation musculaire. Plusieurs méthodes additionnelles d'imagerie mentale pour réduire la tension sont décrites dans d'autres ouvrages. L'une de ces techniques implique de visualiser votre tension à l'aide d'une couleur et d'une forme, puis de changer de couleur et de forme. Après avoir effectué l'exercice, vous éliminez la seconde forme et la couleur jusqu'à ce qu'elles sortent de votre conscience. Dans une autre forme d'imagerie, vous pouvez imaginer votre corps rempli d'une couleur particulière qui représente vos tensions. À mesure que vous imaginez la couleur changeant vers une couleur symbolisant un état de relaxation profonde et de paix intérieure, vous pouvez aussi ressentir une sensation physique de relaxation.

L'autohypnose

La relaxation hypnotique peut être une méthode efficace pour gérer le stress. Les ondes alpha sont présentes durant une transe hypnotique. Ces mêmes ondes sont caractéristiques de la période transitoire de relaxation faisant le pont entre l'éveil et le sommeil. Une technique permettant l'induction de l'autohypnose consiste à fixer les yeux sur un petit point au plafond au-dessus et derrière le champ de vision. Fixer une chandelle ou un autre objet peut également fonctionner. Commencez l'induction de l'autohypnose en vous plaçant dans une position confortable. Pendant que vous fixez les yeux sur l'objet ou le point, dites-vous que vos paupières deviennent de plus en plus lourdes, que de petits poids y sont attachés, les attirant vers le bas. Sentez vos paupières devenir de plus en plus lourdes. Vous éprouvez des difficultés à les garder ouvertes. Vous ne pouvez pas les garder ouvertes plus longtemps.

À mesure que vous continuez cette forme d'autosuggestion, choisissez un mot à prononcer lorsque vos paupières se ferment, un mot que vous trouvez relaxant. Répétez ce mot lentement lorsque vos paupières se ferment. Avec le temps, ce mot à lui seul pourra être suffisant pour induire une transe. Les yeux fermés, dites-vous de devenir de plus en plus détendu. Imaginez-vous en train de descendre – un escalier, un ascenseur ou un tunnel. Dites-vous que vous allez de plus en plus profondément. Dites-vous que vous pouvez sortir de la transe lorsque vous le désirez. Vous pouvez monter les escaliers ou l'ascenseur en comptant à rebours. Dites-vous de vous réveiller, vous sentant relaxé et en paix.

Cet exercice peut vous être utile, mais il faut aussi reconnaître que l'hypnose n'est pas pour tout le monde. Comme le but de ce chapitre ne vise pas à aller plus en profondeur sur cette technique, vous pouvez consulter un psychologue spécialement formé en hypnothérapie pour plus d'informations sur cette méthode.

La méditation

La méditation est un exercice mental pouvant ralentir le métabolisme du corps et le rythme de la respiration et augmenter les ondes alpha du cerveau présentes dans les états de relaxation profonde. La méditation peut aussi aider à soulager la tension musculaire et l'anxiété. Elle a été utilisée pour aider des gens à cesser de fumer, à gérer le stress et à vaincre l'insomnie. Le but de la méditation est de gagner le contrôle de votre attention à l'aide de la concentration sur un objet. Dans un monde où les gens sont constamment assaillis de stimulations, la méditation peut aider à se concentrer sur ce qui est plus important et ignorer les situations de moindre importance qui causent souvent du stress.

Pour apprendre comment méditer, trouvez un endroit tranquille. Placez-vous dans une position confortable et relaxez vos muscles, mais de façon passive. Vous pouvez choisir de centrer votre attention sur un objet physique, un mot ou un son répété. Respirez régulièrement. N'essayez pas de modifier votre façon de respirer. Si vous avez choisi de vous concentrer sur un mot ou sur un son, répétez-le silencieusement pour vous-même avec chaque inspiration et expiration. Par exemple, répétez dans votre tête les mots «un» lorsque vous inspirez et «deux» lorsque vous expirez. Si vous choisissez de vous concentrer sur un objet, tenez l'objet (une chandelle, une pierre ou un bijou) dans vos mains de telle sorte que vous puissiez le visualiser facilement. Vous pouvez le tourner ou le caresser afin d'en imprégner pleinement vos sens visuels et tactiles. Faites l'expérience de l'objet aussi complètement que vous le pouvez. Que vous vous concentriez sur un objet, sur un son ou sur un mot, n'essayez pas de contrôler vos pensées. Lorsque les pensées traversent votre esprit, laissez-les passer pendant que vous continuez de vous concentrer sur votre mot, objet ou son. Ne vous en faites pas si vous êtes distrait par des pensées. Laissez-les simplement aller et concentrez votre attention sur votre mot, objet ou son. N'essayez pas d'évaluer votre performance. Ce n'est pas important. Adoptez une attitude passive et ouverte. Continuez à méditer pendant environ 20 minutes, puis ouvrez les yeux ou cessez de vous concentrer sur votre objet. Lorsque vous cessez de méditer, laissez quelques minutes à votre corps pour se rééquilibrer avant de revenir à vos occupations habituelles.

Quelques mises en garde

Pour profiter des bienfaits de toute procédure de relaxation, vous devez la mettre en pratique régulièrement. Si vous trouvez toujours des excuses du genre «Je suis trop occupé», vous êtes alors probablement de ceux qui en ont le plus besoin! Trouvez un endroit tranquille et un moment où vous n'êtes pas susceptible d'être dérangé. Faites-en une priorité et répétez tous les jours pendant au moins deux semaines. Il est important de pratiquer d'abord durant la journée et lorsque vous maîtrisez la technique de relaxation choisie, vous pouvez l'utiliser à l'heure du coucher ou à la suite d'un réveil nocturne.

Même s'il faut y mettre des efforts constants, n'exagérez pas! Essayer trop intensément de se relaxer peut paradoxalement mener à l'anxiété de performance. Soyez patient et appréciez simplement le fait d'avoir un peu de temps pour vous détendre, sans pour autant être en attente de résultats immédiats pour améliorer votre sommeil. Si après trois ou quatre semaines d'exercice assidu vous ne sentez pas que cela vous aide, il est possible que ce ne soit simplement pas fait pour vous. Tout le monde n'est pas un bon candidat pour les interventions basées sur la relaxation. Par exemple, l'hypnose est plus efficace pour les gens ayant un niveau élevé de suggestibilité.

Des enregistrements de relaxation, d'imagerie et d'autohypnose sur CD ou cassettes sont disponibles sur le marché. Ces enregistrements peuvent être très utiles dans la phase initiale de votre entraînement. Cependant, à long terme, vous devriez être en mesure de maîtriser ces habiletés sans avoir recours à ces aides externes. Le but ultime est de développer un contrôle personnel et de pouvoir utiliser ces habiletés de gestion du stress à tous moments où vous en avez besoin. Enfin, souvenez-vous qu'aucune méthode de relaxation ne produit d'effets immédiats et qu'il n'y a pas de recette magique. Ces méthodes doivent être considérées comme des outils pour vous aider à gérer le stress et à améliorer votre sommeil.

MODIFIER LES PENSÉES QUI PRODUISENT LE STRESS

Pourquoi certaines personnes réagissent-elles avec une réponse de «combat ou fuite» face à des situations non menaçantes de la vie de tous les jours? En fait, c'est souvent l'interprétation d'une situation qui détermine le type de réponse à cette situation. Toute situation qui est perçue comme menaçante, qu'elle le soit ou non dans la réalité, risque d'entraîner une réponse de «combat ou fuite». Les réactions émotionnelles (stress, anxiété, dépression) sont en partie modulées par la perception de notre environnement, du monde en général, et de nous-mêmes. Notre pensée est constamment au travail, interprétant les situations de tous les jours et nous donnant silencieusement du «feedback» à propos de celles-ci. Parfois, nous sommes conscients de ce «feedback» mental, mais il est plus souvent hors de notre conscience. Le Dr Aaron T. Beck, psychiatre et pionnier de la thérapie cognitive, nomme ces messages silencieux «pensées automatiques». Les pensées automatiques que nous entretenons sont quelquefois négatives et déformées, diminuant notre estime de soi et affectant nos relations avec les autres.

Prenons les exemples suivants. Vous voyez deux de vos collègues qui discutent ensemble à l'heure du dîner. Vous vous asseyez à la table et ils deviennent immédiatement silencieux. Vous pouvez interpréter cette situation de plusieurs façons. Vous pouvez penser : « Ils ne m'aiment pas puisqu'ils ne veulent pas me faire part du sujet de leur discussion. » En d'autres mots, vous interprétez leur silence comme étant une menace à votre relation et à votre estime de soi. Cette pensée peut occasionner des sentiments de rejet ou de colère, vous amenant à vous tenir à l'écart ou à garder rancune à ces collègues. Plus tard, dans la journée, vous pouvez prendre conscience de problèmes physiques – un mal d'estomac ou de tête. Vous pouvez être irritable et brusquer d'autres collègues. Cependant, il existe une autre façon d'interpréter ce même événement. Lorsque vous voyez vos collègues de travail interrompre brusquement leur conversation, vous pouvez aussi penser : « Ils doivent parler d'un sujet confidentiel qui ne me concerne pas. Ils ont beaucoup d'intégrité. » Cette interprétation, beaucoup plus adaptée, ne menace pas votre estime de soi et n'entraîne pas de réactions négatives.

Une bonne façon de gérer le stress quotidien de la vie consiste à porter attention et à modifier certaines interprétations que vous faites des situations qui semblent menaçantes à première vue. Pour ce faire, vous devez d'abord prendre conscience des pensées que vous entretenez à propos d'une situation et qui provoquent des émotions désagréables. Si vous n'êtes pas habitué à porter attention à votre discours interne, il est possible que vous deviez procéder à rebours, c'est-à-dire identifier les sentiments négatifs ressentis et ensuite les pensées qui les ont provoqués. Ainsi, lorsque vous avez déjà réagi à une situation en vous sentant en colère, inquiet ou déprimé, prenez un peu de recul et demandez-vous : « Qu'est-ce que je me suis dit concernant cette situation ? » « Est-ce que ma perception ou mon interprétation de cette situation est valide ? » Avec le temps, vous serez en mesure d'identifier les pensées produisant du stress avant même que votre réaction de stress devienne hors de contrôle. Lorsque vous arriverez à identifier les pensées qui mènent à des sentiments ou à des réactions négatives, commencez à évaluer la validité de ces pensées automatiques. Vérifiez les faits tels qu'ils sont en réalité. Demandez aux autres de quelle façon ils interpréteraient la même situation. Examinez la situation à partir de perspectives différentes.

Le Dr Beck décrit une série d'erreurs cognitives ou de pensées erronées qui peuvent altérer le traitement de l'information face à une situation donnée. Vérifiez s'il vous arrive de commettre l'une des erreurs suivantes :

1. La surgénéralisation (évidence tirée à partir d'un exemple ou d'une expérience bien spécifique qui est appliquée de façon erronée à toutes les autres situations futures) ;
2. La pensée du tout-ou-rien (catégoriser comme étant un ou l'autre, tout noir ou tout blanc ; l'absence de demi-mesure) ;
3. La dramatisation (imaginer le pire qui puisse arriver ou exagérer ce qui peut arriver jusqu'à des proportions extrêmes) ;
4. L'attention sélective (se concentrer uniquement sur le négatif en excluant systématiquement le positif) ;
5. La personnalisation (interpréter un événement externe comme étant le reflet d'un aspect négatif de soi) ;
6. L'étiquetage (prendre l'exemple d'un comportement bien spécifique et en faire une règle négative caractéristique de sa personne).

Nous avons vu au chapitre 7 comment ces mêmes erreurs ou distorsions peuvent alimenter le cercle vicieux de l'insomnie. Il est aussi facile de voir comment une mauvaise façon de penser peut amener quelqu'un à se sentir stressé ou déprimé. Nos pensées négatives ou déformées concernant une situation sont souvent le résultat d'attentes irréalistes à propos d'une situation ou d'autres personnes. Les «je dois» et les «il faut» sont issus de normes rigides souvent imposées par nous-mêmes ou les autres personnes dans notre entourage. L'impossibilité de délaisser ces normes rigides peut produire des sentiments de déprime, de colère ou de désappointement. Le Dr Albert Ellis, psychologue et père de la thérapie rationnelle émotive, soutient qu'il existe plusieurs croyances irrationnelles de base qui mènent à des pensées négatives. Lisez ces énoncés et essayez d'identifier ceux que vous endossez personnellement.

1. C'est une nécessité absolue pour un adulte d'obtenir l'amour et l'approbation des pairs, de la famille et des amis.

2. Vous devez être infailliblement compétent et presque parfait dans tout ce que vous entreprenez.

3. Certaines personnes sont mauvaises, méchantes et ignobles et devraient être punies.

4. C'est épouvantable lorsque les gens et les choses ne sont pas comme vous voudriez qu'ils soient.

5. Les événements extérieurs sont responsables de la misère humaine ; les gens réagissent simplement à ces événements selon les émotions qu'ils déclenchent.

6. Vous devriez ressentir de la peur ou de l'anxiété à propos de tout ce qui est inconnu, incertain ou potentiellement dangereux.

7. Il est plus facile d'éviter les difficultés et les responsabilités de la vie que d'y faire face.

8. Vous avez besoin de quelqu'un de plus fort ou de plus grand que vous pour vous y fier.

9. Le passé permet en grande partie de déterminer le présent.

10. L'inaction, la passivité et les loisirs à profusion permettent d'atteindre le bonheur.

Après avoir identifié les croyances irrationnelles et les erreurs cognitives qui caractérisent votre mode de penser, il faut apprendre à les modifier en leur substituant des pensées plus positives ou constructives. Ne vous découragez pas si vos premières tentatives de modifier votre mode de penser n'entraînent pas de changements immédiats. La substitution de pensées requiert beaucoup de pratique. Il est parfois utile d'écrire des pensées adaptées à des situations spécifiques sur des fiches et de les afficher dans un endroit où elles sont facilement visibles. Par exemple, vous pouvez constater que vous êtes souvent stressé par les demandes des autres, au travail ou à la maison, parce qu'eux planifient mal leur temps. Ainsi, le dicton populaire «Une urgence pour vous n'en est pas une pour moi» peut être laissé sur votre bureau ou inscrit sur le réfrigérateur pour vous remémorer que vous n'avez pas toujours à tirer les autres d'une impasse. Avec le temps et la pratique, vous vous apercevrez que vous substituez automatiquement des pensées constructives aux anciennes pensées mésadaptées. Mieux, vous remarquerez que vous n'êtes pas aussi stressé que vous l'étiez auparavant.

ÉLIMINER LA SITUATION STRESSANTE

Une autre façon de composer avec le stress est de le prévenir avant même qu'il ne survienne. En d'autres mots, éliminez les situations qui provoquent du stress. Permettez-vous un moment pour prendre un certain recul sur votre vie. Quelles situations sont stressantes pour vous? Est-ce le rythme effréné de la vie, un emploi insatisfaisant ou certaines situations de la vie courante? Parfois, essayer d'éliminer le stress en modifiant notre interprétation d'une situation n'est pas efficace parce que certaines situations sont fondamentalement stressantes. Si vous pouvez identifier des circonstances particulières qui vous amènent constamment à réagir négativement, essayez de les éliminer complètement ou de les modifier. Voici quelques façons d'y arriver :

1. Développez des stratégies efficaces de résolution de problèmes

Lorsque vous êtes aux prises avec une situation stressante, vous devez: (a) identifier la situation causant le stress; (b) explorer toutes les solutions potentielles; (c) examiner le pour et le contre de chaque solution; (d) implanter la ou les solutions choisies; et (e) évaluer le résultat. En adoptant une stratégie efficace de résolution de problèmes, que ce soit au travail ou à la maison, vous réduirez votre niveau de stress et améliorerez la qualité de vos relations avec les autres.

2. Établissez des priorités et apprenez à mieux gérer votre temps

Pour bien composer avec la vie d'aujourd'hui et son rythme effréné, il est important de planifier soigneusement votre temps plutôt que de laisser votre horaire chargé prendre le dessus. Steven Covey, auteur du best-seller *Les 7 habitudes de ceux qui réalisent tout ce qu'ils entreprennent,* considère que la gestion du temps se divise en quatre quadrants. Dans le quadrant supérieur gauche figurent les activités urgentes et importantes – les crises, les problèmes pressants et les projets avec des échéances bien précises. Dans le

quadrant inférieur gauche figurent celles qui sont urgentes, mais non importantes – les interruptions, les appels non sollicités, certaines réunions. Dans
le quadrant inférieur droit sont placées les activités qui ne sont ni urgentes
ni importantes – trier le courrier, ranger les dossiers, etc. Le quadrant supérieur droit regroupe les activités qui ne sont pas urgentes, mais qui sont
importantes. Se retrouvent dans cette catégorie les relations interpersonnelles, le développement de nouveaux projets la planification, l'établissement d'objectifs et les loisirs. Les gens qui gèrent mal leur temps passent la
majorité de celui-ci dans les activités des quadrants de gauche ou du quadrant inférieur droit. Ils passent leur temps à éteindre des feux – répondant
aux urgences des autres – ou dans des activités sans impact, laissant peu de
temps pour le vrai travail qui doit être fait. Ces gens passent peu de temps à
accomplir des activités visant à établir des relations et à déterminer des
objectifs qu'ils veulent se donner dans la vie. Si votre horaire est constamment dicté par les problèmes, les crises ou les échéances, il est clair que cela
peut mener au stress et à l'épuisement professionnel. Trop de temps investi
dans des activités qui ne sont pas importantes, qu'elles soient urgentes ou
pas, résulte en inefficacité et un sentiment de frustration. Mettre en priorité
certaines activités dans le quadrant de la prévention peut mener à un sentiment de prévoyance et d'utilité, le sentiment d'être en contrôle. À un moment
donné, cela vous permettra d'avoir moins de feux à éteindre ou de crises à
traverser. Voici d'autres stratégies de gestion du temps : faites une liste des
choses à faire ou à planifier avec des objectifs bien concrets ; prévoyez,
chaque jour, une période de temps sans dérangement ; prenez une étape à
la fois et commencez par l'essentiel ; décomposez les tâches difficiles en
tâches plus simples ; remettez l'auto-évaluation à plus tard et commencez !

3. Apprenez à déléguer

Plusieurs personnes pensent que le travail bien fait doit être fait par soi-
même. Cette attitude mène au sentiment d'être surchargé et laisse peu de
temps pour développer une vision plus globale des choses ou pour s'investir dans des activités permettant d'établir des relations. Faire confiance aux
autres pour leur déléguer certaines de vos responsabilités peut soulager

cette surcharge. Déléguer encourage aussi les autres à acquérir de nouvelles habiletés et à prendre d'autres responsabilités. La vraie délégation de pouvoir implique d'expliquer aux autres quels résultats vous attendez, puis de les laisser atteindre le résultat de la façon qui leur convient. Vouloir contrôler les méthodes ou surveiller le processus entier peut être frustrant et ne pas vous laisser plus de temps libre que vous en aviez auparavant.

4. Affirmez-vous

Beaucoup de stress résulte de notre incapacité à dire non aux demandes déraisonnables qui nous sont adressées. On peut vous demander d'être membre de trop de comités, de surveiller les enfants des autres ou de couvrir vos collègues. Toutes ces requêtes peuvent engendrer un sentiment de perte de contrôle : vous avez l'impression que l'on tire avantage de vous. Vos propres besoins ne sont pas satisfaits. Que la demande soit réaliste ou non, être capable de vous affirmer et de dire non peut être très libérateur. Cependant, il est important de différencier les comportements passifs, affirmatifs et agressifs. L'affirmation de soi implique la capacité d'exprimer ses propres besoins sans blesser les autres. Si vous devenez stressé parce qu'il vous est difficile de dire non ou de voir vos besoins comblés, un livre sur l'affirmation de soi ou un groupe d'entraînement à l'affirmation pourraient vous être très utiles.

Nous avons discuté au chapitre 3 de la relation existant entre l'affirmation de soi et les problèmes de sommeil. Dans ma propre expérience clinique, je remarque souvent à quel point les insomniaques sont des gens intrinsèquement aimables. Ce sont souvent des gens qui mettent leurs intérêts de côté pour plaire aux autres, étant plus préoccupés de plaire aux autres qu'à eux-mêmes. D'un autre côté, les bons dormeurs sont généralement plus affirmatifs dans l'expression de leurs besoins et la revendication de leurs droits. Ils disent ce qu'ils ont à dire le jour et lorsqu'ils vont au lit, ils ont l'esprit plus tranquille et dorment sur leurs deux oreilles. À l'opposé, le manque d'affirmation pendant le jour peut amener une personne à s'inquiéter et à ruminer à l'heure du coucher à propos de ce qui aurait pu être fait ou dit différemment. Naturellement, ces discours internes interfèrent avec le sommeil.

5. Exprimez la colère de façon adéquate

Une bonne partie du stress peut résulter d'une incapacité à exprimer sa colère d'une manière adaptée. Il y a deux façons inadéquates d'exprimer sa colère – le faire de façon belligérante ou en blâmant les autres ou encore la garder pour soi, la laissant mijoter à l'intérieur. Certains refoulent leur colère à l'intérieur jusqu'à la limite et, tout à coup, elle est déclenchée par un sujet sans importance. Exprimer sa colère d'une manière non agressive est une forme d'affirmation de soi. Vous pouvez exprimer votre colère de façon adéquate en commençant les phrases par « Je » plutôt qu'en les formulant sous forme de blâmes ou d'attaques personnelles. Concentrez-vous sur les circonstances que vous désirez changer plutôt que sur les éléments que vous trouvez désagréables. Les habiletés de résolution de conflits peuvent aussi vous aider à composer plus efficacement avec la colère. La première étape dans la résolution de conflits implique l'écoute active. Reformuler ce que dit votre interlocuteur peut lui faire sentir que vous l'écoutez. Ensuite, vous pourriez tous les deux examiner les solutions alternatives à l'aide d'un « *brainstorming* ». Évaluez chaque solution proposée jusqu'à ce que tous puissent s'entendre et y tirer leur compte.

6. Récompensez-vous et prenez le temps d'apprécier la vie

L'adage « Si le travail nuit à vos loisirs, laissez tomber le travail » est en partie véridique. Évaluez la façon dont vous utilisez votre temps. Pour effectuer cet exercice, notez pendant une semaine vos activités, puis classez-les comme étant agréables, désagréables ou neutres. Quelle proportion de votre semaine est investie dans des activités désagréables? Combien de fois durant la semaine avez-vous eu des expériences que vous avez vraiment appréciées? Si vous vous apercevez que la majorité de votre temps est passée à faire des tâches que vous considérez comme des corvées, ne vous demandez pas pourquoi vous vous sentez stressé. Par la suite, faites une liste d'activités que vous considérez plaisantes ou agréables. Planifiez certaines de ces activités pour la semaine suivante. Pour vous récompenser d'avoir travaillé fort, offrez-vous des activités agréables ou de petits cadeaux. Il est spécialement important de vous donner du temps pour décompresser à la fin d'une longue journée. Si vous travaillez jusqu'au moment de vous mettre au lit, ne soyez pas surpris d'éprouver des difficultés à faire le vide et à trouver le sommeil. Planifiez au moins une heure où vous pouvez vous relaxer à l'aide d'une activité paisible et agréable avant de vous installer pour la nuit.

7. Prenez soin de votre corps

Si vous ne prenez pas soin de vous physiquement, cela peut s'avérer être une source de stress additionnelle. Une alimentation équilibrée et de l'exercice physique sont deux bonnes façons de prendre soin de votre corps. Bien s'alimenter, c'est avoir une diète équilibrée, avec un choix quotidien d'aliments parmi les quatre groupes alimentaires. Bien que la grosseur des portions puisse varier selon l'âge, le poids et le sexe, votre diète devrait inclure plus de fruits, de légumes, de pain et de céréales que de produits laitiers et de viande, de volaille ou de produits protéiformes. Le gras, le sucre et les aliments à teneur élevée en sodium devraient être soigneusement contrôlés. Les vitamines jouent un rôle important dans la gestion du stress. La sécrétion de cortisol, la principale hormone produite par le cerveau en état de stress, a besoin de vitamines pour maintenir sa production. Le stress chronique peut donc amener une réduction des quantités de vitamines B et C. De plus, les substances contenant de la caféine telles que le café, le thé, certaines boissons gazeuses et le chocolat sont toutes des stimulants du système nerveux central et produisent des réponses similaires au stress. Éliminer la cigarette et éviter l'alcool ou l'utiliser avec modération peut aussi contribuer à contrôler le stress.

L'exercice physique est important, pas uniquement pour aider à contrôler votre poids, mais aussi pour diminuer le stress. L'exercice aérobique implique une activité rythmique soutenue (20 minutes ou plus par séance d'entraînement) des principaux groupes musculaires moteurs – la course, le jogging, la danse, la nage, la marche rapide et la bicyclette. L'exercice aérobique améliore les capacités cardio-vasculaires et pulmonaires. Il augmente la production des globules rouges, aide à maintenir une pression sanguine normale et un pouls moins élevé et rehausse l'énergie et l'endurance. L'exercice renforce aussi les muscles et les os. Avant d'entreprendre un programme d'exercices, il est important de se soumettre à un examen physique et d'obtenir l'approbation de son médecin.

Si vous désirez adopter d'autres types d'exercices ayant une intensité moindre et un plus faible impact, optez pour le yoga isotonique et le yoga isométrique. Ces exercices impliquent l'étirement ou la contraction des muscles et augmentent la force et la flexibilité musculaires. Le yoga peut aussi être combiné avec la méditation. Quel que soit le type d'exercices que vous choisissez, rappelez-vous ces quelques conseils : (a) n'effectuez jamais d'exercices juste avant l'heure du coucher ; (b) commencez graduellement et augmentez en intensité ; (c) les exercices d'échauffement et de détente sont essentiels ; (d) fixez-vous des objectifs et notez vos progrès ; (e) faites de l'exercice au moins trois fois par semaine ; (f) récompensez-vous par des félicitations et non avec de la nourriture ; et (g) surtout, choisissez une forme d'exercice qui est agréable, sinon vous risquez d'accroître votre stress.

8. Développez un réseau de soutien social pour vous soutenir

Le soutien social peut prévenir ou réduire le stress. Être seul pour faire face à ses problèmes peut être stressant en soi. La présence de gens qui se préoccupent de nous peut être d'un grand soutien et faire toute la différence dans la manière avec laquelle nous composons avec le stress. Prenez donc le temps de trouver des gens qui partagent vos valeurs et qui seront là lorsque vous aurez besoin de quelqu'un pour parler, qui partageront vos joies et vos peines. Il n'existe pas de substituts aux contacts sociaux surtout dans un monde virtuel axé sur la communication par Internet et où il est de plus en plus facile de travailler à la maison, sans même avoir à rencontrer qui que ce soit.

Dans ce chapitre, nous avons mis l'accent sur la relation entre le stress et l'insomnie et nous avons exposé trois approches pour gérer le stress de votre vie quotidienne. La première vise à réduire vos réactions physiologiques et mentales au stress, à l'aide de procédures telles que la respiration profonde, la relaxation musculaire, la méditation, l'imagerie mentale et l'autohypnose. La deuxième approche consiste à changer votre perception de l'événement stressant. Il s'agit ici d'identifier les pensées, les croyances et les attitudes inappropriées qui provoquent des émotions négatives et de leur substituer des pensées plus constructives. Enfin, la dernière approche pour composer avec le stress consiste à changer ou à éliminer les circonstances ou les événements menant à une réaction de stress. Certaines façons de modifier la situation stressante consistent à mettre des limites et à apprendre à dire non, à gérer son temps plus efficacement et à établir des priorités, à déléguer, à exprimer sa colère d'une manière adaptée, à planifier du temps pour décompresser à la fin de la journée, à prendre soin de votre corps et à bâtir un réseau social sur lequel vous pouvez compter.

Le sommeil nocturne est très intimement relié aux activités de la journée précédente. Il est irréaliste de penser que vous puissiez mener une vie remplie de stress durant la journée et être soudainement libéré de toute inquiétude la nuit. Composer avec le stress de façon efficace durant la journée ne peut que faciliter une bonne nuit de sommeil.

CHAPITRE 9

Maintenir une bonne hygiène du sommeil

Le sommeil est affecté par une multitude de facteurs associés à notre mode de vie : l'alimentation, l'exercice, la consommation d'alcool, de même que par des facteurs environnementaux comme la température ambiante, le bruit, la lumière et même le confort du matelas. Dans ce chapitre, vous apprendrez comment certains modes de vie et facteurs environnementaux peuvent faciliter ou nuire à une bonne nuit de sommeil. D'abord, complétez le questionnaire au tableau 9.1 afin d'évaluer la qualité de votre hygiène du sommeil.

Comme la plupart des personnes qui souffrent d'insomnie, vous êtes probablement au courant de l'effet de ces facteurs sur votre sommeil. Néanmoins, les études suggèrent que même si les insomniaques sont bien informés concernant l'hygiène du sommeil, plusieurs se pensent à l'abri de ces influences et s'engagent en fait dans plus de pratiques néfastes que les bons dormeurs. Ainsi, si vous avez répondu affirmativement à l'une ou l'autre de ces questions, ce chapitre vous aidera à mettre en pratique quelques principes de base d'une bonne hygiène du sommeil. Le tableau 9.2 résume les principales directives à suivre pour améliorer votre hygiène du sommeil et vous aider à mieux dormir. Par la suite, vous trouverez des explications sur ces recommandations.

TABLEAU 9.1

Votre hygiène du sommeil est-elle saine ?
Consommez-vous de la caféine durant la soirée ?
Fumez-vous peu avant l'heure du coucher ou lorsque vous vous réveillez la nuit ?
Prenez-vous de l'alcool à l'heure du coucher pour vous aider à décompresser ?
Prenez-vous un repas copieux avant de vous mettre au lit ?
Prenez-vous une collation au milieu de la nuit ?
Pratiquez-vous un exercice exigeant peu avant l'heure du coucher ?
Est-ce que votre chambre à coucher ressemble à un champ de bataille ?
Est-ce que votre matelas est trop dur ou trop mou ?
Est-ce que la température de votre chambre est trop chaude ou trop froide ?
Est-ce que le bruit vous garde éveillé la nuit ?
Y a-t-il de la lumière qui pénètre dans votre chambre la nuit ?

TABLEAU 9.2

Conseils pour une bonne hygiène du sommeil
La caféine est un stimulant et devrait être évitée quatre à six heures avant le coucher.
La nicotine est un stimulant ; évitez de fumer à l'heure du coucher et lorsque vous vous réveillez la nuit.
L'alcool est un dépresseur du système nerveux autonome ; il peut faciliter l'endormissement initial, mais interrompt le sommeil plus tard dans la nuit.
Une légère collation peut être bénéfique, mais ne prenez pas un repas copieux juste avant le coucher.
L'exercice physique régulier peut approfondir le sommeil, mais évitez d'en faire juste avant l'heure du coucher puisque cela peut être stimulant.
Gardez votre chambre à coucher ordonnée et propre ; choisissez un matelas confortable.
Évitez les températures extrêmes dans la chambre à coucher ; maintenez une température modérée.
Faites en sorte que votre chambre à coucher soit tranquille et obscure.

1. La caféine : Évitez la caféine quatre à six heures avant le coucher

La caféine est la substance la plus utilisée dans notre société. C'est un stimulant du système nerveux central et, en quantité raisonnable, elle améliore la concentration et la vigilance. Consommée près de l'heure du coucher, la caféine produit un sommeil léger et interrompu. Selon son mode de préparation, une tasse de café contient entre 75 mg (instantané) et près de 200 mg (filtre) de caféine alors que celle-ci est pratiquement absente des boissons décaféinées (voir le tableau 9.3). La caféine atteint sa concentration maximale dans le corps entre 15 et 45 minutes après son ingestion et il faut environ trois heures pour en éliminer la moitié de notre système. La caféine consommée une heure avant le coucher peut ainsi retarder l'endormissement. Lorsqu'elle est consommée au moment même du coucher, elle peut interrompre le sommeil durant la nuit. Une utilisation quotidienne modérée est peu susceptible d'affecter le sommeil, mais une consommation considérable durant la journée peut entraîner des symptômes de sevrage tels que des maux de tête en soirée, ce qui peut retarder l'endormissement.

La plupart des gens sont bien informés des effets stimulants de la caféine et font attention à ne pas en consommer après le souper. Cependant, nous ne devons pas sous-estimer les effets stimulants des boissons gazeuses, du thé glacé et du chocolat. Un de mes patients, Pierre, était fier d'affirmer ne jamais consommer de café après le souper. Mais lorsque questionné sur sa consommation d'autres produits contenant de la caféine, il rapportait boire du Pepsi durant presque toute la soirée en plus d'avaler une ou deux barres de chocolat. La caféine n'est pas uniquement présente dans le café, elle est contenue en plus petites proportions dans le thé, le cacao, le chocolat, plusieurs boissons gazeuses (Pepsi, Coke) et bon nombre de médicaments disponibles sans ordonnance contre les allergies et le rhume ou même pour supprimer l'appétit. Le tableau 9.3 présente une liste de produits contenant différentes quantités de caféine. L'utilisation de ces produits à l'heure du coucher peut avoir les mêmes effets néfastes sur le sommeil que le café.

TABLEAU 9.3

Quantité de caféine contenue dans une sélection de boissons, d'aliments et de médication	
Produits	**Milligrammes de caféine (valeurs approximatives)**
Café (tasse de 8 oz / 237 ml)	
Torréfié et moulu (filtre)	179
Expresso (100 ml)	170
Infusé	135
Instantané	76-106
Décaféiné	3-5
Thé (tasse de 8 oz / 237 ml)	
Mélange régulier	43
Vert	30
Instantané	15
Sachet/feuilles	50
Décaféiné	0
Glacé (16 oz/574 ml avec ou sans sucre)	22-34
Boissons gazeuses et énergisantes (12 oz / 355 ml)	
Pepsi / Coca Cola	36-46
Cola diète	39-50
Sprite / 7-Up	0
Orangeade Sunkist	27
Red Bull (8,2 oz/250 ml)	80
Produits à base de cacao	
Friandise, chocolat au lait (28 g)	10-15
Friandise, chocolat noir (28 g)	30
Lait au chocolat (8 oz/237 ml)	5-8
Gâteau au chocolat (80 g)	7
Médicaments en vente libre (1 comprimé)	
Stimulant No Doz	100
Analgésique Excedrin	65
Certains produits contre la grippe	30

Sources : Santé Canada (2008). Harland BF. (2000). Caffeine and nutrition. *Nutrition* 16 : 522-526

La sensibilité et la tolérance aux produits dérivés de la caféine varient d'un individu à l'autre et peuvent avoir des effets variables sur le sommeil. Une plus grande tolérance permet d'expliquer pourquoi certains grands consommateurs de caféine ne se plaignent pas de difficultés à dormir. Les insomniaques peuvent être plus sensibles aux effets stimulants de la caféine en raison d'une plus grande prédisposition à l'hyperactivité. Cependant, de façon générale, la caféine consommée près de l'heure du coucher dérange la qualité du sommeil de tous les individus, même de ceux qui affirment qu'elle n'a aucun impact. Les études en laboratoire montrent en effet qu'à la suite d'une consommation modérée de caféine avant l'heure du coucher, le sommeil qui suit est plus souvent interrompu par des éveils nocturnes. Ces éveils sont souvent de très courte durée et peuvent ne pas être perçus par la personne qui dort.

2. La nicotine : Évitez de fumer à l'heure du coucher et lorsque vous vous réveillez la nuit

La nicotine est un stimulant du système nerveux central qui produit sensiblement les mêmes effets sur le sommeil que la caféine. Bien que les fumeurs puissent éprouver une sensation de relaxation initialement, l'effet global de la nicotine est la stimulation. Donc, cet état de relaxation est rapidement remplacé par une augmentation du rythme cardiaque, de la pression sanguine et d'autres effets similaires produits par les stimulants. Le résultat est une activation physique et mentale incompatible avec le sommeil. Les effets stimulants de la caféine et de la nicotine combinés sont particulièrement nuisibles au sommeil.

Les enquêtes et les études en laboratoire confirment l'association existant entre tabagisme et difficultés à dormir. Les fumeurs, particulièrement ceux qui fument plus d'un paquet par jour, prennent plus de temps à s'endormir et se réveillent plus fréquemment que les non-fumeurs ou que les gens qui consomment moins d'un paquet par jour. Le fait de fumer beaucoup juste avant l'heure du coucher peut produire des réveils conditionnés durant la nuit. Par exemple, ceux qui fument beaucoup remarquent que la première chose qui leur vient à l'esprit en se réveillant la nuit est de trouver une cigarette. Les réveils nocturnes peuvent ainsi devenir conditionnés au sevrage de la nicotine.

Si vous êtes fumeur, le meilleur conseil est évidemment de cesser complètement de fumer. Malgré certains symptômes de sevrage survenant au début pendant la journée, les recherches ont démontré que cesser de fumer améliore substantiellement la qualité du sommeil. Pour ceux qui ne peuvent ou ne veulent pas arrêter de fumer, il est particulièrement important de réduire la consommation de cigarettes au cours des quelques heures précédant le coucher. Aussi, ils devraient éviter de fumer lorsqu'ils se réveillent pendant la nuit ; cela permet de prévenir le conditionnement de ces réveils nocturnes aux symptômes de sevrage de la nicotine.

3. L'alcool : Faites attention à l'alcool consommé avant le coucher ; il peut faciliter l'endormissement, mais interrompra le sommeil plus tard dans la nuit

Contrairement à la caféine et à la nicotine, l'alcool est un dépresseur du système nerveux central. C'est toutefois la substance la plus susceptible de perturber le sommeil. Un petit verre avant le coucher peut aider les personnes tendues à se relaxer et à s'endormir plus rapidement, mais à mesure que l'effet de l'alcool disparaît, le sommeil devient plus léger et interrompu. L'alcool est métabolisé au taux approximatif d'une consommation à l'heure et les symptômes de sevrage peuvent persister deux à quatre heures, même lorsque le taux d'alcool dans le sang est revenu à zéro. Ainsi, une quantité modérée et socialement acceptable d'alcool consommée entre le souper et l'heure du coucher est susceptible de perturber le sommeil. À mesure que l'alcool est métabolisé, le corps éprouve des symptômes de sevrage, causant un sommeil agité et des réveils nocturnes. Utilisé au milieu de la nuit pour retrouver le sommeil, l'alcool entraîne les mêmes symptômes de sevrage plus tard dans la nuit ou au réveil le matin.

L'alcool consommé à l'heure du coucher réduit le sommeil paradoxal (sommeil de rêve) dans la première partie de la nuit, effet suivi d'un rebond (une augmentation de la quantité) dans la seconde partie de la nuit. Cette augmentation de sommeil paradoxal peut provoquer des cauchemars. Les réveils matinaux sont aussi très communs lorsqu'une quantité d'alcool, même modérée, a été consommée la veille. Ainsi, le résultat final est un sommeil plus court et de moins bonne qualité.

L'abus d'alcool a des effets particulièrement néfastes sur le sommeil. À la suite d'un excès, le sommeil est plus profond au départ, mais durant le sevrage, il se produit une réduction marquée du sommeil profond et une légère diminution du sommeil paradoxal. Chez les personnes souffrant d'alcoolisme, le sommeil est très perturbé et les cycles veille-sommeil sont désorganisés. En période de sevrage aiguë, ces personnes peuvent même halluciner en raison d'une augmentation marquée du sommeil paradoxal et de l'imagerie qui l'accompagne. Même durant l'abstinence, le sommeil peut demeurer perturbé pendant de longues périodes de temps, ce qui peut précipiter une rechute. Bien qu'une thérapie du sommeil puisse être utile afin de prévenir la rechute, le traitement devrait d'abord viser le problème sous-jacent d'abus d'alcool.

Pour les buveurs sociaux et ceux qui utilisent un petit verre d'alcool de façon occasionnelle comme aide pour dormir, le meilleur conseil est d'éviter l'alcool ou de le remplacer par une boisson non alcoolisée pendant les quatre à six heures précédant l'heure du coucher. Un petit verre peut aider les personnes anxieuses à se relaxer à l'heure du coucher, mais dans l'ensemble, le résultat est une diminution de la durée et de la qualité du sommeil. L'alcool ne devrait jamais être mélangé avec des pilules pour dormir ; cela accentue tous les effets de l'alcool décrits précédemment. L'alcool aggrave aussi le ronflement et si vous avez des symptômes d'apnée du sommeil, son utilisation à l'heure du coucher est strictement contre-indiquée puisque cela accentuera le trouble respiratoire sous-jacent.

4. L'alimentation : Une collation à l'heure du coucher peut faciliter le sommeil, mais ne mangez pas trop

L'ingestion de nourriture peut faciliter le sommeil. Par contre, le moment, le type de nourriture et la quantité de calories consommées sont des facteurs médiateurs importants de cet effet. Par exemple, un léger goûter à l'heure du coucher semble faciliter le sommeil alors qu'un repas copieux a l'effet inverse en accentuant l'activité de votre système digestif. Vous devriez éviter les aliments suivants avant le coucher : les aliments épicés, les arachides, les haricots, la plupart des légumes et des fruits crus, ces derniers pouvant causer des gaz intestinaux. Évitez les collations au milieu de la nuit puisque les réveils nocturnes peuvent devenir conditionnés à la sensation de faim. L'ingestion excessive de liquide dans la soirée peut aussi interrompre votre sommeil en raison du besoin d'uriner.

Existe-t-il certaines substances nutritives qui facilitent le sommeil? D'abord, non il n'existe pas de diète miracle pour vaincre l'insomnie. En fait, peu de chercheurs se sont penchés sur les effets des différents aliments et habitudes alimentaires sur le sommeil. Des observations cliniques suggèrent qu'un repas élevé en hydrates de carbone (pain, fromage, pâtes alimentaires) favorise la somnolence alors qu'un repas élevé en protéines (viandes et substituts) favorise l'éveil. Toutefois, le fait que certains aliments induisent le sommeil est loin d'être prouvé.

Et qu'en est-il du verre de lait chaud? Nous avons tous entendu parler de cette vieille recette et la plupart des mères peuvent témoigner de l'effet réconfortant du lait pour les bébés. Le tryptophane, un acide aminé naturel, se trouve dans le lait et dans plusieurs autres produits laitiers. Sa concentration, avec le neurotransmetteur sérotonine, est accrue durant le sommeil. Théoriquement, le lait devrait donc favoriser le sommeil. Cependant, les études cliniques sont plutôt contradictoires; certaines suggèrent une amélioration du sommeil alors que d'autres n'indiquent aucun effet, même avec une quantité largement supérieure à ce qui est naturellement disponible dans un verre de lait. Les effets spécifiques des autres produits laitiers (crème glacée, yogourt, fromage) sur le sommeil sont incertains puisque leur contenu en tryptophane est beaucoup moins élevé que celui des pilules concentrées. Auparavant, le tryptophane était disponible sans ordonnance dans la plupart des magasins d'aliments naturels. Cependant, plusieurs cas d'éosinophilie, une maladie du sang associée à une augmentation du nombre de globules blancs, ont été reliés à l'utilisation de ces suppléments alimentaires. Les enquêtes de la Food and Drug Administration (FDA) et du Center for Disease Control ont conclu plus tard que la maladie n'était pas causée par le tryptophane, mais résultait plutôt de substances contaminatrices introduites par inadvertance dans le processus de fabrication de quelques paquets de ce supplément alimentaire. Néanmoins, la FDA a maintenu sa recommandation de retirer du marché américain le tryptophane en pilules concentrées. Au Canada, ce médicament est disponible sous l'appellation de tryptan, mais avec prescription médicale seulement.

Des changements importants dans l'alimentation et le poids peuvent altérer le sommeil. Une perte de poids importante est accompagnée d'un sommeil plus court et interrompu alors qu'un gain de poids est associé à un sommeil plus long et continu. Les difficultés à dormir peuvent être très sévères chez les patients atteints de troubles de l'alimentation tels que l'anorexie ou la boulimie. Toutefois, il n'est pas toujours clair si ces changements sont reliés aux déficiences nutritionnelles, aux troubles de l'humeur accompagnant souvent les troubles alimentaires ou aux deux. Le sommeil s'améliore habituellement lorsque la personne reprend du poids.

En résumé, un léger goûter accompagné d'une boisson non alcoolisée et sans caféine avant le coucher peut favoriser le sommeil de certains individus. Bien qu'il soit préférable de ne pas aller au lit affamé, un repas copieux avant le coucher est à éviter. Ne prenez pas de collations au milieu de la nuit puisqu'à long terme, les réveils nocturnes peuvent devenir conditionnés par la faim. Diminuez votre ingestion de liquide dans la soirée. L'ingestion excessive de liquide peut provoquer le besoin d'uriner et, par la suite, des difficultés à retrouver le sommeil. Comme les réveils nocturnes et le besoin d'uriner pendant la nuit augmentent avec le vieillissement, il faut porter une plus grande attention à la quantité de liquide consommée avant l'heure du coucher. Cette consigne est encore plus importante pour les personnes qui utilisent des diurétiques pour contrôler leur pression sanguine, car ces médicaments augmentent le besoin d'uriner.

5. L'exercice : L'exercice aérobique régulier peut approfondir le sommeil ; évitez cependant l'exercice vigoureux dans les deux heures précédant le coucher

Les bénéfices de l'exercice régulier pour la condition physique et le bien-être psychologique sont clairement établis. L'exercice peut aussi améliorer votre sommeil. Courir, nager, faire du vélo, du ski ou toute autre activité avec dépense énergétique favorise le sommeil profond. Nous avons vu dans le chapitre premier que le sommeil possède plusieurs fonctions ; le sommeil profond (stades 3-4) est principalement impliqué dans la restauration de l'énergie physique.

Trois facteurs semblent affecter la relation entre l'exercice physique et le sommeil – la forme physique de la personne, le moment où l'activité est pratiquée en relation avec la période de sommeil et la quantité d'énergie dépensée. L'exercice aérobique régulier effectué par une personne en bonne forme physique améliore le sommeil. Il augmente précisément la quantité de sommeil profond. Un exercice vigoureux et soutenu effectué par une personne en mauvaise forme physique ou sédentaire produit l'effet opposé ; il occasionne un sommeil plus léger et plus agité. Le moment où l'exercice est effectué en relation avec la période de sommeil est également important. Faire de l'exercice juste avant l'heure du coucher produit un effet stimulant et interfère avec l'endormissement. À l'opposé, l'exercice physique effectué le matin a peu d'impact sur le sommeil nocturne puisqu'il est effectué trop longtemps avant la période de sommeil. Le meilleur moment pour pratiquer l'exercice est vers la fin de l'après-midi ou le début de la soirée.

Les bénéfices sur le sommeil proviennent du refroidissement de la température corporelle survenant quelques heures après l'exercice. On a vu précédemment que la température du corps diminue au cours de la nuit ; donc si l'on peut faire correspondre cette baisse de température avec la période nocturne, le sommeil devrait en bénéficier. Vous pouvez obtenir un effet similaire en prenant un bain chaud durant la soirée. Le refroidissement qui fait suite à un réchauffement actif (exercice) ou passif (bain chaud) du corps favorise le sommeil. Ce refroidissement survient plus rapidement avec le réchauffement passif qu'actif du corps, ce qui explique en partie pourquoi un exercice vigoureux devrait être effectué environ trois à quatre heures avant le coucher alors qu'un bain chaud peut être pris deux heures avant le coucher. Finalement, la quantité d'énergie dépensée est une variable importante qui influence la relation entre exercice et sommeil. Courir un marathon affecte le sommeil différemment de 30 minutes de jogging. Un exercice exigeant un très grand effort est susceptible de perturber le sommeil de la nuit suivante même pour les personnes en très bonne forme physique.

En résumé, il y a deux recommandations de base. Premièrement, évitez l'exercice vigoureux peu avant l'heure du coucher et deuxièmement, effectuez un programme régulier d'exercice vers la fin de l'après-midi ou le début de la soirée pour améliorer le sommeil de même que votre bien-être physique et psychologique. Bien que l'exercice physique à lui seul soit rarement suffisant pour guérir l'insomnie sévère, l'exercice physique régulier peut être un outil utile à ajouter aux autres méthodes apprises jusqu'à présent. Pour les bons comme pour les mauvais dormeurs, c'est une excellente méthode de réduction du stress.

6. Aménagez votre chambre à coucher pour qu'elle soit invitante

Si vous essayez de vaincre l'insomnie, ne négligez pas les éléments de base. Tout comme un environnement propice au travail favorise la productivité, une chambre à coucher bien aménagée peut faciliter une bonne nuit de sommeil. La chambre à coucher doit être invitante. Essayez de créer un environnement plaisant et propice au sommeil. Utilisez des couleurs qui sont relaxantes et réconfortantes ; évitez celles qui sont stimulantes ou déprimantes. Gardez le minimum de meubles. Ne faites pas un bureau ou une cour de récréation de votre chambre à coucher ; réservez-la pour le sommeil et les activités sexuelles de façon qu'elle devienne associée à ces éléments seulement. Gardez votre chambre à coucher ordonnée et propre. Faites votre lit le matin plutôt qu'à l'heure du coucher ; cela vous donnera un sentiment d'ordre et de contrôle dans votre vie. Vous avez probablement besoin d'un réveille-matin, mais évitez de le regarder la nuit puisque cela vous gardera éveillé plus longtemps. Pour ne pas entendre le tic-tac de l'horloge, couvrez-la d'une couverture ou d'un oreiller.

Il existe des variations dans les préférences individuelles pour les objets personnels tels que le matelas, les oreillers et les draps. Ce qui importe est que vous trouviez ce qui est le plus confortable pour vous. Si vous vous réveillez en sueur la nuit, utilisez des draps plus légers fabriqués de matériel plus frais. Un matelas trop dur peut causer des difficultés à dormir chez les gens souffrant d'arthrite alors qu'un matelas trop mou peut présenter des problèmes pour les individus souffrant de maux de dos. Il n'y a pas de données probantes démontrant que le sommeil est différent dans un lit d'eau ou avec un matelas conventionnel. Encore une fois, c'est une question de préférence personnelle.

7. Gardez la température de votre chambre à un niveau confortable

Évitez de dormir dans un environnement trop chaud ou trop froid, trop sec ou trop humide. Bien qu'il n'y ait pas de température ambiante idéale pour tous, les températures extrêmes interfèrent avec le sommeil normal. La chaleur (24 °C ou 75 °F) augmente les réveils nocturnes, réduit le sommeil paradoxal et le sommeil profond, cause plus de mouvements et diminue la qualité totale du sommeil. Les difficultés de sommeil sont moins fréquemment associées aux températures froides bien qu'une température inférieure à 12 °C (54 °F) soit parfois associée à des rêves désagréables et plus émotionnels. S'il n'y a pas de thermostat dans votre chambre, vous pouvez ajuster la température à l'aide de couvertures, d'un ventilateur ou d'un climatiseur.

Votre température corporelle est aussi en étroite relation avec le cycle veille-sommeil. Nous avons vu dans le chapitre premier que la température du corps varie d'environ un degré Celsius du point le plus élevé au plus bas durant un cycle veille-sommeil de 24 heures. Elle est à son plus bas niveau très tôt le matin alors que la propension au sommeil est plus élevée; elle commence à augmenter peu après et poursuit son ascension toute la matinée. C'est pendant cette période que la vigilance est à son maximum. Certaines recherches ont observé que la température corporelle des insomniaques tend à demeurer plus élevée que celle des bons dormeurs au cours de la période de 24 heures du cycle veille-sommeil. Il n'est donc pas surprenant que les personnes qui font de l'insomnie se plaignent souvent d'avoir trop chaud durant la nuit; c'est un peu comme si leur thermostat interne était défectueux. Donc, si vous souffrez d'insomnie, il est préférable de conserver votre chambre à coucher bien aérée et plutôt fraîche.

8. Évitez le bruit et la lumière excessive

Les bruits provenant d'un conjoint qui ronfle, du chien du voisin qui jappe ou de la circulation peuvent déranger votre sommeil. Vous pouvez pousser votre conjoint du coude ou déménager sur le sofa, mais une telle solution est uniquement temporaire. Nous verrons dans le chapitre 12 que le ronflement peut être corrigé à l'aide d'une chirurgie appropriée. En ce qui concerne le chien du voisin, il est possible que vous deviez vous affirmer le jour suivant afin d'éviter que cet embêtement se reproduise. Comme pour atténuer tout bruit provenant de sources extérieures, vous pouvez alors fermer les fenêtres et mieux insonoriser votre chambre à coucher. En général, le bruit de fond provenant d'un ventilateur, par exemple, peut masquer la plupart des bruits dérangeants. Des bouchons dans les oreilles peuvent aussi diminuer significativement le niveau de bruit. Bien que les bons dormeurs puissent s'habituer au bruit, leur sommeil demeure tout de même plus superficiel et léger. Le seuil d'éveil est plus bas dans le stade 1 du sommeil, plus élevé dans les stades 3-4 et variable dans le sommeil paradoxal. Le type de bruit influence aussi ce seuil. Un nouveau parent se réveillera plus facilement lorsque son bébé pleure que lorsqu'il y a du bruit dans la rue. Aussi, le seuil d'éveil diminue avec l'âge, ce qui explique pourquoi les personnes âgées éprouvent plus de difficultés à rester endormies que les plus jeunes. Un niveau de bruit suffisant pour réveiller une personne de 70 ans causera uniquement un retour bref vers un stade de sommeil plus léger chez une personne de 25 ans. Les insomniaques sont plus sensibles au bruit, probablement parce qu'ils demeurent dans un état d'hypervigilance même pendant le sommeil, ce qui les garde plus conscients de leur environnement.

La lumière peut affecter le sommeil de presque tous les individus ; ce facteur explique le taux élevé d'insomnie chez les travailleurs de nuit qui essaient de dormir durant le jour. Il est particulièrement important que la chambre soit bien obscure avec des toiles opaques qui empêchent les lumières de la rue ou la lumière du jour de pénétrer par la fenêtre. L'utilisation d'un masque pour les yeux ou de lunettes protectrices peut aussi éliminer ou réduire la luminosité indésirable.

Dans ce chapitre, nous avons vu comment certains modes de vie et conditions environnementales peuvent avoir des effets nuisibles sur le sommeil nocturne et comment vous pouvez favoriser une bonne nuit de sommeil à l'aide d'une bonne hygiène du sommeil. Bien qu'une mauvaise hygiène du sommeil soit rarement la cause première de l'insomnie, ce facteur peut compliquer le problème existant et réduire l'impact des changements que vous apportez à vos autres habitudes, croyances et attitudes néfastes. Ainsi, il est important de corriger ces facteurs et d'intégrer les principes d'hygiène du sommeil à l'ensemble du programme de traitement décrit dans ce livre.

CHAPITRE 10

Remettre son horloge biologique à l'heure

Même si les facteurs psychologiques comme le stress, l'anxiété et la dépression jouent un rôle important dans l'insomnie, d'autres facteurs reliés à nos rythmes biologiques peuvent être à la source des difficultés de sommeil. Dans un tel cas, l'insomnie est causée par un dérèglement de notre horloge biologique et l'horaire veille-sommeil désiré ou celui dicté par la norme sociale. Par exemple, une personne peut être incapable de s'endormir tel que désiré vers 23 h mais elle peut dormir sans problème de 3 h à 11 h. L'insomnie peut aussi être causée par le décalage horaire ou par un horaire de travail de nuit. Ces différentes formes d'insomnie sont dues à un trouble du rythme circadien et relèvent surtout d'une mauvaise synchronisation de l'épisode de sommeil à l'intérieur de la période habituellement réservée au sommeil. La principale difficulté est que la personne ne peut pas dormir lorsqu'elle le désire et ne peut rester éveillée lorsqu'elle en a besoin. Dans ce chapitre, nous exposons certains principes reliés aux rythmes circadiens et les principaux problèmes de veille-sommeil associés à des irrégularités de ces rythmes biologiques ; nous décrivons également des stratégies pour contrer ces difficultés.

LES RYTHMES CIRCADIENS

Tout le monde est muni d'une horloge biologique, un genre de chrono-mètre interne régissant plusieurs fonctions physiques et mentales – les cycles veille-sommeil, la sécrétion d'hormones, la température du corps, la vigi-lance et la productivité. En fait, il existe plusieurs horloges régissant cha-cune de ces fonctions selon un cycle différent. L'horloge maîtresse, qui les harmonise entre elles, est située à la base du cerveau dans l'hypothalamus (voir chapitre premier pour plus de détails).

Notre tendance naturelle à être actif durant la journée et à nous reposer la nuit est largement déterminée par le cycle jour-nuit qui est lui-même régi par la rotation de la Terre sur une période de 24 heures. Par une connexion intime des cellules nerveuses entre l'hypothalamus et la rétine, région de l'œil sensible à la lumière, l'exposition à la lumière du jour régit étroitement la synchronisation entre le sommeil et l'éveil. Chez les aveugles, cette ligne de communication est court-circuitée, produisant des horaires veille-sommeil très irréguliers. La sécrétion de mélatonine, une hormone produite par la glande pinéale, est aussi influencée par le cycle jour-nuit. La mélatonine est sécrétée pendant la nuit et seulement dans la noirceur; elle atteint sa concentration maximale vers 2 h. Si les yeux sont exposés à la lumière, la production de mélatonine est diminuée ou supprimée complète-ment. La température corporelle, la vigilance et l'humeur sont aussi étroite-ment liées à la périodicité du cycle veille-sommeil. La température corporelle est à son plus bas niveau tôt le matin (4 h), commence à s'élever au réveil, atteint son sommet au début de la soirée et commence à décliner vers 23 h. La vigilance est à son meilleur au sommet de la courbe de température cor-porelle, tandis que la somnolence est plus intense au point le plus bas. Nous sommes donc plus lents physiquement et mentalement durant les premières heures matinales et devenons plus alertes et énergiques dans la seconde partie de la matinée lorsque notre température s'élève.

En plus des cycles jour-nuit, d'autres marqueurs de temps (heures des repas, horaires de travail), aussi appelés zeitgebers, sont extrêmement importants afin de maintenir un équilibre entre nos rythmes biologiques et l'environnement social. Imaginez-vous complètement isolé du monde extérieur, sans aucun indice quant à l'heure de la journée ou de la nuit. Vous êtes libre de manger, de dormir et de faire ce que vous voulez lorsque vous en avez le goût, mais vous n'avez pas d'indices temporels, pas de radio ou de télévision, pas de journaux et pas de contacts sociaux. Des expériences effectuées auprès de volontaires vivant dans des appartements spécialement conçus pour être coupés du monde extérieur ont démontré que la plupart des gens choisissent de vivre avec un cycle de 25 à 26 heures au lieu du cycle conventionnel de 24 heures. Lorsque les périodes d'isolation étaient prolongées jusqu'à un mois, les sujets fonctionnaient sur des cycles beaucoup plus longs, restant parfois éveillés pendant 20 heures et endormis pendant 10 heures; de plus, à mesure que la période d'isolation se prolongeait, le cycle veille-sommeil devenait complètement désynchronisé des autres rythmes biologiques. Ces études indiquent que la lumière et les marqueurs de temps sociaux sont tous deux importants pour maintenir notre horloge interne synchronisée avec le monde extérieur.

QUEL EST VOTRE CHRONOTYPE – LÈVE-TÔT OU COUCHE-TARD?

Bien que les rythmes biologiques soient relativement constants pour la plupart des gens, il existe certaines différences individuelles et des préférences. Les lève-tôt ou types du matin se réveillent naturellement tôt et tendent à mieux fonctionner durant la matinée. Ils ont plus de difficultés à fonctionner en soirée car moins alertes et préfèrent se coucher plus tôt. À l'opposé, les couche-tard ou types du soir prennent plus de temps à démarrer le matin et aiment bien faire la grasse matinée. Une fois leur journée commencée, ils sont difficiles à arrêter et tendent à mieux fonctionner dans la soirée et même tard la nuit. Ils s'adaptent plus facilement aux changements d'horaire dans les quarts de travail que les lève-tôt. Bien que ces traits ne s'appliquent pas de façon universelle, certaines études suggèrent que les types du matin sont plus calmes et introvertis alors que les types du soir seraient plus ouverts et énergiques. La majorité des gens se situe à quelque part sur un continuum entre ces deux extrêmes de préférences circadiennes. Vous pouvez évaluer si vous êtes surtout un type du matin, du soir ou ni l'un ni l'autre en complétant le questionnaire de typologie circadienne au tableau 10.1.

TABLEAU 10.1

Questionnaire de typologie circadienne	
Instructions : Pour chaque question, encerclez le chiffre qui correspond le mieux à votre réponse. Faites le total des points pour les cinq questions.	
1. Si vous viviez à votre rythme (celui qui vous plaît le plus), à quelle heure vous lèveriez-vous étant entièrement libre d'organiser votre journée ?	
5 h 00 à 6 h 30	5
6 h 30 à 7 h 45	4
7 h 45 à 9 h 45	3
9 h 45 à 11 h 00	2
11 h 00 à midi	1
2. Comment vous sentez-vous durant la demi-heure qui suit votre réveil du matin ?	
très fatigué	1
relativement fatigué	2
relativement en forme	3
très en forme	4
3. À quel moment de la soirée vous sentez-vous fatigué au point de vous endormir ?	
20 h 00 à 21 h 00	5
21 h 00 à 22 h 15	4
22 h 15 à 00 h 45	3
00 h 45 à 2 h 00	2
2 h 00 à 3 h 00	1
4. À quelle heure de la journée vous sentez-vous dans votre meilleure forme ?	
5 h 00 à 8 h 00	5
8 h 00 à 10 h 30	4
10 h 30 à 17 h 00	3
17 h 00 à 22 h 00	2
22 h 00 à 5 h 00	1
5. On dit parfois que quelqu'un est un «type du matin» ou un «type du soir». Vous considérez-vous comme celui du matin ou du soir ?	
tout à fait un type du matin	6
plutôt un type du matin	4
plutôt un type du soir	2
tout à fait un type du soir	0

GUIDE D'INTERPRÉTATION – Score total entre :

4 et 7 : Indéniablement un type du soir	18 et 21 : Type modérément du matin
8 et 11 : Type modérément du soir	22 et 25 : Indéniablement un type du matin
12 et 17 : Un type ni du soir ni du matin	

Source : Reproduit avec permission de l'auteur (J. Horne)

LORSQUE VOTRE HORLOGE INTERNE N'EST PLUS EN SYNCHRONISME AVEC LE MONDE EXTÉRIEUR

Plusieurs problèmes peuvent survenir lorsque votre horloge biologique n'est plus synchronisée avec le monde extérieur. Dans le reste de ce chapitre, nous décrivons certaines de ces conditions et discutons des méthodes visant à corriger ces anomalies ou à minimiser leurs effets sur votre vie.

Le syndrome de délai de phase du sommeil

Dans le syndrome de délai de phase du sommeil, la période de sommeil est retardée en rapport avec le moment désiré (voir figure 10.1). Cette condition est caractérisée par une difficulté marquée à s'endormir; peu importe l'heure où la personne va au lit, elle n'arrive pas à trouver le sommeil avant une heure tardive dans la nuit (par exemple 3 h). Une fois endormie, la personne n'a pas de difficulté à rester endormie. S'il n'y a pas d'obligation ou d'heure de lever précise, comme les fins de semaine ou durant les vacances, le problème est moins apparent puisque la durée de sommeil sera normale, même si son cycle est retardé. Par contre, l'obligation de se lever à une heure conventionnelle le matin pour se rendre au travail ou à l'école devient extrêmement difficile à observer étant donné la courte période de sommeil. Les étudiants et les travailleurs de soir sont plus vulnérables à ce type d'insomnie. Un horaire irrégulier de sommeil ou des changements fréquents dans l'heure du coucher et du lever tendent à bousiller les rythmes circadiens. Les recherches en laboratoire suggèrent que ce type d'insomnie initiale est relié à un retard dans le déclin de la température corporelle, qui survient habituellement vers 23 h. Deux méthodes de traitement décrites plus loin dans le chapitre, la luminothérapie (thérapie par lumière vive) et la chronothérapie, peuvent être utiles lorsque l'insomnie est due à un délai de phase. L'exposition à la lumière vive aux petites heures du matin a pour effet d'accélérer la baisse de température corporelle dans la soirée et d'induire ainsi une somnolence plus rapide à l'heure du coucher. De plus, les procédures décrites dans le chapitre 6 peuvent aider à soulager ce problème.

Le syndrome d'avance de phase du sommeil

Parfois, l'horloge biologique fonctionne trop rapidement plutôt que trop lentement, de telle sorte que le sommeil survient trop tôt dans la soirée et se termine trop tôt le matin suivant (voir figure 10.1). Dans ce cas, la personne éprouve des difficultés à demeurer éveillée durant la soirée ; elle peut s'endormir aussi tôt que 20 h ou 21 h, mais elle se réveille aussi de façon prématurée le matin suivant (4 h). La durée totale de sommeil n'est pas nécessairement raccourcie, elle est simplement avancée. Les gens aux prises avec ce problème ne choisissent pas nécessairement d'aller au lit aussi tôt dans la soirée, ils sont tout simplement incapables de rester éveillés jusqu'à l'heure de coucher désirée. Cette condition est similaire au problème de réveil matinal prématuré souvent rencontré chez les aînés. Cependant, dans le dernier cas, une personne peut être complètement éveillée à 4 h, même si elle s'est couchée à une heure tardive le soir précédent (23 h ou même à minuit). Tout comme pour le problème de délai de phase, le syndrome d'avance de phase n'est pas toujours problématique en soi, sauf qu'il peut occasionner certaines frustrations chez le conjoint ou les autres membres de la famille. L'exposition à la lumière vive en soirée et non en matinée peut

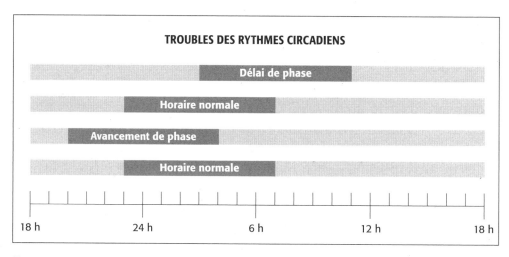

FIGURE 10.1 : Illustrations de deux troubles circadiens où il y a un retard (délai de phase) ou de l'avance (avancement de phase) dans la période de sommeil en relation avec une période de sommeil plus conventionnelle de 23 h à 7 h.

retarder la survenue de somnolence et ainsi prolonger la période d'éveil un peu plus tard dans la soirée. Cette méthode est présentée plus loin dans le chapitre. Certains changements d'habitudes et d'horaire de sommeil abordés dans le chapitre 6 peuvent aussi être utiles.

Le décalage horaire

Les voyages d'affaires ou d'agrément amènent un nombre croissant de personnes à se déplacer sur de longues distances par avion et à traverser plusieurs fuseaux horaires. Même quelques jours après l'arrivée, la plupart des voyageurs se plaignent de décalage horaire : ils se sentent somnolents alors que les autres sont éveillés ; ils sont affamés au moment où les restaurants sont fermés ; et ils sont prêts à faire des affaires ou à s'amuser pendant que les autres dorment. Leur horloge interne est désynchronisée par rapport au nouveau fuseau horaire. Imaginez partir de Montréal à bord d'un vol de nuit ; vous décollez vers 22 h, voyagez environ six heures et arrivez à Paris vers 10 h le matin suivant, ce qui correspond en réalité à 4 h du matin selon votre heure habituelle. Ce n'est évidemment pas le moment le plus propice pour apprécier une visite guidée ou pour négocier un important contrat avec une entreprise étrangère.

Les principaux effets du décalage horaire incluent fatigue, léthargie, désorientation, somnolence, et un malaise général. La perception et même le jugement peuvent être perturbés. Ces effets, qui s'étalent sur plusieurs jours, peuvent être désagréables et coûteux. Si vous traversez six à neuf fuseaux horaires pour un voyage de l'Amérique du Nord vers l'Europe et avez uniquement une semaine de vacances, il est possible que vous ayez beaucoup de difficultés à apprécier pleinement ce congé. De même, si vous êtes en voyage d'affaires, le décalage horaire peut détériorer vos habiletés mentales et nuire à votre prise de décision lorsque vous traitez une affaire importante.

Deux facteurs principaux déterminent la sévérité des symptômes de décalage horaire : la direction du vol et le nombre de fuseaux horaires traversés. Le décalage horaire est spécifique aux vols transméridiens à destination de l'est ou de l'ouest. La fatigue, la somnolence et la désorientation sont aussi couramment ressenties lors des vols à destination du nord ou du sud ; toutefois, ces malaises sont surtout causés par d'autres facteurs tels que la haute altitude, l'alcool, la vibration, le bruit, la turbulence, l'anxiété due au vol, le manque de sommeil et l'excitation entourant le départ. Contrairement au décalage horaire, ces symptômes se résorbent habituellement dans les 24 à 48 heures suivant l'arrivée, surtout à la suite d'une bonne nuit de sommeil. Toutefois, après avoir voyagé à travers quelques fuseaux horaires, vous aurez besoin de quelques jours pour resynchroniser votre horloge biologique avec l'heure de la nouvelle destination. À la suite d'un vol en direction ouest, l'individu a besoin en moyenne d'une journée pour chaque fuseau horaire (heure) traversé afin de s'ajuster à la nouvelle heure locale. Cette adaptation peut même être plus longue à la suite d'un vol vers l'est. Donc, pour un vol en partance de l'est de l'Amérique du Nord (Montréal, Boston, New York), il en prendra au moins une semaine pour s'adapter à la suite d'un vol vers l'Europe et au moins 10 à 12 jours pour un vol sur l'Asie. Pourquoi l'ajustement est-il plus long à la suite d'un vol en destination de l'est? La tendance naturelle du corps à fonctionner sur une journée légèrement plus longue que 24 heures fait en sorte qu'il est plus facile d'allonger que de raccourcir nos journées. Lorsque vous voyagez vers l'ouest, votre horloge biologique est en quelque sorte en avance sur l'heure locale. Par exemple, imaginez votre première nuit suivant un vol de Montréal vers San Francisco ; lorsque l'heure locale indique 21 h, heure du Pacifique, votre horloge biologique est en fait réglée à minuit. Pour accélérer l'adaptation au nouveau fuseau horaire, vous devez demeurer éveillé jusqu'à l'heure de coucher locale habituelle et il est généralement plus facile de se forcer à rester éveillé que de forcer le sommeil. D'un autre côté, lors de votre retour vers la côte Est, votre horloge interne sera peut-être en retard. Lorsque votre horloge à la maison indique que c'est l'heure du coucher – par exemple, 23 h, heure de l'est –, votre horloge interne est encore réglée à 20 h. Dans ce cas, vos obligations vous dictent une heure de coucher trop tôt pour votre corps et vous trouverez peut-être difficile, voire impossible, de vous forcer à dormir.

Comment minimiser les effets du décalage horaire

Si vous prévoyez voyager à travers trois fuseaux horaires ou plus, vous pouvez prendre certaines mesures pour atténuer les effets du décalage horaire avant de quitter la maison ou après être arrivé à destination.

Commencez à vivre à l'heure de votre destination lorsque vous embarquez dans l'avion ou aussitôt que cela est possible avant le départ

Réglez votre montre à l'heure de la destination ; prévoyez vos repas, activités et périodes de sommeil de plus en plus près de l'heure de la destination. Par exemple, en prévision d'un vol en direction de l'ouest, allez au lit et levez-vous une heure plus tard qu'à l'habitude. Pour un vol en direction est, allez au lit et levez-vous une heure plus tôt qu'à l'habitude. Si vous pouvez adopter cet horaire plusieurs jours avant votre départ, vous aurez déjà pris une certaine avance pour vous ajuster à la nouvelle heure locale lorsque vous arriverez à destination.

À l'arrivée, ajustez votre horaire de sommeil à l'heure locale.

Après un long trajet à travers cinq fuseaux horaires ou plus, vous êtes probablement épuisé et prêt à vous coucher. Une courte sieste, de moins d'une heure, est acceptable pour vous aider à passer la journée. Cependant, évitez de faire une longue sieste. Restez éveillé pendant la période diurne locale, de telle sorte que vous puissiez dormir durant la période nocturne. L'activité physique peut également être très bénéfique pour vous garder éveillé une fois rendu à destination.

Laissez-vous du temps pour récupérer

Lors de vols transcontinentaux, ne prévoyez pas de rencontres d'affaires importantes à votre arrivée. Essayez plutôt d'arriver une journée ou deux à l'avance afin de permettre à votre esprit et à votre corps de surmonter la fatigue et la désorientation et de récupérer du décalage horaire.

Si votre voyage est court (deux ou trois jours), conservez votre heure de la maison

Gardez votre montre réglée à l'heure de la maison, et si cela est possible, dormez selon votre horaire. Tirez avantage des rythmes naturels de votre corps et essayez de planifier vos réunions en vous basant sur l'heure où vous fonctionnez le mieux à la maison. Si votre vigilance, votre concentration et vos habiletés mentales sont à leur meilleur vers 11 h et que vous voyagez de Montréal vers la côte Ouest, faites vos affaires vers 14 h.

Attention à l'alcool

Les altitudes élevées intensifient les effets de l'alcool. Certains chercheurs estiment que deux ou trois cocktails consommés à 4 000 mètres dans les airs ont un effet équivalent à celui de quatre ou cinq boissons prises au niveau de la mer. Évitez donc l'alcool lors de vos déplacements sur de longues distances. Si le départ se fait en soirée et le vol est de courte durée (moins de 6-7 heures), il est préférable d'éviter un repas copieux tard en soirée. Réservez plutôt une bonne partie du trajet pour le sommeil.

Un somnifère peut être utile

Si vous voyagez pendant plusieurs heures sur un vol de nuit, un somnifère peut vous aider à dormir dans l'avion. Demandez à votre médecin une médication ayant une durée d'action plutôt courte (4-6 heures); celle-ci sera rapidement éliminée et aura peu ou pas d'interférence avec votre fonctionnement le jour suivant.

Une exposition bien planifiée à la lumière et à la noirceur peut vous aider à ajuster votre horaire de sommeil à un nouveau fuseau horaire

L'alternance de la lumière et de la noirceur est critique dans l'obtention du changement désiré dans vos rythmes circadiens. Vous trouverez ci-après un exemple illustrant comment minimiser les effets du décalage horaire pour un vol de nuit à destination de l'est durant lequel vous traversez six fuseaux horaires, par exemple de New York à Londres. L'objectif est d'avancer votre horloge interne aussi rapidement que possible pour qu'elle corresponde à l'heure de l'Europe.

À partir d'environ 22 h, heure locale, gardez votre environnement aussi sombre que possible. Afin de minimiser l'exposition à la lumière, vous pouvez utiliser des lunettes de soleil ou même des lunettes protectrices. Un masque en tissu pour les yeux est idéal durant le sommeil. Si vous êtes déjà à l'aéroport et attendez votre vol, portez vos lunettes de soleil même si les gens autour de vous peuvent se demander ce qui vous arrive. Une fois à votre siège, fermez le volet de la fenêtre et gardez-le fermé durant le vol. La lumière du jour viendra plus rapidement que vous vous y attendez à cause du changement rapide de l'heure. Utilisez votre masque pour les yeux pendant que vous dormez, parce qu'une petite quantité de lumière peut pénétrer même lorsque les yeux sont fermés. À votre arrivée vers 9 h ou 10 h le matin, mettez de côté les lunettes de soleil et allez à l'extérieur pendant quelques heures. L'exposition à la lumière du jour et un rythme constant d'activités vous aideront à combattre le décalage horaire. Peut-être serez-vous fatigué – vous rêverez peut-être même d'aller au lit –, mais demeurez à l'extérieur afin de vous exposer à la lumière du jour et essayez de rester actif toute la journée. Si vous devez être à l'intérieur, tenez-vous près d'une fenêtre afin d'obtenir le maximum d'exposition à la lumière du jour.

La nuit suivante, allez au lit entre 21 h et minuit, heure locale. Évitez de rester debout tard dans la nuit. Si vous vous réveillez durant la nuit – ce qui est fort probable –, restez dans la noirceur. Toute exposition à la lumière après 22 h, heure locale, aura pour effet de contrecarrer vos efforts. Gardez votre environnement dans la noirceur totale jusqu'à 8 h, et portez vos lunettes de soleil si vous vous réveillez avant cette heure. Durant votre deuxième journée à destination, demeurez à l'extérieur et actif, particulièrement durant les quatre premières heures de la journée. La nuit suivante, allez au lit avant minuit et une fois de plus, évitez toute exposition à la lumière jusqu'au matin suivant. La troisième journée, levez-vous à l'heure désirée et conservez un horaire régulier. À ce moment, la plupart de vos symptômes de décalage horaire devraient s'être estompés.

Lorsque vous voyagez vers l'ouest, vous n'avez qu'à appliquer ces lignes directrices, mais dans un ordre inversé. Dans ce cas, l'objectif est de retarder votre horloge biologique afin qu'elle corresponde à l'heure locale.

Maximisez l'exposition à la lumière du jour dans la soirée et minimisez-la dans la première partie de la journée.

Travail posté

De 20 à 25 p. 100 des travailleurs (27 p. 100 des hommes et 16 p. 100 des femmes) effectuent une partie de leurs heures de travail sur des quarts de soir ou de nuit; pour certains, il s'agit d'un horaire fixe alors que pour d'autres, il y a rotation de l'horaire de travail. Les infirmiers et infirmières, les policiers, les médecins, les pilotes, les camionneurs, les travailleurs d'usine et plusieurs autres travaillent selon des horaires rotatifs. Ils sont en service de jour pendant une certaine période de temps (par exemple, une semaine), en service de soir pour une période similaire, puis en service de nuit. Ce type d'horaire équivaut à travailler une semaine à Tokyo, une semaine à San Francisco et une semaine à Paris. Cela exige un réajustement constant de l'horloge biologique et entraîne inévitablement des effets néfastes sur la santé et le bien-être. Plusieurs des symptômes associés au travail posté sont similaires à ceux du décalage horaire, à l'exception du fait qu'ils sont plus persistants – et que la personne ne voyage nulle part. Les travailleurs postés éprouvent plus de difficultés à dormir que les personnes ayant un horaire fixe de jour. En moyenne, les travailleurs de nuit dorment cinq à sept heures de moins par semaine que les travailleurs de jour; leur sommeil diurne est plus léger et plus fréquemment interrompu. Les travailleurs de nuit éprouvent souvent des difficultés à dormir durant le jour et à demeurer éveillés pendant la nuit. Il en découle une consommation plus grande de sédatifs et de stimulants. L'ingestion excessive de caféine combinée à des heures de repas irrégulières entraîne fréquemment des problèmes gastro-intestinaux chez les travailleurs postés. En plus, la période de sommeil du travailleur de nuit qui essaie de dormir le jour n'est pas aussi protégée que celle du travailleur de jour qui dort la nuit. Le téléphone, le carillon, le bruit de la rue, la turbulence des enfants et plusieurs autres sources de tapage surviennent durant la journée et diminuent pendant la nuit. Le travailleur de nuit doit donc prendre des mesures tout à fait spéciales pour protéger son sommeil contre ces intrus. Bien que plusieurs travailleurs postés tentent de récupérer un peu de sommeil durant leurs journées de congé, ils fonctionnent habituellement dans un état de privation chronique de sommeil. L'humeur, la qualité de vie, la vigilance et la performance en sont grandement affectées.

La fatigue, les difficultés de concentration, les perturbations de l'humeur de même que des tensions dans les relations conjugales et familiales sont autant de problèmes que vivent plusieurs travailleurs postés. Le travailleur de nuit passe moins de temps avec son conjoint et ses enfants et a aussi moins de temps pour socialiser ou même faire ses courses. Notre société est organisée pour convenir aux besoins du travailleur qui œuvre de 9 h à 17 h et il est souvent difficile pour un travailleur de nuit de socialiser ou de prendre part à des activités avec des amis qui ont un horaire différent. L'isolement social peut devenir un vrai problème.

Le travail posté peut aussi engendrer de sérieux problèmes pour la sécurité publique. Environ 20 p. 100 des employés travaillant pendant le quart de soir et 53 p. 100 de ceux qui travaillent pendant le quart de nuit avouent somnoler au travail. Le professeur Torbjorn Akerstedt, du Karolinska Research Institute en Suède, a enregistré l'activité cérébrale des ingénieurs de locomotives durant des voyages nocturnes. Bien que peu de techniciens aient admis s'endormir, il a remarqué que plusieurs éprouvaient des épisodes de microsommeil d'une durée de quelques secondes, sans même en être conscients. De nombreux accidents routiers, ferroviaires, aériens et maritimes ont été reliés à l'erreur humaine, elle-même associée à la somnolence pendant le quart de travail de nuit. L'échouement de l'Exxon Valdez sur la côte de l'Alaska est survenu vers minuit ; l'incident de la centrale nucléaire de Three Miles Island est survenu à 4 h. Le désastre nucléaire de Tchernobyl en Ukraine s'est aussi produit la nuit. Il est fort probable que la baisse de vigilance pendant la période nocturne ait contribué à ces accidents. On sait également que les accidents de la route et les erreurs médicales sont plus nombreuses la nuit, et ce, même si la circulation et le nombre de visites sont moins fréquents à cette période. Des périodes d'éveil prolongées et le manque de sommeil, combinés à des horaires de travail de nuit, contribuent à ces taux d'accidents plus élevés.

Composer avec le travail posté

Certaines personnes préfèrent travailler selon des horaires de soir ou de nuit, mais la majorité le fait par obligation. Certaines personnes s'adaptent aussi plus facilement que les autres. C'est le cas des couche-tard, qui tendent à être plus éveillés la nuit, et des personnes plus jeunes. Au fil des ans, plusieurs personnes ayant maintenu un horaire rotatif pendant la majeure partie de leur vie adulte éprouvent de plus en plus de difficultés à tolérer cet horaire de travail ; ces difficultés deviennent beaucoup plus marquées vers la cinquantaine, lorsque la qualité du sommeil commence à se détériorer. Travailler selon un horaire régulier, de soir ou de nuit, est plus facile que selon un horaire rotatif. Que vous l'ayez choisi ou qu'il vous ait été imposé, un horaire qui change constamment est plus susceptible d'affecter la qualité de votre sommeil et de votre vie qu'un horaire régulier. Les recommandations suivantes peuvent vous aider à composer avec le travail posté et à minimiser ses conséquences négatives.

Faites la rotation des horaires en allant du service de jour au service de soirée et au service de nuit

Il est plus facile de s'adapter à une rotation qui va dans le sens des aiguilles d'une montre (jour, soir, nuit) plutôt qu'à une rotation allant dans la direction inverse des aiguilles d'une montre (nuit, soir, jour). Cette rotation tire avantage de notre tendance naturelle à fonctionner avec des journées qui sont légèrement plus longues que 24 heures et du fait qu'il est plus facile de rallonger nos journées que de les raccourcir.

Faites la rotation des horaires tous les deux ou trois jours, ou conservez le même horaire pour une période de deux à trois semaines

Les horaires rotatifs conventionnels changent souvent chaque semaine de telle sorte que notre horloge interne est en constant besoin de réajustement. Un horaire changeant plus fréquemment (deux à trois jours) maintient le corps sur un cycle diurne alors qu'un horaire changeant uniquement toutes les deux ou trois semaines laisse suffisamment de temps au corps pour s'adapter pleinement au nouveau rythme circadien.

Si vous travaillez selon un horaire régulier de soir ou de nuit,
essayez de maintenir le même horaire lors de vos journées de congé

Si vous revenez à un horaire de jour lors de vos journées de congé, vous aurez besoin de vous réajuster chaque fois que vous retournerez au travail. Sur le plan pratique, toutefois, il est souvent difficile de suivre cette recommandation si l'on veut maintenir une certaine vie familiale et sociale.

Si vous travaillez selon un horaire rotatif, commencez à ajuster
votre horaire de sommeil avant même de changer d'horaire

Par exemple, une journée ou deux avant de passer de l'horaire de soirée à celui de nuit, prévoyez votre période de sommeil une ou deux heures plus tard qu'à l'habitude. Lorsque vous commencerez le service de nuit, votre horloge biologique aura déjà commencé à s'ajuster, facilitant ainsi la transition. De la même façon, avant de passer d'un horaire de nuit à un horaire de jour, prévoyez votre période de sommeil un peu plus tôt qu'à l'habitude. Cela facilitera le retour à un horaire de sommeil nocturne normal.

Protégez votre période de sommeil

Il existe plusieurs sources pouvant perturber votre sommeil pendant la journée. Assurez-vous de débrancher le téléphone, affichez un écriteau ne pas déranger à votre porte et prévoyez votre période de sommeil alors que tous les occupants de la maison sont à l'extérieur pour la journée. Dites aux amis et à la famille de ne pas vous visiter lors de ces journées. Utilisez des bouchons pour les oreilles ou un bruit de fond afin de minimiser le bruit extérieur.

Gardez votre chambre à coucher dans l'obscurité complète

Même une quantité minime de lumière pénétrant par les fenêtres peut nuire à votre sommeil et empêcher votre horloge biologique de s'ajuster à son nouvel horaire. Utilisez un masque pour les yeux et des rideaux opaques pour les fenêtres de la chambre à coucher. À plus long terme, il peut être nécessaire d'aménager une chambre au sous-sol, complètement insonorisée et à l'abri de la lumière du jour.

Maintenez une bonne hygiène du sommeil

Établissez un horaire de sommeil régulier, évitez les stimulants avant l'heure du coucher et n'essayez pas de forcer le sommeil. Les travailleurs de nuit et ceux sur horaire rotatif sont à risques plus élevés de souffrir d'insomnie que ceux qui travaillent selon un horaire de jour régulier. Ainsi, il est encore plus important pour eux de respecter tous les principes d'une bonne hygiène du sommeil expliqués dans les chapitres précédents. Idéalement, il est préférable de dormir sans interruption. Si cela ne fonctionne pas, prévoyez deux épisodes séparés de sommeil, un le matin et un tard en après-midi ou en début de soirée. Bien que les siestes ne soient généralement pas recommandées pour l'insomnie, une courte sieste peut aider les travailleurs de nuit à compenser pour des épisodes de sommeil plus courts durant le jour et assurer une meilleure vigilance la nuit. Tout comme pour l'insomnie nocturne, un hypnotique occasionnel peut aider pour l'insomnie diurne; toutefois, il n'est pas clair qu'une amélioration du sommeil durant le jour améliore la vigilance ou la performance la nuit.

AUTRES MÉTHODES POUR REMETTRE LES PENDULES À L'HEURE

La luminothérapie

La thérapie par lumière vive ou luminothérapie peut être utile pour certaines formes d'insomnie associées à des irrégularités des rythmes biologiques. Tel qu'expliqué précédemment, le cycle jour-nuit a une influence majeure sur le rythme veille-sommeil et sur plusieurs autres fonctions biologiques. Par exemple, l'obscurité active la sécrétion de la mélatonine alors que la lumière supprime sa production. La température du corps est aussi liée de très près aux cycles jour-nuit et veille-sommeil; elle est plus basse lorsque la somnolence est plus intense (vers 4 h) et atteint son sommet lorsque la vigilance est plus aiguisée (en fin de matinée). L'exposition à la lumière vive peut accélérer ou retarder l'évolution de certains rythmes circadiens au cours de la journée et de la nuit. Cette intervention peut aider à resynchroniser votre rythme biologique avec l'horaire désiré.

Le moment et l'intensité de la luminothérapie sont deux facteurs importants qui déterminent la direction (accélération ou décélération) et l'intensité de l'effet observé. L'exposition à la lumière vive en soirée retarde l'évolution des rythmes circadiens, vous maintenant en état d'alerte et vous incitant à aller au lit plus tardivement en soirée. Il s'agit du moment d'exposition idéal pour les personnes qui ont un problème d'avancement de phase du sommeil (voir figure 10.1). Cette méthode peut s'avérer utile pour réduire les réveils matinaux prématurés, un problème particulièrement fréquent chez les personnes âgées. L'exposition à la lumière vive tôt en matinée produit l'effet opposé ; cela accélère l'évolution des rythmes circadiens, vous rendant somnolent plus tôt dans la soirée. Cette période d'exposition est idéale pour les personnes avec un problème de délai de phase. L'intensité de la lumière est aussi importante pour déterminer l'ampleur de l'effet observé. L'exposition à la lumière naturelle du jour en période ensoleillée produit un effet maximal et accélère l'adaptation au décalage horaire. Une lumière très vive (environ 2500 lux, ce qui est environ cinq fois plus intense que la lumière habituelle d'un bureau de travail) est toutefois nécessaire pour maximiser le changement désiré des rythmes circadiens. Il existe plusieurs types d'appareils de luminothérapie sur le marché – essentiellement un boîtier avec plusieurs fluorescents. Si vous avez l'intention d'en utiliser une, il serait bon d'en discuter avec un expert du sommeil afin de déterminer l'intensité, le moment et la durée optimale d'exposition à la lumière utiles pour votre type d'insomnie. Vous ne devez jamais fixer directement la lumière ; toutefois, il faut que la lumière pénètre à l'intérieur de la rétine de l'œil pour se rendre au cerveau et produire l'effet escompté. Selon le type d'appareil utilisé, vous pouvez être assis devant la lumière vive tout en effectuant d'autres activités comme lire ou regardez la télévision. Utilisée de façon inadéquate, l'exposition à la lumière vive peut avoir un effet contraire sur votre cycle veille-sommeil.

La thérapie par la lumière vive est une approche prometteuse pour traiter une variété de troubles du sommeil autres que les problèmes de délai et d'avancement de phase. Les études effectuées par le Dr Charles Czeisler et ses collaborateurs à l'université Harvard ont démontré qu'elle peut aider les travailleurs de nuit à mieux dormir durant le jour et à demeurer plus alertes la nuit. D'autres études effectuées auprès de voyageurs aériens et de pilotes d'avion démontrent que l'exposition à la lumière vive avant le départ ou à l'arrivée à destination peut accélérer la synchronisation avec l'heure locale. Elle peut aussi diminuer l'intensité et la durée des symptômes du décalage horaire. La thérapie par la lumière vive s'est aussi avérée utile pour traiter les personnes atteintes d'un trouble affectif saisonnier, une forme de dépression associée à la réduction de l'exposition à la lumière en période hivernale. Dans certains pays nordiques où la lumière du jour est complètement absente pendant plusieurs journées de l'hiver, la dépression saisonnière et les problèmes de veille-sommeil sont particulièrement fréquents.

Mélatonine

La mélatonine, une hormone sécrétée la nuit par la glande pinéale, atteint sa concentration maximale vers 2 h, pendant le sommeil et uniquement en l'absence d'exposition à la lumière. L'administration de mélatonine synthétique peut donc être utile pour contrer certaines difficultés de sommeil associées au travail de nuit et au décalage horaire. La mélatonine permet de resynchroniser les rythmes biologiques, dont celui du sommeil. Il est important, toutefois, de prendre cette substance au bon moment. Pour s'ajuster à un nouvel horaire de sommeil, il faudrait prendre la mélatonine quelques heures avant le début de ce nouvel horaire afin de reproduire une concentration semblable à celle observée naturellement pendant la période de sommeil. Comme la mélatonine ne produit pas d'effet sédatif ou hypnotique comme le font les somnifères, cette substance n'est pas efficace pour les problèmes d'insomnie décrits précédemment. Il s'agit plutôt d'une médication qui remet les pendules à l'heure dans certains contextes bien précis. La mélatonine est disponible en vente libre et il y a peu de contrôle effectué par Santé Canada ou d'autres organismes du genre. Donc, on connaît peu les effets secondaires de cette substance ou même la dose optimale pour obtenir les résultats désirés. Il faut être prudent avant d'utiliser cette substance. Bien que ce soit une avenue de recherche prometteuse, il est encore trop tôt pour se prononcer davantage sur les bienfaits de cette hormone naturelle pour les différents troubles du sommeil.

Chronothérapie

La chronothérapie consiste à repousser votre heure de coucher de trois heures chaque jour. Par exemple, si votre heure de coucher habituelle est 23 h, repoussez-la à 2 h pour la première nuit, à 5 h pour la deuxième, à 8 h pour la troisième, et ainsi de suite jusqu'à ce que vous ayez fait le tour de l'horloge et atteint l'heure de coucher désirée. Même lorsque l'heure de coucher et celle du lever sont reportées à une heure plus tardive, la période totale de sommeil demeure constante à huit heures. Cette période est graduellement avancée de 23 h à 7 h, de 2 h à 10 h, de 5 h à 13 h et ainsi de suite. Cela peut prendre entre une et deux semaines pour faire le tour de l'horloge.

Ce traitement est conçu pour les insomniaques dont l'horloge interne est trop lente en rapport avec l'horaire de sommeil désiré. Ce problème de délai de phase a été décrit plus tôt dans ce chapitre. La chronothérapie requiert la coopération des membres de la famille et peut même exiger que vous preniez congé du travail pendant quelques jours. Parfois, les mêmes résultats peuvent être obtenus en imposant une heure de lever stricte le matin, tout en appliquant les autres procédures décrites au chapitre 6.

CHAPITRE 11

Les médicaments pour dormir

L a pharmacothérapie est de loin la méthode la plus fréquemment utilisée pour traiter l'insomnie. On estime qu'environ 10 à 15 p. 100 de la population utilisent des médicaments pour dormir, avec ou sans ordonnance, sur une période d'une année. Une enquête récente au Canada montre qu'au moins une personne sur trois souffrant d'insomnie a utilisé un somnifère au cours de la dernière année et autant ont utilisé un produit sans ordonnance ou de l'alcool pour les aider à dormir. Les médicaments pour dormir sont utilisés en plus grande proportion par les femmes, les personnes âgées, ainsi que les personnes ayant un niveau de stress plus élevé et une moins bonne santé physique. Dans ce chapitre, nous passons en revue les différents types de médicaments utilisés pour dormir et examinons leurs effets sur votre sommeil; nous expliquons également leurs effets secondaires, limites, indications et contre-indications. Les personnes aux prises avec une dépendance aux somnifères trouveront ici une méthode de sevrage qui les aidera à briser cette mauvaise habitude.

CLASSES DE MÉDICAMENTS POUR DORMIR

Il existe une variété de médicaments prescrits pour le sommeil (voir tableau 11.1). Environ une demi-douzaine de médicaments sont approuvés par les agences gouvernementales et mis en marché spécifiquement pour traiter l'insomnie; il s'agit d'hypnotiques ou de somnifères. Plusieurs de ces médicaments appartiennent à une classe nommée les benzodiazépines ou une classe chimique apparentée agissant sur les mêmes récepteurs dans le cerveau. Parmi ceux disponibles au Canada, notons le zopiclone (Imovane), le temazepam (Restoril), le lectopam (Mogadon), le flurazepam (Dalmane), et le triazolam (Halcion). D'autres médicaments, comme les anxiolytiques, sont aussi prescrits contre l'insomnie, habituellement lorsque l'anxiété fait partie du problème de sommeil. Parmi ceux-ci, les plus couramment prescrits sont le lorazepam (Ativan) et le clonazepam (Rivotril). Même certains antidépresseurs avec des effets sédatifs sont prescrits pour le sommeil. Par exemple, le desyrel (Trazodone) ou la mirtazapine (Remeron) causent de la somnolence comme effet secondaire et sont utilisés dans le traitement de l'insomnie. La dose utilisée pour traiter l'insomnie est beaucoup plus petite que celle utilisée pour la dépression. Même si les risques de tolérance et d'habituation aux antidépresseurs sont moins élevés qu'avec les somnifères traditionnels, certains antidépresseurs occasionnent plus d'effets secondaires. Aussi, même si ces médicaments peuvent être utiles pour traiter les difficultés de sommeil associées à la dépression, on connaît encore peu leurs effets sur le sommeil des insomniaques non déprimés. Enfin, même si certains antidépresseurs peuvent être utiles pour traiter l'insomnie, d'autres peuvent avoir l'effet inverse et causer de l'insomnie, particulièrement s'ils sont utilisés à l'heure du coucher. C'est le cas, par exemple, du Prozac un antidépresseur qui produit un effet énergisant et peut perturber le sommeil.

Il existe également d'autres hypnotiques disponibles aux États-Unis ou en Europe, mais qui ne sont pas disponibles au Canada, probablement pour des raisons commerciales. Par exemple, le zolpidem (Ambien, Ambien CR), un des hypnotiques les plus vendus au monde, et l'eszopiclone (Lunesta), qui s'apparente au zopiclone, sont des médicaments qui produisent des effets plus spécifiques sur le sommeil et entraînent généralement

TABLEAU 11.1

Médicaments prescrits pour l'insomnie		
Nom générique	Nom commercial	Dose habituelle/nuit (mg)
Hypnotiques		
Estazolam✳	ProSom	1-2
Flurazepam	Dalmane	15-30
Quazepam✳	Doral	7,5-30
Temazepam	Restoril	7,5-30
Triazolam♦	Halcion	0,125-0,25
Nitrazepam	Mogadon	5-10
Zolpidem✳	Ambien	5-10
Zolpidem – Action Prolongée✳	Ambien CR	6,25-12,5
Zopiclone	Imovane	3,75-7,5
Eszopiclone✳	Lunesta	1-3
Zaleplon✳	Sonata	5-20
Ramelteon✳	Rozerem	8
Mélatonine – Action Prolongée✳	Circadin	2
Anxiolytiques		
Alprazolam	Xanax	0,25-2
Bromazepam	Lectopam	1,5-6
Chlordiazepoxide	Librium	10-30
Clonazepam	Rivotril	0,5-2
Clorazepate	Tranxene	3,75-15
Diazepam	Valium	5-10
Ketazolam	Loftran	15-30
Lorazepam	Ativan	0,5-3
Oxazepam	Serax	10-30
Antidépresseurs		
Amitriptyline	Elavil	10-50
Doxepin	Sinequan	10-50
Trazodone	Desyrel	25-100
Trimipramine	Surmontil	10-50
Mirtazapime	Remeron	15-45
✳ Disponibles aux États-Unis ou en Europe, mais pas au Canada.		
♦ Triazolam a été banni dans plusieurs pays européens.		

moins d'effets secondaires. Une nouvelle classe de médicament agissant sur les récepteurs de la mélatonine, une hormone produite naturellement pendant la nuit, a également été mise en marché au cours des dernières années. Par exemple, le ramelteon et le circadin offrent maintenant de nouvelles options thérapeutiques pour certains types d'insomnie reliés au décalage horaire, au travail posté ou à d'autres formes d'insomnie reliées à un dérèglement des rythmes biologiques.

Certains médicaments qui existent depuis plusieurs années, populaires dans les années soixante et soixante-dix, sont rarement prescrits aujourd'hui en raison des risques de dépendance, d'effets toxiques et d'interaction avec d'autres médicaments. Ces médicaments sont le meprobamate, l'hydrate de chloral, le glutethimide et une classe de médicaments connue sous le nom de barbituriques (par exemple, Seconal, Nembutal). Bien que certaines personnes âgées puissent encore utiliser ces médicaments, ils sont généralement déconseillés en raison des risques beaucoup plus élevés associés à ces produits et de la disponibilité de médicaments plus efficaces et moins nocifs. Certains médicaments utilisés dans le traitement de la psychose sont prescrits à l'occasion dans certains cas d'insomnie récalcitrante, une pratique qui n'est généralement pas appuyée par les experts du sommeil.

Plusieurs médicaments sont également disponibles sans prescription : Sominex, Unisom, Sleep-Eze, Nytol, Tylenol pm. Le principal ingrédient actif de ces produits sans ordonnance est un antihistaminique, le diphenhydramine, similaire à celui contenu dans les médicaments contre la grippe et les allergies (par exemple le Benadryl). Comme la somnolence est un effet secondaire des antihistaminiques, l'industrie pharmaceutique mise sur cet effet pour les commercialiser dans le traitement de l'insomnie. En dépit des millions de dollars dépensés annuellement en publicité, il y a peu de données scientifiques démontrant que ces produits sont efficaces. Ils peuvent produire de la somnolence, mais ils sont rarement assez puissants pour induire le sommeil chez une personne souffrant d'insomnie sévère. Parfois, un antihistaminique peut même avoir l'effet opposé et vous rendre plus tendu, surexcité et éveillé. Même si certaines personnes affirment que de tels médicaments facilitent le sommeil, l'efficacité clinique de ces produits est douteuse. Il faut se rappeler que l'effet placebo dans le traitement de l'insomnie est très puissant. Si une personne croit fermement qu'un médicament ou produit naturel sera efficace, il y a de bonne chance d'observer une certaine amélioration du sommeil, amélioration qui sera due en partie à un effet placebo – c'est-à-dire aux croyances et aux attentes de la personne concernant ce traitement.

Plusieurs produits naturels disponibles en vente libre sont également mis en marché avec une indication de promouvoir un sommeil de meilleure qualité. Par exemple, la mélatonine synthétique, disponible dans les magasins de produits naturels, est vendue comme pilule naturelle pour mieux dormir parce qu'elle devrait en principe reproduire les mêmes effets que la mélatonine produite naturellement par le cerveau au cours de la nuit. Les recherches indiquent que la mélatonine pourrait être utile pour certaines formes d'insomnie reliées au décalage horaire ou au travail de nuit. La mélatonine ne produit pas d'effet hypnotique comme les somnifères ; c'est plutôt un effet qui permet de resynchroniser le rythme biologique en fonction du décalage ou de l'horaire de travail. En raison de son mécanisme d'action différent, la mélatonine n'est pas nécessairement efficace pour traiter les cas d'insomnie classique avec difficultés à initier ou à maintenir le sommeil.

La valériane est un produit naturel, extrait des racines d'une plante, qui est aussi très populaire pour réduire le stress, l'anxiété et pour améliorer le sommeil. La valériane peut effectivement produire un certain effet soporifique, mais cet effet est plutôt modeste et habituellement pas suffisant pour traiter l'insomnie sévère. Contrairement aux somnifères, cet effet ne se manifeste pas nécessairement dès la première nuit d'utilisation ; il se fait plutôt sentir à la suite d'une utilisation sur plusieurs nuits consécutives.

Même si ces produits naturels peuvent être d'une certaine utilité pour les personnes avec des difficultés légères de sommeil, il faut être prudent car leur mise en marché n'est pas réglementée par les agences gouvernementales de santé (Santé Canada, Food and Drug Administration) au même titre que pour les médicaments prescrits. Donc, on connaît encore très peu les posologies optimales, les effets secondaires et les risques associés à ces produits. Et un produit naturel n'est pas nécessairement un produit sans danger !

L'alcool, comme nous l'avons vu plus tôt, est un dépresseur du système nerveux central. Bien qu'il puisse aider une personne tendue à s'endormir plus rapidement, il n'est pas recommandé pour l'insomnie parce que son effet global produit un sommeil plus perturbé. À mesure que le corps métabolise l'alcool, un effet de sevrage entraîne des réveils nocturnes et vous réveille plus tôt le matin, parfois avec la gueule de bois. L'alcool repousse le sommeil paradoxal aux petites heures du matin et, occasionnellement, les gens se réveillent avec des rêves désagréables ou même des cauchemars.

Les effets thérapeutiques des hypnotiques

À court terme, la plupart des médicaments hypnotiques prescrits facilitent le sommeil. En règle générale, ils raccourcissent le délai d'endormissement et réduisent le nombre et la durée des réveils, produisant ainsi une augmentation de la durée totale de sommeil. Bien que la réponse varie d'une personne à l'autre, la plupart des hypnotiques produisent une sensation subjective de mieux dormir. Les effets plus spécifiques varient selon les médicaments et leur composition chimique. Par exemple, un médicament comme le zopiclone (Imovane) est rapidement absorbé et a une action plus rapide de telle sorte qu'il est particulièrement utile pour les difficultés à initier le sommeil. D'autres, comme le temazepam (Restoril), prennent un peu plus de temps à être absorbés et leurs effets sont retardés ; ils sont donc plus appropriés pour les difficultés à rester endormi. Enfin, un médicament tel que flurazepam (Dalmane) a un effet rapide et prolongé au cours de la nuit. Il peut donc être utile pour les gens éprouvant des difficultés à s'endormir et à rester endormis ; toutefois, comme sa durée d'action est très longue, ce médicament risque de produire des effets résiduels de somnolence le jour suivant son utilisation. Les nouveaux médicaments avec action prolongée (zolpidem et mélatonine) sont particulièrement utiles pour les difficultés à rester endormi dans la deuxième moitié de nuit, sans pour autant produire plus d'effets résiduels pendant la journée.

Les limites des hypnotiques

Bien que la plupart des hypnotiques soient efficaces à court terme, ils ont aussi certaines limites. D'abord, ces médicaments perdent généralement leur efficacité lorsqu'ils sont utilisés toutes les nuits sur une période prolongée.

Avec une utilisation régulière, les récepteurs du cerveau deviennent habitués à sa composition chimique et développent une tolérance au médicament. Lorsque cela survient, la dose doit être augmentée pour que le médicament continue de produire l'effet désiré. Bien que le temps requis pour développer une tolérance varie selon les individus, lorsque la dose la plus élevée et sécuritaire possible est atteinte, vous vous retrouvez dans un cul-de-sac. Nous exposerons plus tard dans ce chapitre quelques mesures concrètes pour vous sortir de cette impasse. Pour l'instant, disons que pour cette raison, les somnifères sont conçus pour une utilisation à court terme. Tôt ou tard, ils perdent de leur efficacité. De plus, des problèmes additionnels risquent de survenir soit en cours du traitement ou à la suite de son interruption. Parmi ceux-ci, notons une altération de la physiologie du sommeil, des effets secondaires durant la journée, l'insomnie de rebond et la dépendance.

Tous les hypnotiques modifient l'architecture du sommeil, c'est-à-dire la proportion de temps passé dans les différents stades du sommeil. Bien que la continuité et la durée du sommeil soient améliorées, sa qualité est souvent diminuée. Par exemple, presque tous les hypnotiques diminuent le temps passé au stade 1 (sommeil léger) et augmentent celui passé au stade 2. Ils diminuent aussi la quantité de temps passé dans les stades 3-4, soit le sommeil le plus profond et le plus réparateur. Certains médicaments peuvent aussi diminuer le sommeil paradoxal ou sommeil des rêves, bien que cela dépende de la dose et puisse varier selon les médicaments et les individus. La réduction du sommeil paradoxal est beaucoup plus prononcée avec les anciens hypnotiques tels que les barbituriques ainsi qu'avec certains antidépresseurs. La signification exacte de cette diminution du sommeil paradoxal n'est pas claire, mais lorsque ces médicaments sont interrompus, on observe souvent une augmentation marquée de la quantité de sommeil paradoxal (un effet de rebond), pouvant s'exprimer par la présence de rêves désagréables ou de cauchemars.

Un des aspects les plus intrigants des somnifères est peut-être que leurs effets objectifs sur le sommeil, tels que mesurés par l'activité cérébrale, ne correspondent pas nécessairement à la perception subjective du sommeil. On a vu dans un chapitre précédent que certaines personnes souffrant d'insomnie ont tendance à surestimer le temps nécessaire pour s'endormir et le temps d'éveil au cours de la nuit et à sous-estimer le temps total de sommeil, comparativement aux résultats des tests de laboratoire. Les somnifères, particulièrement les benzodiazépines, ont tendance à produire un effet inverse, c'est-à-dire que sous l'effet de la médication certaines personnes ont tendance à sous-estimer le temps d'éveil au cours de la nuit et à surestimer le temps de sommeil. Le cas suivant permet d'illustrer ce dernier point.

> *Josée utilise des médicaments pour dormir depuis 10 ans, alternant de l'Ativan au Mogadon. Afin d'évaluer son problème d'insomnie, nous décidons de lui faire passer une nuit dans notre centre d'étude des troubles du sommeil. Puisque nous sommes intéressés à obtenir un échantillon de son sommeil habituel, il lui est donc permis d'utiliser son Ativan comme elle le fait à la maison. Les résultats de son test indiquent que Josée a dormi environ six heures sur les huit heures passées au lit. Elle a pris environ 30 minutes à s'endormir et a passé une heure et demie éveillée durant la nuit. Ces résultats sont quelque peu surprenants puisque Josée affirme sur son questionnaire du matin qu'elle a dormi pratiquement toute la nuit, s'étant réveillée peut-être une ou deux fois, mais pas plus de 10 ou 15 minutes.*

Les recherches scientifiques indiquent que les médicaments pour dormir, principalement les benzodiazépines, produisent de l'amnésie et modifient la perception du sommeil. En effet, ces médicaments interfèrent avec le rappel des événements survenus à la suite de la prise du médicament. Pour la plupart des insomniaques, cela signifie que même si le sommeil continue d'être perturbé, ils ne se rappellent pas nécessairement ces éveils nocturnes le matin venu. Ainsi, le somnifère pourrait agir en altérant le niveau de conscience et le rappel des éveils nocturnes. Dans l'exemple précédent, Josée se souvenait vaguement de s'être réveillée au cours de la nuit, mais n'estimait certainement pas avoir été éveillée pendant une heure et demie. Ce phénomène d'insomnie inconsciente peut expliquer pourquoi certaines personnes continuent d'utiliser des médicaments pour dormir pendant des années même s'il est fort possible que ces médicaments n'aient plus d'effets thérapeutiques.

Quels sont les effets secondaires ?

Les hypnotiques disponibles sur le marché aujourd'hui sont généralement beaucoup plus sécuritaires que ceux utilisés il y a une trentaine d'années. Néanmoins, comme la plupart des hypnotiques agissent directement sur le système nerveux central, il y a toujours des risques d'effets secondaires la journée suivante. Parmi les plus fréquents, notons la somnolence, des étourdissements et des maux de tête. Moins de 5 p. 100 des utilisateurs rapportent ces effets. Toutefois, la nature et la sévérité de ces réactions varient selon le type de médicament et la dose utilisés. Par exemple, les médicaments à action prolongée, comme le Dalmane, sont métabolisés plus lentement et demeurent dans le système une bonne partie de la journée suivante. Ces médicaments sont plus susceptibles de vous laisser confus le matin suivant ; la somnolence résiduelle peut même se prolonger durant la journée et nuire à vos activités routinières ou même à votre conduite automobile. Les personnes âgées métabolisent les médicaments plus lentement. Celles qui utilisent un médicament ayant une demi-vie longue sont à risque plus élevé de problèmes d'équilibre et possiblement de chutes que celles qui utilisent un médicament ayant une demi-vie courte ou qui n'en utilisent pas. Les médicaments ayant une demi-vie courte sont plus rapidement éliminés, mais ils peuvent occasionner de l'anxiété ou des réveils prématurés.

La plupart des gens qui utilisent un somnifère le font pour s'assurer d'un bon fonctionnement la journée suivante. Toutefois, il faut être prudent car certains médicaments peuvent perturber les fonctions cognitives et mentales comme la vigilance, l'attention et la mémoire. D'ailleurs, ces détériorations sont souvent attribuées faussement à l'insomnie alors qu'en fait elles peuvent être les effets résiduels d'un somnifère à action prolongée. Ainsi, il importe de bien peser les effets bénéfiques initiaux d'un somnifère par rapport aux effets résiduels qu'il occasionne. Un autre risque potentiel des hypnotiques est qu'ils peuvent entraîner des interactions non désirées avec d'autres médicaments utilisés pour des problèmes médicaux. Il est donc très important de toujours bien indiquer à votre médecin tous les médicaments que vous utilisez.

L'insomnie de rebond, une aggravation marquée des difficultés de sommeil, est un problème qui survient lorsqu'une personne cesse l'utilisation d'un hypnotique suite à une utilisation régulière sur plusieurs nuits. Ce problème est particulièrement prononcé avec les médicaments à demi-vie courte parce qu'ils sont plus rapidement éliminés du système. L'insomnie de rebond est habituellement un phénomène temporaire. Toutefois, elle s'accompagne souvent d'anxiété ou d'appréhension de ne plus être capable de dormir sans médication, ce qui incite certaines personnes à reprendre la médication et à alimenter un cercle vicieux de dépendance aux somnifères. Nous reviendrons sur cet aspect plus tard.

Quand les hypnotiques peuvent-ils aider ?

L'utilisation à court terme d'une médication pour dormir peut être indiquée dans certaines situations. Elle peut être utile si vous développez une insomnie aiguë et situationnelle résultant de stress importants dans votre vie – par exemple, le décès d'un proche, une séparation, une chirurgie imminente ou une hospitalisation. Une médication pour dormir peut aussi aider à composer avec le décalage horaire ou avec des difficultés de sommeil associées à certaines conditions médicales. Dans ces quelques circonstances, un somnifère à court terme peut être d'une très grande utilité pour mieux composer avec ces événements de vie et périodes difficiles. Il importe toutefois de restreindre l'utilisation sur une courte période, de préférence quelques nuits ou tout au plus pendant quelques semaines. Dans ces circonstances, vous ne devriez ressentir aucune culpabilité ou crainte de développer une dépendance.

Si vous éprouvez des problèmes de sommeil chroniques, l'utilisation occasionnelle d'un hypnotique peut servir de bouée de sauvetage et briser le cercle vicieux de l'insomnie et de l'anxiété de performance. Cette approche devrait toutefois être combinée avec la méthode comportementale exposée dans ce livre qui consiste à modifier vos habitudes de sommeil. Est-ce que l'utilisation à long terme d'un hypnotique peut être justifiée ou même indiquée pour certaines personnes? La réponse à cette question n'est pas simple. Idéalement, on ne devrait pas prendre de somnifère sur une longue période pour les raisons invoquées précédemment. En pratique, certaines personnes sont plus vulnérables à l'insomnie chronique, et ce, en dépit de saines habitudes de sommeil. Il est probable que certaines formes d'insomnie, d'origines biologique ou héréditaire, nécessitent un traitement à long terme. Le problème est qu'il y a peu d'évidence présentement disponible à l'effet que les hypnotiques demeurent efficaces à long terme lorsqu'ils sont utilisés toutes les nuits. Des recherches sont présentement en cours pour évaluer de nouveaux médicaments et aussi de nouveaux modèles de traitement à long terme où la médication est utilisée de façon intermittente (à toutes les 2-3 nuits) afin de prolonger les effets thérapeutiques.

Quand les hypnotiques doivent-ils être évités?

Les médicaments pour dormir ne doivent jamais être mélangés à l'alcool; les deux substances sont des dépresseurs du système nerveux central et leurs effets combinés peuvent être très dangereux. Les hypnotiques, tout comme plusieurs autres médicaments, ne doivent pas être utilisés par les femmes enceintes parce que la substance chimique traverse le placenta et peut affecter le développement du fœtus. Évitez également de les utiliser si vous êtes sur appel et risquez d'être appelé pour travailler au milieu de la nuit. Si vous essayez de vous extirper d'un sommeil induit par un somnifère avant même que les effets ne se soient dissipés, votre vigilance, votre jugement et votre performance peuvent s'en ressentir pendant un certain temps. N'utilisez pas de médicaments pour le sommeil si vous éprouvez des symptômes d'apnée, un problème relié à la respiration durant le sommeil; les hypnotiques (surtout du type benzodiazépine) ralentissent la respiration et peuvent aggraver le problème d'apnée. Un hypnotique de type benzodiazépine (Ativan) utilisé occasionnellement peut être utile pour les individus souffrant d'anxiété, mais vous devriez l'éviter si le diagnostic soupçonné est la dépression. Ce type d'hypnotiques a pour effet principal de ralentir le système nerveux central. Chez les personnes déprimées, ces médicaments aggraveront les symptômes de ralentissement, de léthargie et de dépression. Lorsque l'insomnie est associée à un trouble psychiatrique, il faut également s'attarder au traitement de la condition sous-jacente à l'aide de psychothérapie, de pharmacothérapie ou d'une combinaison des deux. Toutefois, il ne faut pas tenir pour acquis que le traitement de ladite condition sous-jacente va nécessairement régler le problème d'insomnie. Il est essentiel de cibler les deux conditions de façon simultanée, insomnie et dépression, afin d'obtenir des résultats bénéfiques tant pour le sommeil que pour l'humeur.

Les personnes âgées devraient être particulièrement prudentes lorsqu'elles utilisent des hypnotiques. Puisqu'elles sont plus sensibles que les jeunes adultes aux effets de ces médicaments, les doses devraient être moins élevées. De plus, les aînés métabolisent les médicaments plus lentement que les plus jeunes et risquent plus de ressentir les effets résiduels des somnifères avec une durée d'action plus longue. Lorsqu'ils sont utilisés toutes les nuits, ces médicaments peuvent produire un effet cumulatif et entraîner un état de confusion ou de perturbation de la motricité. Les risques de chutes sont donc accentués lorsque la personne âgée quitte son lit la nuit pour aller à la salle de bain ou même au moment du lever le matin suivant. Les effets résiduels tels que la somnolence diurne et une réduction de la vigilance au volant sont aussi plus prononcés chez les aînés. Parce qu'ils consomment généralement des médicaments pour d'autres conditions médicales, les aînés sont aussi plus à risque d'être victimes d'interactions néfastes entre les différentes classes de médicaments.

En résumé, l'utilisation occasionnelle d'hypnotiques peut être utile pour composer avec un problème d'insomnie aiguë, mais leur efficacité diminue assez rapidement lors d'une utilisation quotidienne. Les avantages initiaux doivent être évalués en regard des effets résiduels le jour et de la possibilité de développer une dépendance si les médicaments sont utilisés régulièrement sur une période prolongée.

Le cercle vicieux de la dépendance aux somnifères

Ce n'est pas toutes les personnes qui utilisent un somnifère pendant une période stressante de leur vie qui deviennent dépendantes de ces médicaments ; le risque augmente lors d'une utilisation régulière et prolongée. La dépendance à un médicament ne survient pas en quelques nuits ; elle se développe plutôt graduellement avec une utilisation répétée, qui entraîne éventuellement de la tolérance, suivi d'un sevrage, insomnie de rebond et appréhension de ne plus être capable de dormir sans médicament (voir figure 11.1). La plupart des gens commencent à utiliser des hypnotiques pendant une période de stress, une hospitalisation ou lorsqu'ils n'arrivent plus à composer avec les séquelles de l'insomnie chronique. Malgré leur utilité dans de telles circonstances, le problème est que plusieurs personnes continuent de prendre le somnifère, souvent par habitude, même lorsque la situation initiale s'est améliorée.

Les ordonnances sont quelquefois renouvelées (par téléphone), sans même vérifier si le sommeil est toujours perturbé. Quand le médicament pour dormir est utilisé sur une base quotidienne, votre corps s'habitue et vous développez une tolérance ; une augmentation de la dose est alors nécessaire pour préserver l'effet hypnotique désiré. Lorsque la dose sécuritaire maximale est atteinte, vous êtes coincé dans un cul-de-sac. Le somnifère a perdu son efficacité, mais toute tentative pour cesser son utilisation entraîne une aggravation des difficultés de sommeil et celles-ci deviennent parfois pires qu'elles l'étaient auparavant. C'est à ce moment que beaucoup de gens entrent dans un cycle de pensées catastrophiques et de fausses interprétations. Bien que cette insomnie de rebond et autres symptômes de sevrage soient temporaires, plusieurs appréhendent un retour à l'insomnie chronique. Cette crainte amène la personne à croire qu'il est absolument nécessaire de reprendre des somnifères pour garder un certain contrôle sur le sommeil. Lorsque la médication est reprise à la suite de plusieurs nuits d'insomnie, elle est très efficace au départ. Cela renforce la croyance que la médication est requise et maintient le cercle vicieux de dépendance.

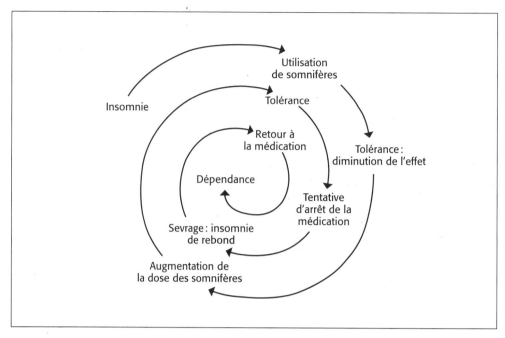

FIGURE 11.1 : Le cercle vicieux de la dépendance aux somnifères.

La plupart des somnifères prescrits aujourd'hui sont plus sécuritaires et créent moins de dépendance, sur le plan physiologique, que ceux utilisés il y a 20 ou 30 ans. Cependant, la dépendance aux somnifères est souvent de nature plus psychologique que physiologique. Le conditionnement joue un rôle important dans l'utilisation compulsive d'hypnotiques. L'insomnie et ses conséquences sont souvent perçues comme un état désagréable. Le somnifère élimine rapidement cet état désagréable, ce qui renforce le comportement de prise de médicaments. Pour maintenir son efficacité, on recommande habituellement de prendre le somnifère uniquement au besoin. Bien qu'elle retarde la tolérance, cette utilisation occasionnelle contribue au cercle vicieux suivant : vous souffrez d'insomnie, utilisez une médication, développez une tolérance, tentez de cesser la médication, souffrez d'insomnie de rebond et revenez à la médication. À la fin, vous êtes aux prises avec deux problèmes au lieu d'un seul : l'insomnie et la dépendance aux somnifères.

Une méthode structurée pour cesser la prise de somnifères

Si vous utilisez des somnifères régulièrement depuis plus de quelques semaines, il est peut-être temps de mettre fin à cette habitude. Il n'existe actuellement aucun somnifère produisant un sommeil naturel. Vous ne pouvez pas acheter le sommeil, même avec le meilleur médicament au monde. Tôt ou tard, il y aura des répercussions. Vous êtes probablement bien informé de ces faits, mais comme la majorité des personnes rencontrées à notre clinique, vous vous sentez probablement coincé, pris dans un cul-de-sac. Dans cette section, on vous enseigne des mesures concrètes pour vous aider à cesser ou à réduire l'utilisation des somnifères. Avant de commencer le sevrage, discutez de votre intention avec le médecin qui prescrit vos médicaments ou avec votre pharmacien. Idéalement, vous devrez discuter du programme proposé ci-dessous avec votre médecin et l'adapter au type spécifique de médication et à la dose utilisée.

TABLEAU 11.2

Exemple d'horaire de sevrage de somnifères					
Semaine	Médicament/ dose (mg)	Nombre de nuits	Quantité totale hebdomadaire (mg)	% réduction de la dose	% confiance
Semaine 1	Ativan/2 mg	7	14	–	–
Semaine 2	Ativan/1,5	7	10,5	25 %	80 %
Semaine 3	Ativan/1	7	7	50 %	65 %
Semaine 4	Ativan/0,5	7	3,5	75 %	75 %
Semaine 5	Ativan/0,5	5	2,5	82 %	80 %
Semaine 6	Ativan/0,5	3	1,5	89 %	75 %
Semaine 7	Ativan/0,5	2	1	93 %	60 %
Semaine 8	Ativan/0,5	1	0,5	96 %	80 %
Semaine 9	Aucun	0	0	100 %	75 %
Semaine 10	Aucun	0	0	100 %	85 %

1. Choisissez une date

Choisissez la date du début de votre programme de sevrage et faites-la connaître à votre conjoint, à un ami, ou à un proche de la famille. Cet engagement public consolidera votre motivation d'aller de l'avant et vous permettra d'obtenir le soutien social dont vous avez besoin. Choisissez un moment où votre vie n'est pas trop tumultueuse. Si vous êtes sur le point de vous séparer ou de changer d'emploi, ce n'est pas un bon moment pour entreprendre ce programme. D'un autre côté, n'attendez pas que tout soit parfait dans votre vie. Lorsque la date du début sera fixée, établissez une date provisoire où vous aimeriez être libre de tout médicament. L'idée est de garder la durée du programme limitée dans le temps.

2. Notez vos progrès

Prenez note quotidiennement de votre consommation de médicaments – le type, la dose et la fréquence d'utilisation. Cette information devrait déjà être disponible dans votre agenda du sommeil. Conservez un résumé hebdomadaire de vos progrès. Faites une copie de la grille vierge (tableau 11.3) semblable à l'exemple illustré au tableau 11.2. Établissez un objectif hebdomadaire de réduction de la dose et du nombre de nuits où vous consommez des médicaments. Puis, déterminez votre niveau de confiance (sur une échelle de 0 à 100 p. 100) de l'atteinte possible de cet objectif. Établissez des objectifs réalistes à atteindre, pas trop élevés afin de ne pas diminuer votre confiance. Au cours d'une semaine, si votre niveau de confiance est inférieur à 75 p. 100, conservez le même horaire pendant une autre semaine afin de développer un meilleur sentiment d'efficacité personnelle.

3. Prenez seulement un médicament à la fois

Si vous utilisez plus d'un médicament pour le sommeil, la première étape est de vous restreindre à l'utilisation d'un seul. Les utilisateurs chroniques de médicaments pour dormir alternent parfois ou, pire, combinent deux ou trois médicaments différents. Même si le fait d'alterner les médicaments semble une bonne stratégie pour minimiser la tolérance, ce n'est pas une bonne idée de mélanger les somnifères. Cela peut même être dangereux.

TABLEAU 11.3

Horaire de sevrage des somnifères					
Semaine	Médicament/ dose (mg)	Nombre de nuits	Quantité totale hebdomadaire (mg)	% réduction de la dose	% confiance
Semaine 1					
Semaine 2					
Semaine 3					
Semaine 4					
Semaine 5					
Semaine 6					
Semaine 7					
Semaine 8					
Semaine 9					
Semaine 10					

Si vous avez atteint ce stade, la première étape est de limiter l'utilisation à un seul médicament pendant au moins une semaine, plus longtemps de préférence.

4. Réduisez votre médication graduellement, jamais soudainement

Si vous utilisez une médication hypnotique toutes les nuits depuis quelque temps, réduisez la quantité de médicaments de façon graduelle afin de minimiser les symptômes de sevrage. N'arrêtez jamais d'un seul coup. Si vous le faites, ces symptômes de sevrage seront plus sévères, même dangereux, et il est fort probable que vous recommenciez à prendre votre médication.

Diminuez votre médication par étapes d'environ 25 p. 100 de la dose originale. Par exemple, si vous prenez 2 mg d'Ativan au départ, il faudrait réduire la dose à 1,5 mg pour la première semaine de sevrage. Utilisez cette quantité toute la semaine, même si votre degré de confiance est assez élevé pour diminuer davantage la dose après quelques nuits.

Évitez de revenir à la dose originale malgré une aggravation de vos difficultés de sommeil.

Continuez de réduire votre médication par tranches de 25 p. 100 de la dose originale jusqu'à ce que vous ayez atteint la plus petite dose possible. Dans notre exemple, cela signifie que la prochaine étape est de diminuer l'utilisation à une dose de 1 mg pendant une semaine et de 0,5 mg pour la semaine suivante. À cette étape, la plus petite dose possible est atteinte. Si vous ne vous sentez pas encore suffisamment confiant pour franchir l'autre étape, coupez votre pilule en deux pendant une semaine additionnelle. Faites attention de ne pas devenir obsédé au point de continuer à couper et à couper votre pilule jusqu'à ce qu'il ne reste pratiquement que des granules. Cela est très courant parmi les utilisateurs chroniques de somnifères. Tôt ou tard, vous devrez abandonner cette pratique et cesser complètement la médication.

5. Prévoyez un congé de médicaments

Lorsque vous avez atteint la plus petite dose disponible, il est temps d'insérer les congés de médicaments. Choisissez deux nuits de la semaine où vous n'utiliserez aucun somnifère. La médication est permise uniquement pour les cinq autres nuits que vous sélectionnez aussi à l'avance. Bien que vous puissiez appréhender cette étape importante, vous pouvez minimiser l'impact de l'arrêt des médicaments en sélectionnant des nuits où votre horaire du lendemain n'est pas trop chargé ou exigeant. Pour la plupart des gens, il est plus facile de commencer à éliminer la médication les fins de semaine. Vous avez habituellement moins de pression et d'obligations de travail et moins d'appréhension quant à la détérioration du fonctionnement durant la journée. Après environ une semaine où les nuits des fins de semaine sont libres de toute médication, ajoutez un congé de médicaments durant quelques nuits de la semaine. Adoptez une stratégie similaire, c'est-à-dire sélectionnez une nuit précédant une journée moins exigeante.

6. Utilisez les médicaments selon l'horaire prescrit, non plus au besoin

Alors que vous entreprenez cette dernière étape, il est essentiel de déterminer à l'avance quelles nuits vous utiliserez la médication et quelles nuits en seront libres. Donc, au début de chaque semaine, inscrivez votre plan sur l'horaire de sevrage. Ne laissez rien à l'improviste et ne changez pas de plan en cours de route. Pour les nuits prévues sans médicaments, ne prenez pas votre somnifère même si vous passez une très mauvaise nuit. Souvenez-vous, quelques nuits d'insomnie de rebond sont susceptibles de se produire à court terme mais ce n'est que temporaire. À l'opposé, pour les nuits où vous avez prévu prendre le médicament, prenez-le à une heure précise (par exemple, 30 minutes avant le coucher), que vous en éprouviez le besoin ou non. Comme nous l'avons expliqué précédemment, une des raisons pouvant expliquer le développement d'une dépendance aux somnifères est la forte association qui s'est développée entre le comportement de prise de somnifères et le soulagement d'un état très désagréable (l'insomnie). La stratégie est d'éliminer cette association qui s'est graduellement créée entre l'insomnie et la prise de médicaments.

Lorsque vous êtes rendu à utiliser votre médicament pendant seulement une ou deux nuits par semaine, l'étape finale est de cesser la médication complètement. Lorsque vous aurez atteint ce stade, vous serez peut-être tenté d'en faire une utilisation ponctuelle. Ne vous faites pas prendre. Rappelez-vous que c'est probablement de cette manière que vous êtes devenu dépendant des somnifères au tout début.

Félicitations! Maintenant, vous êtes libre de tout médicament. Vous avez certainement de bonnes raisons d'être fier de vous parce que ce n'est pas un défi facile à relever. Assurez-vous de vous récompenser et laissez savoir aux autres ce que vous avez accompli.

7. Composez avec les périodes difficiles

Lors de la mise en place de ce programme de sevrage, il est fort possible de faire face à certaines difficultés en cours de route ou même après avoir atteint votre objectif d'être libre de tout médicament. Si vous devez absolument prendre un somnifère, essayez de limiter les dommages. Avoir une faiblesse lors de circonstances difficiles ne signifie pas un retour à une utilisation chronique de somnifères. Ne vous découragez pas et ne vous punissez pas avec des pensées négatives telles que: «C'est sans espoir, je suis un perdant.»

Utilisez plutôt des pensées plus positives pour accroître votre confiance en vous : « Je peux le faire, je vais réussir à le faire. » Un facteur important relié au succès de tout changement d'habitudes est l'attente d'un résultat positif. Par contre, soyez patient et tolérant avec vous-même. Remplacer d'anciennes habitudes par de nouvelles exige du temps. Après tout, si vous utilisez des somnifères depuis des mois ou même des années, il faut vous attendre à ce que cela prenne un peu de temps pour en cesser l'utilisation.

Une stratégie utile pour prévenir les rechutes est d'identifier à l'avance les situations à haut risque, celles qui vous ont occasionné des difficultés par le passé – tels les préparatifs d'un voyage ou la participation à une réunion importante. Plutôt que d'utiliser un somnifère lors de ces nuits, vous devriez mettre en application les stratégies nouvellement apprises : restreindre votre temps passé au lit et aller au lit uniquement si vous vous sentez réellement somnolent. Et si vous avez de la difficulté à dormir, surtout ne paniquez pas ! Il faut vous attendre à ce qu'il y ait des « hauts » et des « bas » dans ce processus de sevrage de somnifères.

L'EFFICACITÉ DE CE PROGRAMME

Cette méthode de sevrage s'est montrée efficace dans plusieurs études cliniques menées dans notre centre et ailleurs aux États-Unis et en Europe. Des réductions de 90 p. 100 de la quantité et de 80 p. 100 de la fréquence d'utilisation ont été obtenues avec des personnes qui utilisaient des somnifères depuis plus de dix ans en moyenne. Plus de 70 p. 100 des utilisateurs chroniques réussissent à se sevrer complètement avec cette méthode et les autres réduisent tout de même de façon substantielle la quantité et la fréquence d'utilisation de somnifères. Il y a donc de bonnes raisons de croire que vous réussirez si vous suivez soigneusement la méthode que nous venons de décrire. Le temps requis pour cesser la médication dépend du type de médicament, de la dose, de la fréquence et de la durée de son utilisation. En règle générale, une période de 6 à 10 semaines est suffisante pour la plupart des gens. Même si vous avez hâte de dormir sans médicament, il ne faut pas procéder trop rapidement. La clé du succès repose sur l'aspect graduel du sevrage et sur la structure du programme. Si vous n'arrivez pas à cesser ou à diminuer vos médicaments à l'aide de ce programme, discutez-en avec votre médecin ou un pharmacien qui pourraient vous assister dans cette démarche.

Il est probable que vous ressentiez certains symptômes de sevrage lorsque vous diminuez vos somnifères; parmi ceux-ci, notons une aggravation des problèmes de sommeil, l'anxiété, l'irritabilité, la fatigue et une augmentation de la perception sensorielle. Soyez prêt à faire face à ces symptômes désagréables à mesure que la médication est discontinuée. Cependant, gardez à l'esprit que ce n'est pas tout le monde qui ressent ces symptômes ou qui les ressentent avec la même intensité. L'importance de ces symptômes peut être minimisée en suivant un plan de sevrage graduel. Si vous ressentez ces effets, ne vous laissez pas décourager. Tous ces symptômes sont temporaires et diminuent en importance avec le temps.

Quand devriez-vous commencer ce programme? Le meilleur moment est lorsque vous maîtriserez les autres méthodes pour composer avec l'insomnie décrites dans les chapitres précédents. Ces stratégies peuvent être très utiles, surtout si vous éprouvez une aggravation de vos difficultés de sommeil lors du sevrage. Occasionnellement, le simple arrêt des hypnotiques règle le problème de sommeil, une fois que les symptômes normaux de sevrage sont disparus. Plus souvent, vous éprouverez des difficultés de sommeil pendant un certain temps à la suite de l'arrêt de la médication. C'est ici que les stratégies apprises précédemment vous aideront à composer avec ces difficultés résiduelles.

En résumé, nous avons vu dans ce chapitre que la médication peut être utile pour l'insomnie ponctuelle. Par contre, la médication seule est rarement efficace pour traiter l'insomnie chronique. Il est possible de combiner la médication avec l'approche comportementale décrite précédemment. Les études cliniques comparant ces deux approches indiquent que la médication produit un soulagement rapide des difficultés de sommeil, alors que l'approche psychologique exige un peu plus de temps, mais produit une amélioration plus permanente du sommeil. L'utilisation régulière et prolongée de la médication augmente les risques de dépendance, sans compter qu'elle peut également contrecarrer les efforts qu'une personne met à modifier ses habitudes de sommeil. Beaucoup d'argent est investi dans la recherche et le développement de nouveaux médicaments pour améliorer le sommeil. Le médicament parfait qui produirait un sommeil naturel, sans effet secondaire, est encore hors de portée. Même s'il devenait disponible un jour, ce médicament ne ciblerait par pour autant les facteurs psychologiques et comportementaux qui sont presque toujours impliqués dans le maintien des difficultés de sommeil à long terme.

CHAPITRE 12

Autres troubles du sommeil

Il existe plusieurs troubles du sommeil autres que l'insomnie. On peut généralement regrouper ces différents troubles en quatre grandes catégories : (1) les insomnies, ou difficultés à dormir la nuit ; (2) les hypersomnies, ou problèmes à rester éveillé le jour ; (3) les parasomnies, comportements inhabituels ou anormaux pendant le sommeil ; et (4) les troubles du rythme circadien, problèmes à dormir lorsque désiré et à rester éveillé lorsque nécessaire, causés par des facteurs tels le travail posté ou le décalage horaire. Dans ce livre, l'accent a été mis principalement sur l'insomnie ; les troubles du rythme circadien ont aussi été abordés au chapitre 10. Dans ce chapitre, nous décrirons d'autres problèmes de sommeil associés à la somnolence excessive le jour, comme l'apnée du sommeil, et à certains comportements bizarres pendant le sommeil, comme le somnambulisme ou les cauchemars. Ces deux derniers problèmes peuvent causer soit des difficultés à dormir la nuit, soit des problèmes à rester éveillé le jour, ou les deux. Il est possible d'être complètement inconscient de ces symptômes jusqu'à ce que votre conjoint, un membre de la famille ou un ami le porte à votre attention. Certains de ces troubles peuvent être cocasses (comme parler dans son sommeil), tandis que d'autres peuvent réduire votre qualité de la vie et d'autres encore peuvent carrément être dangereux.

L'APNÉE DU SOMMEIL

L'apnée du sommeil est un trouble de la respiration qui se produit pendant qu'une personne dort. La respiration est tout à fait normale pendant l'éveil, mais devient perturbée pendant le sommeil. Une personne souffrant d'apnée du sommeil arrête de respirer de façon répétée au cours de la nuit pendant des périodes de plus de 10 secondes, et parfois même jusqu'à une minute. La séquence typique d'événements comprend l'arrêt complet ou partiel de la respiration, accompagné d'abord d'un silence complet, puis d'un ronflement très bruyant, d'un éveil de quelques secondes, suivi d'une reprise de la respiration et enfin, un retour au sommeil. La plupart des personnes peuvent avoir quelques pauses brèves dans la respiration, particulièrement au début de la nuit lorsqu'elles s'endorment. Cependant, dans des cas sévères d'apnée, ce cycle peut se répéter jusqu'à 200 ou 300 fois par nuit sans même qu'une personne en soit vraiment consciente. Malgré huit heures passées au lit, apparemment endormie, une personne qui souffre d'apnée du sommeil se sentira morte de fatigue en se réveillant le matin et devra lutter toute la journée pour rester éveillée.

L'apnée du sommeil est causée principalement par un excès de tissu adipeux situé à l'arrière de la gorge, au niveau du pharynx. Pendant le sommeil, il y a un relâchement des muscles qui bloquent les voies respiratoires. Les principaux symptômes de l'apnée sont : le ronflement bruyant, des pauses respiratoires généralement observées par le conjoint (ou plus communément la conjointe), un sommeil agité et de la somnolence diurne excessive. Parfois, des difficultés respiratoires prolongées mèneront une personne à se réveiller en cherchant son souffle, tout en éprouvant une sensation de panique et des difficultés à se rendormir. La plupart des gens souffrant d'apnée du sommeil ne sont pas conscients des symptômes nocturnes ; la seule plainte subjective est cette difficulté à demeurer éveillé pendant la journée. L'apnée du sommeil est particulièrement commune chez les hommes obèses d'âge moyen et ceux ayant un tour de cou très grand (un col de chemise de 17 ou plus). Même si ce trouble du sommeil est beaucoup moins fréquent chez la femme avant la ménopause, le risque d'apnée augmente après la ménopause en raison d'une baisse d'hormone qui stimule la respiration.

L'apnée du sommeil peut avoir des conséquences sérieuses sur la santé, les fonctions mentales et la sécurité publique. Un sommeil perturbé sur une base chronique mènera inévitablement à une somnolence diurne excessive et à un risque accru de s'endormir au volant ou à d'autres moments ou endroits inappropriés. Chaque fois qu'une personne cesse de respirer dans son sommeil, il y a une diminution de l'apport d'oxygène sanguin au cerveau et aux autres organes vitaux. L'apnée du sommeil peut causer de l'hypertension artérielle et aggraver les maladies cardiovasculaires. Elle peut également avoir des effets sur la mémoire et la concentration et transformer un individu plutôt joyeux et de compagnie agréable en une personne déprimée et irritable.

Le traitement le plus efficace pour l'apnée du sommeil est un petit appareil qui produit une pression positive d'air continu (de l'anglais, *continuous positive airway pressure ou CPAP*). La pression positive est assurée par un petit compresseur à air, branché à un tube de plastique qui est lui-même relié à un masque porté sur le nez du dormeur toute la nuit. Cette machine force l'air à traverser les passages nasaux, gardant les voies respiratoires dégagées pendant le sommeil. Cet appareil est prescrit par un médecin spécialiste du sommeil; toutefois, le diagnostic d'apnée du sommeil doit d'abord être confirmé par une évaluation en clinique du sommeil. Outre cet appareil respiratoire, d'autres mesures correctives ou préventives peuvent aider dans les cas moins sévères d'apnée du sommeil. Par exemple, la consommation de certains somnifères ou d'alcool près de l'heure du coucher peut aggraver le problème respiratoire. Aussi, éviter de dormir sur le dos, car cela aggrave les ronflements et prolonge les pauses respiratoires. Comme l'obésité est un facteur de risque pour l'apnée du sommeil, la perte de poids peut diminuer la sévérité du problème. Certaines chirurgies peuvent également corriger le problème respiratoire: tonsillectomie, adénoïdectomie, l'ablation des végétations, la chirurgie assistée au laser afin d'éliminer l'excès de tissu adipeux situé derrière la gorge, le repositionnement des mâchoires afin d'élargir les voies respiratoires. L'apnée du sommeil est le trouble le plus fréquemment évalué et traité dans les cliniques du sommeil. Un traitement efficace de l'apnée du sommeil réduit les risques de maladies cardiovasculaires associées à ce trouble. De plus, les patients sont souvent étonnés du regain d'énergie et de vigilance dont ils disposent pendant la journée à la suite du traitement. Ce regain d'énergie se traduit souvent par une augmentation du niveau d'activités physiques et une perte de poids.

LE RONFLEMENT PEUT ÊTRE UN PROBLÈME SÉRIEUX

Environ 20 p. 100 des gens ronflent habituellement. Le ronflement est plus fréquent chez les hommes que chez les femmes et l'incidence augmente avec l'âge. Le bruit du ronflement est causé par la vibration de tissus mous (luette et palais mou) contre l'arrière de la gorge. Le ronflement est aggravé par le surplus de poids, l'utilisation de sédatifs ou d'alcool près de l'heure du coucher et le fait de dormir sur le dos. En plus d'être un symptôme d'apnée, le ronflement est associé à l'hypertension artérielle. Même si plusieurs font des blagues sur les ronfleurs, dormir avec quelqu'un qui ronfle comme un tracteur n'est pas très drôle; cette situation peut même engendrer de la tension dans le couple, vous rendant plus irritable et vous obligeant même à faire chambre à part. Le ronflement diminue la qualité du sommeil du ronfleur et de son partenaire.

Que faire pour retrouver le silence? Pour les ronflements mineurs, un simple changement de position pendant le sommeil peut atténuer le problème. Éviter surtout la position dorsale. Un oreiller antironflement, qui garde le cou droit, aidera. Coudre une balle de tennis dans le dos du pyjama peut certainement décourager qui que ce soit de dormir sur le dos. Il existe également des prothèses buccales sur le marché pour réduire le ronflement. Une chirurgie assistée au laser est aussi disponible pour enrayer le ronflement, quoique l'efficacité d'une telle chirurgie n'a pas été entièrement démontrée. Toute personne qui ronfle bruyamment et dont les ronflements sont ponctués de pauses respiratoires intermittentes devrait consulter son médecin ou un spécialiste des troubles du sommeil pour une évaluation, car cela est un signe presque certain d'apnée du sommeil.

LE SYNDROME DES JAMBES SANS REPOS

Le syndrome des jambes sans repos (ou agitées), aussi appelé impatiences musculaires, est caractérisé par une sensation désagréable de fourmillement ou de picotement dans les mollets et par un besoin irrésistible de bouger les jambes. Les impatiences musculaires se manifestent à l'éveil et se situent surtout au niveau des mollets; l'inconfort peut s'étendre aux cuisses, aux pieds, aux genoux et même aux bras. Un de mes patients décrivait ses impatiences musculaires de la façon suivante: «C'est comme un élancement dans les jambes, comme si j'avais des fourmis dans les jambes; chaque fois que je m'assois ou que j'essaie de me reposer en soirée, je ne peux garder mes jambes en place. J'ai besoin de les bouger constamment et ça me rend fou. La seule façon d'avoir un certain soulagement est de monter sur mon vélo stationnaire.» Comme son nom l'indique, cette condition est aggravée au repos ou en position assise, par exemple, en regardant la télévision ou comme passager en voiture, en train ou dans l'avion. Cette sensation d'inconfort s'aggrave pendant la soirée et particulièrement au moment du coucher; elle peut retarder considérablement l'endormissement et être la cause première de l'insomnie initiale. Marcher ou étirer les jambes peut remédier temporairement à cette sensation désagréable. Plusieurs vont faire de l'exercice pendant des heures avant de tomber endormis d'épuisement. Le syndrome des jambes sans repos n'est pas un problème toujours reconnu par les médecins; ce syndrome doit être différencié de l'agitation générale du corps que l'on observe chez les individus anxieux. De plus, avant d'initier un traitement, il faut s'assurer que le problème est suffisamment fréquent et invalidant.

Plus fréquent chez les femmes enceintes et les personnes âgées, le syndrome des jambes sans repos est associé à de l'anémie, à une déficience en fer, ou à une consommation excessive de caféine. Certaines conditions médicales, comme le diabète ou les insuffisances rénales, sont souvent associées à des impatiences musculaires en raison de problème de circulation. La plupart des gens souffrant d'impatiences musculaires à l'éveil sont également affectés de mouvements périodiques des jambes pendant le sommeil.

LES MOUVEMENTS PÉRIODIQUES DES JAMBES

Les mouvements périodiques des jambes pendant le sommeil, également appelés myoclonies nocturnes, se manifestent par une série de mouvements brefs et répétitifs de certains muscles des jambes. Les bras peuvent aussi être impliqués. Contrairement au syndrome des jambes sans repos, qui se produit pendant l'éveil, les myoclonies apparaissent presque exclusivement pendant le sommeil. Plus fréquentes dans le premier tiers de la nuit, ces petites contractions musculaires peuvent se manifester plusieurs centaines de fois au cours d'une même nuit et peuvent être associées ou non à des micro-éveils de quelques secondes. En général, le dormeur n'a pas conscience de ces mouvements et n'a aucun souvenir des micro-éveils nocturnes le lendemain. Dans les cas plus sévères, certains pourront se réveiller avec des crampes dans les jambes, suivies de difficultés à retrouver le sommeil. D'autres auront surtout des difficultés à rester éveillé pendant la journée et, dans certains cas, ces mouvements ne produisent aucune séquelle et ne requièrent pas de traitement. Cette condition doit être distinguée du «sursaut hypnagogique» ou «démarreur de sommeil», apparaissant à l'endormissement, ou encore des contractions périodiques des membres pendant le sommeil paradoxal, ces deux phénomènes étant entièrement normaux.

Comme pour le syndrome des jambes sans repos, la prévalence de mouvements périodiques des jambes augmente avec l'âge. Les causes ne sont pas très bien connues, mais une composante familiale ou héréditaire semble très probable. Ce trouble est fréquemment associé à une déficience en vitamine E, en fer ou en calcium, à la douleur, à une insuffisance rénale et à d'autres conditions médicales causant une mauvaise circulation (par exemple, le diabète).

Le traitement pour le syndrome des jambes sans repos ou pour les mouvements périodiques des jambes est essentiellement le même. Différentes classes de médicaments sont utilisées incluant des médicaments qui agissent sur la dopamine (pramipexole, ropinirole, bromocriptine, levodopa), des opiacés contre la douleur (codéine), ou certaines benzodiazépines avec propriétés anticonvulsantes (clonazépam). Comme la plupart des médicaments, chacun de ceux-ci a des effets secondaires et certains présentent des risques de tolérance lorsqu'ils sont utilisés sur une base régulière. Il est donc important d'avoir un suivi régulier avec votre médecin afin d'évaluer l'efficacité et les risques potentiels de chacun de ces traitements. Sur le plan préventif, vous devriez diminuer la consommation de caféine le soir. Des exercices d'étirement peu avant l'heure du coucher peuvent aider à soulager l'inconfort. Un bain chaud, un massage des jambes, une bouillotte ou un coussin chauffant peuvent également apporter un certain soulagement. Comme les impatiences et les mouvements de jambes sont plus sévères dans la première partie de la nuit, vous pouvez retarder l'heure du coucher et dormir une ou deux heures plus tard le matin, si votre horaire le permet. Lorsque vous voyagez en avion, demandez toujours un siège de couloir de façon à pouvoir vous lever et marcher lorsque vous ressentez des impatiences musculaires. Vous pouvez obtenir plus de renseignements sur le syndrome des jambes sans repos et les mouvements périodiques des jambes sur le site Web de la fondation «Restless Legs Syndrome» (http://www.rls.org).

LA NARCOLEPSIE

La narcolepsie est caractérisée par de la somnolence excessive et des attaques de sommeil qui sont soudaines, incontrôlables et qui se produisent habituellement à des moments imprévisibles. Le combat pour demeurer éveillé est constant, indépendamment de la quantité de sommeil obtenue la nuit précédente. À certains moments, la somnolence devient tellement intense qu'elle est ressentie comme une attaque de sommeil. L'individu n'a aucun contrôle sur cette sensation et peut tomber endormi à des moments inopportuns ou à des endroits inappropriés : pendant une réunion, une conversation, un repas ou même lors de relations sexuelles. Le sommeil peut durer 15 à 20 minutes et la personne se réveille habituellement avec le sentiment d'être reposée. Malheureusement, cette vigilance est de courte durée et la personne se sent de nouveau somnolente dans les deux ou trois heures suivantes. Ce cycle se répète tout au long de la journée et de la soirée.

Les autres symptômes de la narcolepsie sont : (1) la cataplexie, une perte soudaine de tonus musculaire déclenchée par des émotions intenses (la peur, la colère, l'excitation ou bien un éclat de rire); (2) la paralysie du sommeil, une incapacité de bouger les membres lors de la transition éveil-sommeil ou sommeil-éveil ; et (3) les hallucinations hypnagogiques, d'étranges perceptions visuelles, auditives ou des sensations tactiles effrayantes qui apparaissent lors de l'endormissement ou du réveil. Ces expériences, sont toutes semblables à celles qui se produisent normalement pendant un rêve, sauf que dans la narcolepsie elles se produisent pendant l'éveil et sont souvent difficiles à distinguer de la réalité. La paralysie et les hallucinations peuvent apparaître ensemble, produisant ainsi une expérience très anxiogène. Les épisodes de cataplexie varient d'une simple sensation de faiblesse musculaire à l'effondrement physique total pouvant durer quelques minutes. Lors d'un tel épisode, l'individu est essentiellement paralysé, mais il demeure pleinement conscient de ce qui lui arrive.

Le Dr Emmanuel Mignot de l'université de Stanford aux États-Unis a identifié une cause importante de la narcolepsie, soit un déficit d'une protéine qui s'appelle l'hypocrétine. D'origine génétique, les premiers symptômes de ce trouble se manifestent généralement de 10 à 30 ans ; toutefois, le problème de plusieurs personnes demeure non diagnostiqué jusqu'à une période plus tardive dans leur vie. Toutes les personnes souffrant de narcolepsie n'expérimentent pas forcément tous les symptômes décrits précédemment. De plus, la paralysie du sommeil peut être un phénomène isolé qui n'est pas nécessairement diagnostique de la narcolepsie. Cette condition est plus fréquente dans certaines familles. Les conséquences de la narcolepsie varient avec la sévérité du trouble. Lorsqu'elle devient plus sévère, elle peut avoir un impact très néfaste sur la vie familiale, sociale et professionnelle d'un individu. Tomber endormi à des moments inappropriés peut occasionner plus qu'un embarras social. Cela peut nuire à l'apprentissage scolaire de l'enfant et mettre un emploi en péril chez l'adulte. Les siestes récurrentes dans la soirée, qu'elles soient volontaires ou non, peuvent aussi amener des tensions dans la relation conjugale. S'endormir au volant ou en effectuant des tâches délicates au travail peut avoir des conséquences sérieuses sur la vie d'un individu ou la sécurité publique.

Si vous avez des symptômes de narcolepsie, voyez un neurologue ou un spécialiste du sommeil qui pourra évaluer votre condition et effectuer les tests essentiels pour poser un diagnostic précis. Même s'il n'y a pas de traitement pour guérir la narcolepsie, certains médicaments peuvent être très profitables pour contrôler ses symptômes. Les stimulants sont souvent utilisés afin de contrer la somnolence excessive et les antidépresseurs peuvent contrôler les symptômes de cataplexie et de paralysie de sommeil ainsi que les hallucinations. Faire de courtes siestes à des moments stratégiques pendant la journée peut aider à diminuer la somnolence. Maintenir un horaire de sommeil régulier est également très important parce que le sommeil nocturne est perturbé même chez les patients narcoleptiques. Vous pouvez obtenir plus d'information sur ce trouble du sommeil ainsi que sur des groupes de soutien pour les patients et leurs familles en contactant le « Narcolepsy Network » (http://www.narcolepsynetwork.org).

LES PARASOMNIES

Le terme parasomnie regroupe une variété d'événements ou de comportements anormaux, inhabituels ou même bizarres qui se produisent pendant le sommeil ou la période de transition de l'éveil au sommeil. Ils peuvent varier du simple balancement stéréotypé du corps quand un enfant s'endort au bruxisme (grincement des dents), au priapisme nocturne (érection douloureuse pendant le sommeil) ou encore aux épilepsies nocturnes. Nous abordons ici seulement les parasomnies les plus communes : les cauchemars, les terreurs nocturnes, le somnambulisme, les troubles de l'alimentation nocturne et enfin, un trouble du comportement relié au sommeil paradoxal. Les parasomnies ne mènent pas nécessairement à une plainte d'insomnie ou d'hypersomnie, mais dans leur forme plus sévère, une ou l'autre de ces difficultés peut être présente. Dans plusieurs cas, elles sont seulement des phénomènes indésirables. Par contre, quelques parasomnies peuvent mener à des blessures physiques (somnambulisme) et à une détresse psychologique importante (terreur nocturne) pour la personne qui présente cette condition ou pour les parents ou le conjoint qui sont témoins de ces épisodes.

Les cauchemars

Les cauchemars sont des rêves effrayants qui se produisent pendant le sommeil paradoxal. Ils impliquent habituellement une histoire avec des scènes ou des images vives comportant un danger, des poursuites, des chutes ou des tueries ; celles-ci peuvent s'accompagner de balbutiements ou de cris. Parce que le corps est paralysé pendant le sommeil paradoxal, la sensation d'être pris au piège est fréquente et aucune échappatoire n'est possible. Crier pour appeler à l'aide est même impossible, car on sent les mâchoires essentiellement barrées. Le cauchemar amène habituellement un éveil complet durant lequel la personne se souvient clairement du rêve. Celle-ci s'oriente facilement et rapidement, mais la présence de détresse émotionnelle ou d'anxiété peut retarder le retour au sommeil. Les cauchemars sont plus communs dans la deuxième partie de la nuit, période pendant laquelle le sommeil paradoxal prédomine. Faire un cauchemar de temps à autre est normal pour les adultes et les enfants. Environ 5 p. 100 de la population générale est troublée par des cauchemars fréquents ; ils sont communs chez les gens ayant été victimes ou témoins d'événements traumatiques – abus et/ou violence physique et/ou sexuelle, désastre naturel, expérience de guerre ou de combat. Les cauchemars sont particulièrement fréquents chez les militaires qui ont été exposés à des situations de combat ou les forces policières qui doivent composer régulièrement avec des situations de violence. L'anxiété excessive et le stress peuvent tous les deux être à la fois cause et conséquence de cauchemars récurrents. Des cauchemars temporaires peuvent être causés par l'utilisation de certains médicaments bêtabloquants pour l'hypertension ou par le retrait de certains médicaments antidépresseurs.

Un traitement psychologique est souvent efficace contre les cauchemars récurrents. Cela implique une exposition graduelle au cauchemar par le biais de répétitions du rêve effrayant en imagination ou par écrit. L'individu souffrant de cauchemar est premièrement entraîné à noter par écrit le scénario détaillé du cauchemar dans un petit « journal de bord » ; ensuite, il doit le réécrire, mais en changeant son développement et son dénouement ; finalement, il doit répéter cette nouvelle version du cauchemar plusieurs fois par jour, soit en relisant le scénario ou en écoutant un enregistrement audio de la narration effectuée au préalable. L'aide d'un thérapeute professionnel est souvent nécessaire.

Les terreurs nocturnes

Une terreur nocturne est caractérisée par un réveil brusque du sommeil profond (stades 3-4) accompagné d'un cri aigu, de peurs et d'anxiété intenses ainsi que d'activation physiologique excessive (battements de cœur accélérés, transpiration et agitation). L'individu est confus, agité et désorienté. Lors d'un épisode de terreur nocturne, qui peut durer de quelques secondes à quelques minutes, la personne est dans un état mixte de demi-conscience et de demi-sommeil profond et ne répond pas aux efforts externes pour la réveiller ou la calmer. Les enfants sont inconsolables. Contrairement à ce qui est le cas pour les cauchemars, si la personne est réveillée pendant un épisode de terreur nocturne, elle n'aura qu'un vague souvenir de rêve ou même aucun. Souvent, il est impossible de la réveiller et la personne ne se souviendra pas du tout de l'épisode le lendemain matin. Les terreurs nocturnes apparaissent dans le premier tiers de la nuit, une période où le sommeil profond prédomine. Elles sont plus fréquentes chez les enfants âgés de 4 à 12 ans et elles tendent à se résorber spontanément pendant l'adolescence. Plus rarement, elles persistent ou commencent à l'âge adulte.

Le somnambulisme

Le somnambulisme peut consister simplement à s'asseoir sur le bord du lit ou à sortir du lit et à marcher dans la chambre ; plus rarement, cela implique de sortir de la chambre à coucher et de se rendre dans une autre pièce ou même à l'extérieur de la maison. Les somnambules peuvent tenir des conversations incompréhensibles ou ayant peu de sens. Ils ne répondent pas aux efforts de l'entourage pour communiquer avec eux afin de les réveiller. Seuls des efforts persistants amènent un éveil complet et la personne sera habituellement confuse et désorientée. Elle aura peu ou pas de souvenirs de l'incident. Le somnambule peut se réveiller spontanément pendant l'incident ; plus souvent, il retourne à son lit ou encore se réveille le matin dans une pièce différente de la maison. Le somnambulisme et les terreurs nocturnes ont quelques caractéristiques communes et apparaissent souvent ensemble. Parfois, la personne peut sortir de la chambre ou de la maison en courant dans un état de panique, avec des risques de blessures évidentes. Le somnambulisme apparaît habituellement dans la première partie de la nuit, moment où le sommeil profond est prédominant. Comme les terreurs nocturnes, le somnambulisme survient surtout pendant l'enfance et tend à disparaître à l'adolescence. Plus rarement, il persistera à l'âge adulte.

Les causes des terreurs nocturnes et du somnambulisme ne sont pas clairement identifiées. Par contre, les conséquences peuvent s'avérer désastreuses. Tenter de consoler un enfant qui souffre de terreur nocturne provoque énormément de détresse chez les parents, souvent plus intense que chez l'enfant lui-même. Les somnambules sont habituellement d'excellentes cibles pour les blagues, mais il existe également des risques importants de blessures et de complications légales dans leur cas. Alexandre, un adolescent venu consulter à notre clinique pour un problème de somnambulisme, s'était coupé sérieusement au bras en tentant de sortir de la maison par la fenêtre de sa chambre à coucher. Sébastien, un représentant des ventes d'une grande compagnie, s'est retrouvé en sous-vêtements, enfermé à l'extérieur de sa chambre d'hôtel au beau milieu de la nuit pendant un voyage d'affaires. Un meurtre hautement médiatisé a mis en cause un homme qui, de façon automatique, a conduit sa voiture sur plus de 17 kilomètres ; il a tué un membre de sa famille et est retourné dans son lit sans se souvenir de l'événement. L'homme fut acquitté.

Quelques mesures préventives peuvent être utiles pour le somnambulisme et les terreurs nocturnes. Premièrement, si vous êtes le parent d'un enfant atteint de ces troubles, gardez toujours à l'esprit qu'il s'agit de conditions suivant l'évolution du développement et se résorbant habituellement à l'adolescence. Vous devriez intervenir seulement pour prévenir les blessures ou pour minimiser les interruptions du sommeil. Chez les enfants comme chez les adultes, il est préférable de ne pas forcer l'éveil. Il vaut mieux rassurer la personne, fournir des directives verbales et même la guider physiquement pour qu'elle retourne au lit. Pour réduire les risques de blessures associées au somnambulisme, les mesures de sécurité suivantes devraient être mises en place : le somnambule devrait toujours dormir au rez-de-chaussée ; les portes et les fenêtres de la chambre à coucher devraient être verrouillées ; tous les objets potentiellement dangereux devraient être hors de portée ; les meubles devraient être aménagés de façon à éviter les accidents. Il est également important de maintenir un horaire veille-sommeil régulier et d'éviter le plus possible la privation de sommeil. Cette dernière mesure préventive est importante, car les terreurs nocturnes et le somnambulisme apparaissent au cours du sommeil profond, qui est présent en plus grande quantité à la suite d'une privation de sommeil. En présence de problèmes psychologiques ou de stress important, une intervention psychologique appropriée peut s'avérer essentielle. Les médicaments qui suppriment le sommeil profond peuvent aider temporairement afin de minimiser ces épisodes en période de stress ou de manque de sommeil.

Le syndrome d'alimentation nocturne

Certaines personnes se réveillent la nuit et sont incapables de se rendormir sans avoir mangé ou bu. Cette situation n'est pas nécessairement problématique chez le nourrisson ou même chez l'adulte lorsqu'il est conscient de ce rituel. Le Dr Carlos Schenck et ses collègues de l'université du Minnesota ont récemment identifié une condition plus problématique qui s'apparente à une forme de boulimie nocturne. La caractéristique distinctive de ce trouble est que l'alimentation nocturne se déroule dans le contexte d'un épisode de somnambulisme. Le dormeur se lève pendant la nuit et, dans un état demi-éveillé, il cuisine et mange jusqu'à satiation. Ce comportement est inconscient et le dormeur ne se souvient pas de cet épisode le matin suivant.

Lorsque Diane, une femme de 45 ans, est venue me consulter à notre clinique, elle m'a décrit un scénario classique du syndrome d'alimentation nocturne. Son principal problème était le somnambulisme, présent depuis plusieurs années, avec une occurrence hebdomadaire moyenne de trois à quatre fois. Habituellement, elle se levait dans la première partie de la nuit et marchait jusqu'à la cuisine, s'engageait dans un rituel culinaire élaboré, suivi d'un épisode de consommation de nourriture, pour ensuite retourner au lit et se réveiller au matin sans aucun souvenir de l'incident. Même si son conjoint et

ses enfants étaient témoins de ces épisodes, le seul indice attestant de la véra-
cité de leurs dires était l'accumulation de vaisselle sale dans l'évier le lendemain matin. Par contre, à quelques reprises, elle avait laissé un élément de la
cuisinière en marche et, au moins à une occasion, l'alarme de feu s'était déclenchée. Fait intéressant, Diane avait déjà souffert d'un trouble alimentaire, même
si au moment de l'évaluation à notre clinique, elle affirmait ne plus en souffrir.
Il est probable que ce syndrome d'alimentation nocturne représente à la·fois
une manifestation de somnambulisme et de préoccupations alimentaires.

Outre le gain de poids, les conséquences de ce trouble peuvent être
désastreuses en raison surtout des risques de blessures ou de brûlure en
préparant la nourriture. Les causes exactes de ce trouble, qui semble affecter
surtout les femmes, sont inconnues. Un stress excessif et la privation de
sommeil peuvent déclencher le somnambulisme et, possiblement, ce trouble d'alimentation nocturne. La médication peut réduire la fréquence d'ap-
parition des épisodes et il est essentiel d'instaurer des mesures préventives.
Mettre hors de portée les objets dangereux, débrancher la cuisinière ou
régler un système d'alarme pour qu'il se déclenche si elle est utilisée la nuit
sont des mesures simples qui peuvent prévenir des conséquences graves.

Cette condition doit être distinguée des éveils nocturnes conditionnés par la faim ; pour certaines personnes, manger la nuit est pratiquement
une obsession. Un individu souffrant d'un trouble alimentaire comme la
boulimie peut se nourrir la nuit. Par contre, dans un tel cas, la personne qui
mange au milieu de la nuit, soit par choix ou par compulsion, est consciente
de son action tandis qu'une personne souffrant d'un trouble d'alimentation
nocturne est apparemment inconsciente de ses gestes.

Le trouble comportemental relié au sommeil paradoxal

Certaines personnes adoptent des comportements agités et souvent violents
pendant le sommeil ; ceux-ci peuvent impliquer des mouvements brusques et
répétés sans but précis – extensions brusques des pieds et des bras, coups de
pied et coups de poing. De tels comportements apparaissent surtout pendant
le sommeil paradoxal alors que le corps est normalement paralysé. Cette paralysie est partiellement absente chez les individus souffrant de ce trouble,

lequel est présent surtout chez les hommes âgés de plus de 50 ou 60 ans. Certains experts supposent que les personnes souffrant de ce trouble actualisent certains de leurs rêves ; d'ailleurs, on remarque habituellement des verbalisations plutôt chargées émotivement et cohérentes avec les rêves. Quand une personne se réveille d'un tel épisode, elle est habituellement alerte, cohérente et se rappelle clairement d'un rêve correspondant au comportement. Ce trouble peut être potentiellement dangereux pour la personne qui en souffre, mais également pour le partenaire. J'ai connu un dessinateur à la retraite, adepte de chasse, qui rêvait qu'il chassait un grizzly. Dans son rêve, il s'était rué sur la commode et s'était fracturé un pied. Un autre homme, retraité militaire, s'était réveillé d'un rêve dans lequel il se battait avec un ennemi pour se retrouver serrant le cou de sa conjointe avec ses mains.

Une médication telle le clonazépam s'est avérée efficace afin de supprimer ces épisodes de trouble comportemental relié au sommeil paradoxal. Des mesures préventives devraient également être mises en place afin d'assurer un environnement sécuritaire et de prévenir ainsi les blessures physiques. La personne devrait dormir au rez-de-chaussée ; les tables de chevet, les lampes ou tout autre objet dangereux placé près du lit ou dans la chambre à coucher devraient être enlevés. Les armes devraient être hors de portée. Tout dépendant de la fréquence et de la sévérité de ces épisodes, un conjoint peut devoir faire chambre à part jusqu'à ce que le trouble soit sous contrôle avec médication.

Dans ce chapitre, nous avons exposé brièvement une variété de troubles du sommeil communément évalués et traités par les spécialistes du sommeil. Ces conditions représentent seulement un petit échantillon des 80 pathologies du sommeil maintenant reconnues dans la classification des troubles du sommeil. Ces troubles varient de simples comportements inhabituels et bizarres à ceux qui peuvent même mettre la vie d'une personne en danger, en passant par les troubles entraînant une détresse psychologique marquée. Si vous reconnaissez les symptômes de ces troubles, vous devriez consulter un spécialiste du sommeil pour obtenir une évaluation détaillée. Une évaluation complète en clinique du sommeil est souvent essentielle pour établir un diagnostic juste et déterminer le traitement optimal.

CHAPITRE 13

Le sommeil chez les enfants et les adolescents

La plupart des parents peuvent témoigner que leurs enfants ont eu à un moment ou l'autre des problèmes de sommeil, que ce soit des difficultés à dormir la nuit, une sieste manquée le jour ou le refus d'aller au lit à l'heure du coucher. Les difficultés de sommeil chez l'enfant peuvent être causées par la maladie, un simple changement dans l'horaire habituel, l'excitation reliée à un événement agréable ou par l'absence de limites entourant la routine du coucher. Chez la plupart des enfants, les difficultés de sommeil sont plutôt rares, mais lorsqu'elles deviennent plus fréquentes, elles peuvent devenir une source importante de souci pour les parents. Pendant l'adolescence, d'autres types de difficultés de sommeil se développent, celles-ci étant habituellement reliées aux préoccupations de l'adolescence ou à des horaires très irréguliers de sommeil. Dans ce chapitre, nous décrivons d'abord l'évolution du sommeil à partir de la naissance jusqu'à la fin de l'adolescence et discutons des principaux problèmes de sommeil au cours de ces deux périodes critiques du développement.

LE SOMMEIL NORMAL
Nouveau-nés

Ce qui est considéré comme étant un sommeil normal varie énormément selon l'âge de l'enfant. Les nouveau-nés n'ont pas encore développé de rythmes biologiques réguliers leur indiquant quand être éveillé et quand dormir. Ainsi, le nouveau-né ne dort pas nécessairement selon l'horaire des parents, car il ne fait pas encore la distinction entre le jour et la nuit. Les cycles de veille et de sommeil sont donc plutôt aléatoires. Un nouveau-né dort habituellement entre 15 et 18 heures par jour, par courtes périodes de 2 à 4 heures chacune (voir aussi figure 1.3 au premier chapitre). Il est irréaliste pour les parents de s'attendre qu'un bébé dorme toute la nuit. Vous devez plutôt vous adapter à l'horaire de votre enfant, c'est-à-dire dormir lorsqu'il dort et l'apprécier lorsqu'il est éveillé. La plupart des nouveau-nés peuvent dormir n'importe où puisqu'ils n'ont pas encore appris à se distinguer de leur environnement et ne sont pas sensibilisés aux événements extérieurs. À ce stade, si vous le désirez, il est acceptable de laisser votre bébé dormir dans un berceau ou une couchette dans votre chambre ; vous serez près de lui lorsqu'il pleurera la nuit. Cependant, un avertissement est de rigueur. Certains parents deviennent extrêmement anxieux lorsque le bébé dort dans leur chambre, particulièrement lorsqu'il s'agit d'un premier enfant. Si vous vous sentez obligé de surveiller votre nouveau-né toute la nuit ou êtes fréquemment réveillé par le moindre balbutiement qu'il émet en dormant, vous devriez déménager le bébé dans sa chambre après quelques nuits.

De 6 à 12 semaines

Vers six semaines (ou six semaines après la date prévue d'accouchement pour les bébés prématurés), le sommeil de votre enfant commence à être un peu plus organisé ; les périodes de sommeil nocturne peuvent s'étendre à plus de six heures. Après quelques semaines au cours desquelles votre bébé se réveillait toutes les deux ou trois heures pour se faire nourrir, cette période de sommeil continu sera grandement appréciée. Votre bébé commence aussi à développer une plus grande conscience de son monde et peut même combattre le sommeil, préférant rester éveillé pour interagir avec vous. Vers six semaines, vous devriez commencer à établir une certaine routine dans les habitudes de sommeil de votre bébé. Puisqu'il commence maintenant à prendre conscience de son environnement, il est important de l'habituer à dormir dans son propre lit. Les bébés se fatiguent facilement et peuvent devenir irritables s'ils sont fatigués puisque leur système nerveux manque encore de contrôle inhibiteur. Après environ deux heures d'éveil, replacez votre bébé dans sa couchette. S'il demeure éveillé plus longtemps, il pourrait s'épuiser. Évitez les couleurs éclatantes dans sa chambre à coucher et retirez les sources de distractions de la couchette qui peuvent être trop stimulantes pour votre petit.

De trois à six mois

Vers trois ou quatre mois, les rythmes biologiques de votre enfant se stabilisent et un cycle veille-sommeil plus régulier devrait être passablement établi. Cependant, les siestes peuvent être encore irrégulières alors qu'il tente de trouver son cycle veille-sommeil. Il est important d'ajuster vos activités de soins aux besoins biologiques de l'enfant. Parce que votre enfant devient socialement plus conscient, il peut combattre le sommeil afin de jouer. Ainsi, essayez de protéger son sommeil en demeurant attentif aux signes de fatigue tels que le frottement des yeux, l'étirement d'une oreille ou une plus grande agitation. S'il manque une sieste, il peut s'épuiser, être incapable de s'endormir et avoir des réveils nocturnes plus fréquents. Selon le Dr Richard Ferber, un pédiatre et spécialiste du sommeil chez les enfants au Children's Hospital de Boston, la plupart des enfants en bonne santé et menés à terme devraient faire leur nuit complète vers trois ou quatre mois; sans aucun doute qu'à six mois, la très grande majorité des bébés en bonne santé y arrivent.

De 6 à 12 mois

C'est vers l'âge de six mois que les différents stades de sommeil deviennent plus établis sur le plan physiologique. Au niveau des habitudes de sommeil, la plupart des enfants entre 6 et 12 mois sont mis au lit entre 19 h et 21 h et se réveillent entre 5 h et 7 h. Bien que certains bébés puissent encore se réveiller la nuit pour se faire nourrir, cette pratique est considérée comme étant un comportement appris puisqu'il n'y a plus de besoin nutritionnel nocturne à cet âge. La plupart des bébés entre 6 et 12 mois font deux siestes par jour, une le matin et l'autre en début d'après-midi, d'une durée habituelle d'une à deux heures chacune. Si les siestes sont d'une durée inférieure à 45 minutes, elles peuvent ne pas être suffisamment réparatrices pour votre enfant. La durée optimale d'éveil entre chacune des siestes est d'environ deux à trois heures. Votre enfant peut combattre le sommeil et s'il pense vous convaincre de le sortir de sa couchette, il peut protester très longtemps. Il est préférable de le coucher pour une sieste avant qu'il ne s'épuise ou ne se lance dans une crise de larmes. Il peut recommencer à s'éveiller la nuit durant cette période même s'il faisait ses nuits auparavant. Cela pourrait être dû à une activité physique et mentale plus intense durant la journée. Mettre votre bébé au lit entre 30 minutes et une heure plus tôt peut prévenir ces réveils nocturnes.

De 12 à 36 mois

Entre un an et trois ans, la plupart des enfants dorment en moyenne 12 à 14 heures par période de 24 heures. Au cours de cette période, votre enfant devrait diminuer le nombre de siestes de deux à une seule. Il peut toutefois survenir une période où deux siestes seront excessives pour votre enfant alors qu'une sieste ne sera pas suffisante. Une sieste effectuée au milieu de la journée ou tout juste après le repas du midi semble être le meilleur moment pour combler le besoin de sommeil qui s'est accumulé depuis le lever du matin et pour faciliter l'éveil jusqu'à la prochaine nuit. Plusieurs parents transfèrent leur enfant dans un lit régulier durant cette période. Le transfert peut amener votre enfant à recommencer à se réveiller la nuit, mais si vous le laissez dans son nouveau lit plutôt que de le remettre dans sa couchette ou de le prendre lorsqu'il pleure, il s'adaptera rapidement à ce changement et dormira toute la nuit. Plus tard dans ce chapitre, nous discuterons de mesures à prendre avec les enfants qui ne restent pas au lit la nuit. La transition dans un nouveau lit peut être facilitée si vous déménagez en même temps des objets familiers, les couvertures et les jouets de l'enfant.

De trois à six ans

La plupart des enfants de trois à six ans vont au lit entre 20 h et 21 h et se réveillent entre 6 h 30 et 8 h. La durée moyenne de sommeil est d'environ 11 à 13 heures par nuit. Les siestes diminuent généralement en durée et environ 50 p. 100 seulement des enfants âgés de trois à cinq ans font des siestes sur une base régulière. Durant les années préscolaires, les enfants se réveillent parfois la nuit à cause de mauvais rêves ou de cauchemars. Les enfants de cet âge éprouvent encore des difficultés à distinguer l'imaginaire de la réalité. Le nombre moyen de réveils nocturnes d'un enfant de cinq ans est d'un par semaine bien qu'un certain pourcentage d'enfants se réveillent chaque nuit. La plupart des problèmes de sommeil rencontrés chez les enfants âgés de trois à six ans se développent parce que les parents ne sont pas suffisamment constants dans le rituel entourant le coucher et l'établissement de bonnes habitudes de sommeil. C'est le cas de l'enfant qui sort à répétition de son lit pour un dernier baiser ou un verre d'eau.

De 7 à 12 ans

Même si votre enfant de 7 à 12 ans argumentera probablement pour obtenir une heure de coucher de plus en plus tardive, il a encore besoin d'un minimum de 9 à 11 heures de sommeil par nuit pour se sentir alerte et bien fonctionner le lendemain. Les problèmes à l'heure du coucher peuvent aussi être reliés à la peur de la noirceur ou à la peur des monstres dans le placard ou sous le lit. Les peurs nocturnes sont le type de problèmes le plus fréquemment rencontrés chez les enfants. Il sera question plus tard des façons de composer avec celles-ci.

DIFFICULTÉS DE SOMMEIL ET ABSENCE DE ROUTINE CHEZ L'ENFANT

On estime qu'environ 20 à 25 p. 100 des enfants âgés entre un an et cinq ans développent certains problèmes entourant le sommeil. Ces enfants peuvent refuser de faire la sieste durant la journée ou lutter pour ne pas aller au lit le soir venu. Ils nécessitent beaucoup d'attention et éprouvent le besoin d'être bercés ou câlinés avant de s'endormir. Certains de ces enfants ne s'endorment jamais dans leur couchette ou leur lit, mais plutôt dans les bras de leurs parents, dans une autre pièce ou dans le lit de leurs parents. D'autres enfants s'éveillent à la suite d'une courte période de sommeil ou durant la nuit et pleurent sans interruption jusqu'à ce qu'un parent vienne les apaiser et les aider à se rendormir. Souvent, ces enfants n'ont simplement pas appris à s'endormir ou à se rendormir d'eux-mêmes sans être cajolés, bercés ou nourris.

L'insomnie peut aussi être un problème réel chez l'enfant. Toutefois, de telles difficultés sont habituellement associées à un malaise physique ou de la douleur causée par une otite, des coliques ou le perçage de nouvelles dents. L'enfant peut également ressentir de l'insécurité dans une situation de couple tendue et son sommeil peut devenir perturbé pour cette raison.

Les conséquences d'un sommeil perturbé chez l'enfant et les parents

Un sommeil perturbé peut avoir des conséquences néfastes pour l'enfant et devenir un vrai cauchemar pour les parents. En plus de la fatigue et de l'irritabilité, l'enfant risque de développer des problèmes d'apprentissage. Plusieurs études indiquent qu'il existe une relation entre la durée du sommeil et la capacité de l'enfant à apprendre; une durée de sommeil plus longue chez les bébés est associée à une meilleure capacité d'attention soutenue. À l'inverse, un sommeil plus court chez les jeunes enfants est associé avec une moins bonne performance cognitive et à plus d'impulsivité et d'hyperactivité. Les enfants âgés de trois ans qui font des siestes s'adaptent plus facilement aux nouvelles situations que les enfants ne faisant pas de siestes. Lorsque le sommeil d'un enfant est perturbé nuit après nuit, les parents et la famille se retrouvent aussi privés de sommeil. Plus irritables, les parents peuvent manifester du ressentiment envers les autres enfants. Ils peuvent restreindre leur vie sociale afin de récupérer pendant que leur enfant dort ou craindre que la gardienne soit incapable de mettre l'enfant au lit. Devenus esclaves de l'horaire de sommeil de leur enfant, ils peuvent même vivre des conflits conjugaux résultant de leur stress et de leurs visions conflictuelles concernant les façons de résoudre le problème.

Sur le plan psychologique, les enquêtes longitudinales suggèrent que les enfants qui vivent des problèmes persistant de sommeil présentent des risques plus élevés de développer des troubles psychologiques comme la dépression à l'âge adulte. Sans être alarmiste, si votre enfant souffre fréquemment d'insomnie et que celle-ci persiste au-delà de quelques semaines, il faudrait consulter pour évaluer la nature du problème et instaurer une intervention appropriée.

Est-ce que les difficultés de sommeil de mon enfant disparaîtront à mesure qu'il grandira ?

La plupart des enfants ne se défont pas de leurs difficultés à dormir spontanément. Ils ont besoin d'un entraînement afin d'établir une routine et de bonnes habitudes de sommeil. Les problèmes ne disparaissent pas par magie lorsque l'enfant vieillit. Les études longitudinales montrent que les problèmes d'endormissement ou de réveils nocturnes de plus de 80 p. 100 de tous les enfants mauvais dormeurs ne se résorbent pas spontanément. Apprendre à s'endormir sans la présence d'un parent ou à se rendormir à la suite d'un réveil nocturne est une habileté apprise que les parents devraient enseigner aux enfants. Nous verrons plus loin dans ce chapitre que d'autres troubles du sommeil chez l'enfant (par exemple les terreurs nocturnes) se résorbent fréquemment, de façon spontanée, pendant l'adolescence.

Enseigner de bonnes habitudes de sommeil à votre enfant

Si votre enfant est âgé de quatre mois et plus et est incapable de s'endormir de lui-même ou se réveille la nuit et n'arrive pas à se rendormir sans votre aide, il faut peut-être revoir votre façon de faire entourant la routine du coucher. Il est probable que la routine actuelle l'empêche d'apprendre une habileté importante, celle de se laisser glisser seul dans le sommeil. Comme nous l'avons vu, l'absence de cette habileté peut entraîner un manque de sommeil pour l'enfant et toute la famille. La bonne nouvelle, c'est que cette habileté peut être enseignée assez rapidement en utilisant une méthode systématique, mais relativement simple.

Conservez un horaire régulier pour votre enfant

Commencez par établir une heure de coucher régulière, déterminée selon l'âge de l'enfant et son horloge biologique. L'heure du coucher devrait correspondre à l'heure où votre enfant devient habituellement somnolent ou à celle où il s'endort. Essayez de conserver un horaire régulier pour le coucher, le réveil, les siestes et l'heure des repas ; tout cela dans le but d'établir un rythme de veille-sommeil constant.

Établissez des rituels et une routine de coucher

Développez une routine régulière et relaxante environ 20 à 30 minutes avant l'heure du coucher. Cette routine peut impliquer de faire prendre un bain au bébé ou de le changer pour dormir puis de l'allaiter ou de le nourrir, de le bercer et de lui chanter des berceuses. Pour un enfant plus âgé, le rituel du coucher peut impliquer de lui faire prendre un bain, de lui brosser les dents, de lui lire une histoire ou de jouer avec lui à un jeu tranquille. Le même rituel devrait avoir lieu chaque soir vers la même heure.

Soyez constant dans la façon de mettre votre enfant au lit

À la fin du rituel, mettez votre enfant dans sa couchette ou dans son lit. L'environnement de la chambre à coucher devrait être le même au moment du coucher qu'il le sera pour le reste de la nuit. Embrassez l'enfant et serrez-le contre vous, souhaitez-lui bonne nuit et dites-lui que c'est l'heure du dodo ; puis, quittez la chambre.

Laissez votre enfant apprendre à s'endormir seul

Il est important que votre enfant demeure éveillé jusqu'à l'heure du coucher plutôt que de s'endormir dans vos bras ou dans un endroit autre que son lit. Ne restez pas dans la chambre jusqu'à ce qu'il s'endorme. S'il s'habitue à ce que vous restiez dans la chambre jusqu'à ce qu'il s'endorme, il est fort probable qu'il se mettra à pleurer si vous partez avant ou en votre absence lors d'un réveil nocturne.

À partir de ce stade, il existe deux façons d'intervenir sur le comportement de votre enfant. Dans la méthode «directe», vous sortez de la chambre de votre enfant sans y retourner jusqu'au matin. Si votre enfant s'éveille durant la nuit, vous ne vous rendez pas à sa chambre. Bien que cette méthode soit la plus rapide et la plus efficace pour enseigner à votre enfant à s'endormir par lui-même, c'est souvent la plus difficile pour l'enfant et les parents. Certains parents sont incapables d'entendre leur enfant crier. Et crier, il le fera! Il essaiera pratiquement tout ce qu'il peut pour vous faire revenir dans la chambre afin de l'apaiser et de le réconforter. En plus de pleurer, il peut sauter, se secouer, se frapper la tête et lancer ses jouets hors de la couchette. Avant de mettre votre enfant au lit, il est important d'en enlever tout article pouvant être dangereux ou fragile.

Si vous vous sentez incapable de tolérer ses pleurs ou ses comportements négatifs, essayez l'approche progressive connue sous le nom de «méthode d'extinction graduelle»; celle-ci peut être plus acceptable et moins traumatisante. Si votre enfant pleure lorsque vous quittez sa chambre, allez jeter un coup d'œil après cinq minutes. Faites-le aussi brièvement que possible, pas plus d'une ou deux minutes. Ne commencez pas une interaction prolongée avec votre enfant et ne le prenez pas dans vos bras. Assurez-vous simplement qu'il est en sécurité et redites-lui que c'est l'heure de dormir; puis, quittez la chambre. Rappelez-vous, l'objectif est d'aider votre enfant à s'endormir seul. Si votre enfant continue à pleurer, attendez 10 minutes cette fois avant d'aller le voir. Après cela, allez le voir toutes les 15 minutes si ses pleurs persistent. S'il est tranquille ou s'il pleurniche doucement, n'allez pas dans la chambre puisqu'il est probablement sur le point de s'endormir: votre visite le réveillerait et il recommencerait à pleurer. Utilisez la même procédure s'il se réveille et pleure durant la nuit. La seconde nuit, vous devez attendre 10 minutes avant votre première visite dans la chambre à coucher, puis 15 minutes et 20 minutes. Si vous trouvez ces intervalles trop longs, vous pouvez les raccourcir, mais uniquement dans la mesure où vous les allongez progressivement. Si vous y allez trop rapidement, vous ne ferez que prolonger le problème.

Bien que la méthode d'extinction graduelle puisse être plus acceptable pour vous, souvenez-vous que toute visite dans la chambre à coucher de votre enfant augmente ses pleurs et renforce les autres comportements visant à attirer votre attention et à vous ramener pour l'apaiser ou jouer avec lui. Faire abandonner ces comportements à votre enfant sera plus difficile qu'avec la méthode directe, parce qu'il sait que vous viendrez après un certain intervalle de temps. Vous vous apercevrez qu'il peut pleurer pendant de longues périodes jusqu'à ce que vous reveniez le voir. C'est pourquoi, si vous utilisez la méthode d'extinction graduelle, vous devez être absolument systématique et ne pas entretenir d'interactions avec l'enfant pendant la nuit. Bien qu'une caresse rapide ou une petite étreinte puisse vous sembler inoffensive, cela servira d'agent renforçateur puissant à ses pleurs.

Combien de temps cela prendra-t-il à mon enfant pour apprendre à s'endormir seul?

Lorsque les parents sont constants dans la consigne de ne pas renforcer les pleurs de leur enfant à l'heure du coucher ou durant la nuit, la plupart des enfants apprennent à se rendormir en quelques nuits, habituellement de trois à cinq ans. Certains enfants continueront de se réveiller et de pleurer, mais ils se rendormiront après une courte période de temps. Pour un petit pourcentage d'enfants, la procédure peut prendre deux semaines. Attendez-vous à ce que la première nuit soit la pire. Les enfants pleurent habituellement une ou deux heures la première nuit bien que certains puissent pleurer la nuit entière. La seconde nuit apportera probablement une réduction importante de la durée des pleurs et de l'éveil de votre enfant. Pour les parents qui travaillent la semaine, un vendredi soir peut être le meilleur moment pour commencer l'entraînement, de telle sorte qu'ils puissent faire une sieste le jour suivant pour récupérer un peu le sommeil perdu. Il est souvent très utile de conserver des notes de la durée des pleurs de votre enfant. Par exemple, écrivez l'heure où vous le mettez au lit et combien de temps il pleure. Si vous utilisez la méthode d'extinction graduelle, remarquez combien de fois vous êtes allé le voir. Tenez compte aussi de toutes les fois où l'enfant se réveille après l'endormissement initial, combien de temps il a pleuré et combien de fois vous êtes allé le voir. Gardez un petit journal de bord, de telle sorte que vous puissiez comparer les nuits et observer si la période de pleurs de votre enfant diminue. Si ce n'est pas le cas, vérifiez la constance de votre propre comportement afin de vous assurer que vous n'êtes pas en train d'entretenir son habitude de pleurer.

Les batailles à l'heure du coucher

Que devez-vous faire si votre enfant ne reste pas au lit? Les enfants testeront parfois vos limites en se relevant après avoir été mis au lit pour la nuit. Ils se lèveront pour un verre d'eau, pour une étreinte ou pour demander à dormir dans le lit de leurs parents. Vous pouvez enseigner à votre enfant à rester dans son lit la nuit. Premièrement, soyez constant et ne renforcez pas ce type de comportement. Si vous lui permettez de sortir du lit, même occasionnellement, lorsqu'il n'arrive pas à dormir la nuit, vous remarquerez que le comportement deviendra plus fréquent. Deuxièmement, ramenez votre enfant au lit chaque fois qu'il en sort. Cela peut être épuisant pour les parents, puisque certains enfants tentent de se lever plusieurs fois par nuit. Lorsque vous ramenez votre enfant au lit, faites-le rapidement et sans discussion, dispute, réconfort ou punition. Entretenez le moins de contact visuel possible avec lui. S'il sort à répétition de son lit après avoir été ramené à sa chambre, il est possible que vous deviez maintenir la porte fermée jusqu'à ce qu'il soit dans son lit et qu'il y reste.

Pour éliminer ce genre de batailles à l'heure du coucher, il est aussi important de renforcer le comportement cible, celui de rester dans le lit. Vous pouvez récompenser l'enfant le matin avec un petit cadeau, une gâterie ou une activité récompense s'il demeure au lit toute la nuit. Une autre technique est de garder un calendrier et de lui décerner une étoile ou une estampe préférée pour chaque période ou bloc de temps où il reste dans son lit. Lorsqu'il accumule une quantité spécifique d'étoiles ou d'autocollants, il peut les échanger contre une récompense promise ou un privilège. Il est important de féliciter votre enfant au même titre que de lui donner des récompenses tangibles. À mesure que votre enfant apprendra à rester au lit la nuit, vous éliminerez progressivement les récompenses matérielles.

Pour reprendre le contrôle sur ce genre de problème à l'heure du coucher, il est très important pour les parents d'établir certaines limites et de faire en sorte qu'elles soient respectées. Toutefois, il importe également de bien comprendre que s'il n'existe pas de limites le reste de la journée, il sera très difficile de faire comprendre à votre enfant pourquoi il devrait vous obéir à l'heure du coucher. Il faut donc être constant.

Les peurs nocturnes

Comment devez-vous composer avec les peurs nocturnes de votre enfant? Il peut traverser une période où il est effrayé d'aller au lit ou de rester dans son lit. Il peut refuser d'aller dormir à moins que la porte ne soit ouverte et les lumières allumées. Parfois, il peut sauter hors du lit, crier que quelque chose est sous le lit, dans le placard ou à la fenêtre. Des scènes angoissantes de films défilent peut-être dans sa tête. Quelle que soit la peur, il est important d'enseigner à votre enfant à lui faire face et à la surmonter plutôt que de la fuir en dormant dans votre lit ou accompagné d'un autre membre de la famille. L'évitement intensifie la peur plutôt que de l'affaiblir et ne fera que renforcer la croyance de votre enfant qu'il ne peut se fier sur ses propres ressources. Quelques méthodes d'interventions relativement simples peuvent aider les enfants à vaincre les peurs nocturnes.

La première technique, une forme d'entraînement à l'autocontrôle, implique d'enseigner à votre enfant des verbalisations adaptées pour l'aider à combattre les énoncés effrayants qu'il se répète. Commencez par prononcer les verbalisations à voix haute. Par exemple, vous pouvez dire: «Relaxe-toi. Prends quelques respirations profondes. Ça va. Je suis brave et fort et rien ne me blessera. Regarde cette ombre sur le mur. C'est juste une ombre. Je peux la toucher et il n'y a rien à cet endroit. Ce n'est pas un monstre après tout. C'est juste une ombre provenant de la lumière qui brille sur mon animal de peluche. Ça va maintenant. Je suis très courageux.» Ensuite, faites accomplir les actions à votre enfant – se relaxer et prendre de profondes respirations – pendant que vous lui donnez les directives à voix haute. Puis, laissez-le accomplir les actions encore une fois pendant que vous prononcez les mots à voix haute. Répétez l'exercice deux fois: la première fois, il chuchote les mots pour lui-même; la seconde fois, il les pense, mais ne les prononce pas.

Pour combattre les peurs récurrentes, une bonne technique consiste à habituer graduellement votre enfant à la situation redoutée. Par exemple, s'il a peur de la noirceur, réduisez graduellement l'intensité de la lumière de sa chambre d'une nuit à l'autre. L'installation d'un rhéostat peut être utile. De la même façon, fermez la porte de plus en plus. Si la peur persiste, essayez autre chose durant la journée pour le désensibiliser au stimulus redouté. Demandez à votre enfant de vous faire un dessin de ce qui l'effraie ou de jouer une scène où il affronte sa peur et la combat. Lorsque Antoine, âgé de quatre ans, a éprouvé des peurs récurrentes après avoir visionné un film de dinosaures, sa mère lui a demandé d'en faire un dessin. Cet exercice ne l'a pas aidé jusqu'à ce qu'elle ait l'idée de lui faire dessiner une cage pour le mettre à l'intérieur. À la suite de cet exercice, il ne s'est plus inquiété la nuit à propos des dinosaures. Une mesure plus préventive pour les peurs nocturnes consiste à superviser les émissions de télévision que regarde votre enfant afin d'éliminer les images effrayantes susceptibles de perturber son sommeil la nuit suivante.

Que penser du lit familial ?

Certains parents permettent à leurs enfants de dormir dans leur lit, soit pour commencer la nuit ou pour y passer la nuit entière. On justifie cette pratique sous prétexte qu'il est ainsi plus facile d'allaiter son bébé ou d'apporter les soins nécessaires à un enfant malade, ou bien que cela crée des liens affectifs plus intenses entre les membres de la famille. Le problème avec le lit familial, c'est que cela peut entraîner des difficultés de sommeil pour tout le monde. Si le lit est encombré, personne n'arrivera à bien dormir. Lorsque l'enfant grandira, les parents voudront qu'il déménage dans son propre lit, mais une fois que l'habitude est établie, il devient difficile de la briser. Votre enfant aura sans doute plus de difficultés à apprendre à dormir seul. Les parents doivent donc être conscients des conséquences avant de commencer à laisser leur enfant dormir dans leur lit, peu importe à quel point cette pratique semble agréable ou utile initialement.

De bons amis ont demandé à Sophie de prendre soin de leurs deux enfants, âgés de deux et quatre ans, pour la fin de semaine. Avant le départ, ils lui mentionnent que les enfants se réveillent parfois la nuit. C'était bien peu dire! À plusieurs reprises au cours des deux nuits, les enfants se sont éveillés et dirigés vers la chambre de Sophie, lui demandant de dormir avec elle. Chaque fois, elle a rapidement ramené les enfants à leur chambre et essayé de les rendormir. Pendant les deux nuits consécutives, Sophie a fait la navette entre sa chambre et celle des enfants. Après une fin de semaine plutôt exténuante, Sophie apprend de ses amis que les enfants n'ont jamais dormi toute la nuit dans leur lit; ils ont l'habitude de déménager en cours de nuit vers la chambre de leurs parents. Le père se lève et va dormir dans la chambre des enfants. Lorsque Sophie leur demande pourquoi ils ne l'ont pas informée de cette habitude, la mère lui répond simplement qu'elle pensait qu'ils arriveraient à dormir seuls dans une nouvelle chambre!

Il existe des différences culturelles importantes quant aux croyances sur les bienfaits de laisser les enfants dormir dans le même lit que leurs parents. Une telle pratique est certes moins fréquente dans les pays occidentaux que dans les pays de l'Asie. Certaines familles partagent le même lit pour des raisons purement économiques et d'espace limité. Par contre, les parents qui croient que le lit familial est utile pour établir une certaine intimité avec leurs enfants auraient avantage à réviser cette pratique; il est préférable de permettre à vos enfants de venir dans votre lit seulement le matin alors que tout le monde a passé une bonne nuit de sommeil. Se blottir contre ses enfants au lit est un plaisir dont on n'a pas à se priver; toutefois, il est grandement préférable de le faire à un moment où cela ne leur inculquera pas de mauvaises habitudes qui devront être brisées un jour ou l'autre.

Le sommeil et l'adolescence

Plusieurs changements physiques et psychologiques se produisent pendant la puberté et les adolescents ont besoin de sommeil autant ou même davantage que les plus jeunes pendant cette période. Les ados ont besoin d'environ 9 heures de sommeil par nuit et ceux qui dorment 9 heures par nuit ont une humeur plus positive et un meilleur rendement scolaire. Néanmoins, les enquêtes auprès des jeunes du secondaire révèlent que seulement 20 p. 100 des ados obtiennent une durée optimale de sommeil les jours d'école et près de la moitié dorment moins de 8 heures par nuit. L'adolescent typique de 15-16 ans dort en moyenne 7 heures par nuit et accumule une dette de sommeil de 10-12 heures par semaine. Environ 15 p. 100 des adolescents présentent un déficit chronique de sommeil.

Le manque de sommeil est habituellement dû aux nombreuses activités qui entrent en compétition avec le besoin de dormir, comme les devoirs, les sports, les activités parascolaires et la vie sociale avec les amis. Le travail à temps partiel est aussi devenu une pratique très répandue chez les adolescents amputant davantage la période réservée au sommeil. La disponibilité d'appareils électroniques dans la chambre à coucher de l'adolescent augmente les risques de privation de sommeil. Il ne faut donc pas s'étonner si votre adolescent, ayant accès au cellulaire, à l'Internet et aux jeux vidéo dans sa chambre à coucher, se lève le matin aussi fatigué que lorsqu'il s'est couché la veille.

Un des problèmes les plus fréquents chez les ados est celui de rythmes biologiques décalés. Il y a une tendance à aller se coucher plus tard dans la nuit et à se lever plus tard le matin. Les horaires sont aussi très variables entre la semaine et la fin de semaine. En l'absence de contraintes scolaire ou parentale, la durée totale du sommeil n'est pas raccourcie, mais la période de sommeil est décalée ; il s'agit d'un problème de délai de phase. Benoît, un garçon de 15 ans, s'est présenté à notre clinique en compagnie de sa mère avec ce type de problème. Benoît avait développé l'habitude de regarder la télévision et de fureter sur l'Internet jusqu'à 2 h pour finalement s'endormir aux petites heures du matin. Lorsque sa mère essayait de le réveiller pour aller à l'école, il devenait très irritable et c'est seulement à la suite d'efforts soutenus et d'un peu d'eau au visage que Benoît arrivait à sortir du coma et se tirer hors du lit. Comme il s'endormait continuellement en classe, ses résultats scolaires s'en ressentaient grandement. De longues siestes au retour de l'école ne faisaient que perpétuer le problème et l'empêchaient de s'endormir avant 2 h ou 3 h.

Ce type de décalage est relativement fréquent chez les ados. Les changements hormonaux associés à la puberté ainsi que le chronotype (type du matin ou du soir) d'une personne (voir chapitre 10) peuvent influencer certains rythmes biologiques, dont celui du sommeil. Toutefois, ce problème est en grande partie le résultat de mauvaises habitudes de sommeil. L'adolescent qui se couche à des heures tardives la fin de semaine et qui forcément se lève tard le samedi et le dimanche matin aura nécessairement de la difficulté à trouver le sommeil le dimanche soir et de la difficulté à sortir du lit le lundi matin. Avec l'obligation de se lever tôt pour être en classe, l'horaire de sommeil se régularise vers le milieu de semaine, mais le même cycle vicieux reprend à l'arrivée du week-end, perpétuant ainsi ce problème de décalage d'horaire de sommeil. Ce qui est souvent problématique pour les parents ne l'est pas nécessairement pour l'adolescent, car ce dernier ne voit pas de problème à aller se coucher à 2 h ou 3 h et se lever à 11 h ou midi le lendemain. Toutefois, cette pratique devient souvent un irritant pour les parents surtout lorsqu'elle entre en conflit avec les activités du week-end ou avec l'horaire scolaire de la semaine.

Même si le problème le plus fréquent en est surtout un de privation de sommeil, l'insomnie classique affecte aussi plusieurs adolescents. Comme cette période de développement est souvent associée à plusieurs préoccupations aux sujets des amis, des relations amoureuses et des choix de carrière, il y a risque accru de difficultés de sommeil. Vivant dans une société très orientée sur la performance, les adolescents ont déjà intégré cette pression sociale de réussir sur le plan scolaire. Les difficultés de sommeil reliées à l'anxiété de la performance scolaire sont très fréquentes. La dépression est une autre source très importante de perturbation du sommeil chez l'adolescent. En plus des difficultés de sommeil, les principaux symptômes de la dépression sont la tristesse, l'irritabilité, une baisse marquée d'intérêt, le retrait social et l'isolement et les idées suicidaires. Enfin, les changements hormonaux associés aux menstruations chez l'adolescente pourront également produire des difficultés de sommeil. La consommation de boissons énergisantes à base de caféine (comme le Red Bull), très populaire chez les jeunes, peut également perturber le sommeil.

L'adolescent a une bonne tolérance au manque de sommeil et surtout une bonne capacité pour récupérer le sommeil perdu en faisant la sieste sur commande ou en prolongeant ses nuits de sommeil la fin de semaine. Toutefois, il ne faudrait pas prendre le sommeil trop à la légère car le manque de sommeil peut avoir des conséquences négatives sur la vigilance, le rendement scolaire, l'humeur et même la sécurité publique. La conséquence la plus directe est celle de fatigue ou de somnolence pendant la journée, accompagnée d'une baisse de motivation et de difficultés à maintenir une attention soutenue. L'impact du manque de sommeil se fait aussi sentir sur l'humeur en produisant une humeur plus changeante et une baisse de tolérance à la frustration. Pour les jeunes qui conduisent, le manque de sommeil peut aussi augmenter les risques d'accidents sur la route.

Afin de prévenir ou de gérer les difficultés de sommeil, l'adolescent devrait mettre en pratique certaines bonnes habitudes. D'abord, il faut accorder une plus grande priorité au sommeil et (a) réserver une plage de sommeil d'au moins 9 heures par nuit ; (b) établir une routine relaxante avant l'heure du coucher – attention aux activités stimulantes ; (c) maintenir un horaire de sommeil régulier et essayer de réduire l'écart entre les horaires de semaine et celle de fin de semaine ; (d) réserver la chambre à coucher pour le sommeil – sans ordinateur, cellulaire et jeux vidéo ; (e) créer un environnement propice au sommeil – chambre à coucher tranquille, sombre et température confortable ; (f) éviter les stimulants et les boissons énergisantes.

AUTRES TROUBLES DU SOMMEIL DURANT L'ENFANCE ET L'ADOLESCENCE

Somnambulisme

De 10 à 15 p. 100 des enfants de 6 à 15 ans ont des épisodes occasionnels de somnambulisme et environ 5 p. 100 sont somnambules plus de 15 fois par année. Le somnambule peut s'asseoir dans son lit, marcher dans la maison, manger ou même sortir à l'extérieur. Le somnambulisme survient habituellement durant le premier tiers de la nuit alors que le sommeil profond prédomine. Il est plus fréquent durant les périodes de privation de sommeil, de maladie ou de fièvre et lorsque certaines médications sont utilisées. Si votre enfant est somnambule, assurez-vous qu'il dort suffisamment, car le manque de sommeil peut être un élément déclencheur des épisodes de somnambulisme ou de terreurs nocturnes. Afin de réduire les risques de blessures, enlevez les jouets ou autres objets de son chemin. Fermez les fenêtres et fermez à clé les portes de l'extérieur. Ramenez gentiment votre enfant au lit et bordez-le. Ne vous inquiétez pas trop. Le somnambulisme commençant avant l'âge de 10 ans n'est habituellement pas associé à quelque problème émotionnel, de personnalité ou de comportement et disparaîtra fort probablement de lui-même avec la maturation.

Terreurs nocturnes

Est-ce que votre enfant s'est déjà réveillé avec un cri alarmant en pleine nuit, s'assoyant dans le lit les yeux ouverts et fixant le vide? Si c'est le cas, il a probablement eu une terreur nocturne. Ces épisodes de terreurs nocturnes sont souvent accompagnés de confusion, d'agitation, d'une respiration saccadée, et des battements cardiaques rapides. L'enfant ne se réveille pas toujours lors de ces épisodes, mais s'il le fait, il est très difficile sinon impossible de le consoler. Plus angoissant pour les parents, l'enfant peut ne pas les reconnaître tellement il est dans un état altéré de conscience. Les terreurs nocturnes diffèrent des cauchemars et surviennent durant le sommeil profond plutôt que durant le sommeil paradoxal. Le matin, l'enfant n'aura probablement aucun souvenir de l'épisode. Les terreurs nocturnes se produisent chez environ 5 p. 100 de tous les enfants et sont plus courantes chez les garçons âgés de 4 à 12 ans. Il n'est pas rare que les terreurs nocturnes et le somnambulisme se produisent ensemble. Ces deux conditions, qui tendent à être héréditaires, sont associées à une forme de surcharge électrophysiologique. Comme le somnambulisme, les terreurs nocturnes sont plus fréquentes lorsque l'enfant souffre de fièvre, de privation de sommeil ou lorsque ses horaires de sommeil sont perturbés. Il est donc important de maintenir un horaire de sommeil régulier et d'éviter la privation de sommeil. Les terreurs nocturnes peuvent être très angoissantes pour les parents qui tentent de consoler leur enfant. Il est préférable de ne pas forcer l'enfant à se réveiller, mais plutôt de prodiguer des paroles rassurantes et de protéger l'enfant pour s'assurer qu'il ne se fasse pas mal. Si les terreurs surviennent en combinaison avec le somnambulisme, vous guidez simplement, verbalement et physiquement, votre enfant en le ramenant à son lit. Même si les parents peuvent devenir anxieux, il est peut-être préférable de ne pas en parler à l'enfant le lendemain afin d'éviter que lui-même développe des inquiétudes et des difficultés à s'endormir.

Cauchemars

Comme pour les adultes (voir chapitre 12), les cauchemars peuvent aussi perturber le sommeil des enfants. Les cauchemars sont des rêves terrifiants qui surviennent durant le sommeil paradoxal. Chez l'enfant, les principaux thèmes des cauchemars impliquent des monstres, la peur de mourir ou d'être attaqué. Par définition, le cauchemar mène à un réveil et l'enfant a habituellement un souvenir très clair du contenu de son rêve terrifiant. Contrairement à la terreur nocturne où l'enfant est plutôt confus et agité, ici l'enfant sait où il est et reconnaît ses parents. Malgré la peur et les pleurs, la présence des parents est très rassurante. De trois à six ans, environ un enfant sur deux aura des cauchemars, au moins sur une base occasionnelle. Bien des parents seront tentés de laisser l'enfant les rejoindre dans leur lit pour finir la nuit. Même si cela peut s'avérer une solution à court terme, ce n'est pas la meilleure façon de gérer ce problème à plus long terme. Une telle pratique ne ferait que renforcer la croyance de l'enfant que dormir seul peut être dangereux. Il est donc préférable de laisser l'enfant raconter son cauchemar, l'écouter attentivement et lui prodiguer quelques paroles réconfortantes. Cette méthode est souvent suffisante pour qu'il retrouve rapidement le sommeil.

Grincement des dents

Le grincement des dents la nuit, aussi connu sous le nom de bruxisme nocturne, survient chez environ 11 p. 100 des enfants âgés de trois à sept ans. De 8 à 12 ans, la prévalence diminue autour de 6 p. 100. Environ 2 p. 100 des adolescents ont ce problème. Le bruxisme peut occasionner des problèmes dentaires, incluant l'usure anormale des dents ou des dommages au tissu périodontal. L'utilisation d'une prothèse buccale pendant la nuit peut empêcher le grincement des dents et protéger contre ces dommages. Bien qu'il y ait eu peu d'études de traitement sur le bruxisme chez les enfants, les méthodes de gestion du stress peuvent aussi être utiles si le stress est un facteur dans le maintien de ce problème.

Énurésie nocturne

Environ 25 p. 100 des enfants âgés de cinq ans mouillent leur lit la nuit, 15 p. 100 chez les garçons et 10 p. 100 chez les filles. À l'âge de six ans, 10 p. 100 éprouvent encore un problème d'énurésie nocturne et le chiffre baisse à environ 3 p. 100 à l'âge de 12 ans. Dans l'ensemble, l'énurésie nocturne est un problème de développement dont presque tous les enfants se débarrassent en vieillissant. Une capacité réduite de la vessie pendant la nuit peut être causée par des facteurs médicaux tels qu'une production réduite d'une hormone antidiurétique, une infection urinaire, un trouble rénal ou l'épilepsie. Le manque d'attention des parents à un entraînement à la propreté peut prolonger l'énurésie nocturne chez certains enfants. Si votre enfant commence à mouiller son lit la nuit alors qu'il ne le faisait pas depuis quelques mois, il peut y avoir une cause psychologique – le stress associé à l'arrivée d'un nouveau bébé, l'anxiété reliée à une situation scolaire difficile, des conflits dans le couple, une séparation.

Un traitement efficace pour l'énurésie repose sur l'utilisation d'un système d'alarme. Une toile de caoutchouc, branchée à une alarme sonore, est insérée sous les couvertures du lit de l'enfant. Lorsque l'humidité atteint la toile, l'alarme réveille l'enfant. À la longue, un conditionnement s'installe et l'enfant associe la sensation d'une vessie pleine avec le besoin de se réveiller et d'aller à la toilette avant que l'alarme ne se déclenche. Un horaire planifié de réveil nocturne à heures fixes pour amener l'enfant uriner, de même qu'un contrôle de la quantité de liquide absorbée avant l'heure du coucher, peuvent aussi être utiles pour contrôler ce problème. Même si la médication n'est habituellement pas recommandée pour traiter l'énurésie nocturne, elle peut être très utile sur une base ponctuelle pour prévenir les accidents lorsque l'enfant est en visite chez des amis.

Ronflement et apnée du sommeil

Bien que tous les enfants ronflent occasionnellement à cause d'un rhume ou d'allergies, environ 10 à 20 p. 100 des enfants sont des ronfleurs habituels. Ceux qui ronflent peuvent aussi avoir un problème d'apnée du sommeil. Ce trouble est causé par l'obstruction des voies respiratoires durant le sommeil et occasionne des pauses respiratoires momentanées, soit partielles ou totales. Ces épisodes apnéiques entraînent de fréquents éveils nocturnes pouvant provoquer une somnolence excessive pendant le jour et, occasionnellement, des problèmes d'énurésie nocturne. Les enfants atteints de ce trouble peuvent aussi présenter des problèmes d'apprentissage scolaire en raison des difficultés à rester éveillés et à maintenir une attention soutenue en classe. L'apnée est plutôt rare chez les enfants, et on la rencontre plus souvent chez les garçons que chez les filles. Comme chez l'adulte, les enfants obèses présentent un risque accru de souffrir d'apnée du sommeil. L'âge moyen de diagnostic chez les enfants est sept ans. Pour les enfants souffrant d'apnée, le traitement le plus courant implique une tonsillectomie ou adénoïdectomie pour supprimer les obstructions des voies respiratoires. D'autres formes de traitement sont décrites au chapitre 12.

Narcolepsie

La narcolepsie (voir chapitre 12) est caractérisée par une somnolence diurne excessive ou des accès soudains de somnolence durant les activités de la journée. En plus de la somnolence excessive, les principaux symptômes de ce trouble sont : (1) la cataplexie, une faiblesse musculaire soudaine provoquée par des émotions intenses telles que la colère, l'excitation, la peur ou la surprise ; (2) la paralysie du sommeil, une incapacité à bouger le corps ou les membres lors de la transition d'un état d'éveil à un état de sommeil ou vice-versa ; et (3) des hallucinations hypnagogiques, d'étranges expériences visuelles ou auditives survenant entre le sommeil et l'éveil. La narcolepsie ne survient généralement pas avant tard dans l'adolescence et est rarement diagnostiquée chez les enfants. Elle peut occasionner des problèmes d'apprentissage à l'école à moins d'être diagnostiquée et traitée efficacement. En raison des épisodes de sommeil récurrents et incontrôlables, certains enfants sont parfois étiquetés de paresseux. Il n'existe pas de moyen de guérir la narcolepsie ; toutefois, une combinaison de médication et de siestes planifiées aidera à contrôler les principaux symptômes.

En résumé, il est normal pour les enfants et les adolescents, au même titre que les adultes, de passer une mauvaise nuit de sommeil à l'occasion.

La maladie, la douleur, la fatigue excessive ou la surexcitation peuvent entraîner un manque de sommeil chez votre enfant. Certains changements hormonaux et préoccupations pendant la période de puberté, tout comme un changement des habitudes de sommeil, peuvent aussi produire des difficultés de sommeil chez les ados. Il est important de ne pas réagir exagérément à ces difficultés occasionnelles. Cependant, le manque de sommeil chronique risque d'entraîner des problèmes d'attention et de vigilance, de l'irritabilité, des changements d'humeur et des difficultés d'apprentissage scolaire.

Les parents bien intentionnés qui prennent leur bébé en pleurs la nuit l'empêchent d'apprendre à se fier à ses propres ressources pour s'endormir ou se rendormir. Heureusement, il est facile de remédier à ce problème à l'aide d'un plan relativement simple : établissez une routine de coucher régulière pour votre enfant ; mettez-le dans son propre lit pour dormir ; dites bonne nuit puis quittez la chambre, laissant votre enfant s'endormir par lui-même ; ne retournez pas dans la chambre de votre enfant pour le prendre s'il pleure.

Dans certains cas, les parents sont incapables de résoudre le problème de sommeil de leur enfant ou adolescent par eux-mêmes. Un psychologue ou un pédiatre peut les aider. Dans d'autres cas, les problèmes de sommeil nécessitent l'aide d'un spécialiste des troubles du sommeil. L'enfance renferme plusieurs émerveillements, et nous, parents, voulons que nos enfants aient ce qu'il y a de mieux dans la vie. Le sommeil est important pour la santé et le bien-être de nos enfants. Nous pouvons assurer une bonne qualité de sommeil à nos enfants en leur inculquant de bonnes habitudes de sommeil qu'ils conserveront pour le reste de leur vie.

CHAPITRE 14

Le sommeil au troisième âge

La qualité et la durée du sommeil changent avec l'âge. Comme le grisonnement des cheveux, l'accumulation de rides et la perte d'endurance physique, le sommeil dans la soixantaine n'est pas le même que dans la vingtaine. Cela ne signifie pas pour autant que tous les changements survenant dans le sommeil avec le vieillissement soient normaux. Certains problèmes, surtout l'insomnie, deviennent plus fréquents avec l'âge, tout comme l'utilisation de somnifères. Dans ce dernier chapitre, nous essayons de dissiper certains mythes concernant le sommeil et le vieillissement ; nous décrivons également les causes les plus communes de l'insomnie et des autres troubles du sommeil chez les aînés et exposons quelques moyens concrets pour préserver un sommeil de qualité durant vos années de retraite.

CHANGEMENTS NORMAUX DU SOMMEIL ASSOCIÉS À L'ÂGE

Le vieillissement est le facteur le plus important qui affecte le sommeil. Qu'on le veuille ou non, le sommeil est de moins bonne qualité en vieillissant. Par exemple, la proportion de temps passé dans le sommeil profond (stades 3-4) diminue graduellement avec l'âge, passant de 20 à 25 p. 100 par nuit chez un jeune adulte à environ 5 à 10 p. 100 chez un individu dans la soixantaine. Ce sommeil profond disparaît presque complètement de 70 à 80 ans. En même temps que cette diminution du sommeil profond, on observe une augmentation du sommeil léger ou stade 1 de sommeil. Avec un sommeil plus léger, on est plus facilement réveillé par le bruit, par les mouvements du conjoint ou par une vessie pleine. Il n'est donc pas surprenant que le nombre et la durée des éveils nocturnes augmentent avec le vieillissement. Il n'est pas rare pour une personne de 65 ans de se réveiller entre deux et cinq fois par nuit ; certains de ces éveils peuvent durer quelques minutes seulement, sans même que la personne s'en souvienne le jour suivant, alors que d'autres peuvent durer plus de 30 minutes.

TABLEAU 14.1

Quelques mythes concernant le sommeil et le vieillissement
Les besoins de sommeil diminuent avec l'âge. Faux. C'est l'habileté à dormir plutôt que le besoin de sommeil qui diminue avec le vieillissement.
L'insomnie est une réalité inévitable du vieillissement. Faux. Mis à part les changements normaux dans le sommeil associés à l'âge, ce ne sont pas tous les aînés qui souffrent d'insomnie.
Le sommeil d'une personne de 60 ans est le même que celui d'une personne de 75 ans. Faux. Le sommeil change très graduellement de l'enfance à l'âge adulte. C'est dans la quarantaine ou la cinquantaine que les changements deviennent plus remarquables et ils se poursuivent jusqu'à un âge avancé.
Un somnifère peut rétablir un sommeil de jeune. Faux. Aucun médicament ne peut vous faire dormir comme à l'âge de 20 ans. Même si les hypnotiques peuvent améliorer la continuité et la durée du sommeil, la qualité n'en est pas toujours améliorée.
L'insomnie chez les personnes âgées ne peut être enrayée. Faux. Les méthodes exposées dans ce livre sont aussi efficaces pour corriger ou même prévenir les difficultés de sommeil chez les personnes âgées.

Contrairement à la croyance populaire, le besoin de sommeil ne diminue pas avec l'âge (voir aussi tableau 14.1). C'est plutôt la capacité de dormir sans interruption toute la nuit qui se détériore. On observe une légère réduction du temps total de sommeil et plusieurs personnes âgées peuvent ne pas dormir plus de six heures et demie par nuit. Cependant, comme les siestes sont une pratique répandue à la retraite, la quantité totale de sommeil pour une période de 24 heures chez une personne de 50 ans est similaire à celle d'une personne de 65 ans lorsque les épisodes de sommeil diurne et nocturne sont combinés. Néanmoins, les aînés ne dorment pas aussi efficacement que les jeunes adultes. Ils passent plus de temps au lit pour obtenir une durée de sommeil comparable ; inévitablement, une portion de ce temps est passée éveillé. Par exemple, une personne de 20 ans qui ne fait pas d'insomnie dort environ 95 p. 100 du temps passé au lit. Par contre, une personne de 70 ans, même sans insomnie, dort uniquement un peu plus de 80 p. 100 de ce temps. Ainsi, le sommeil n'est pas aussi efficace ou aussi profond chez l'aîné. Il n'est donc pas surprenant que les plaintes d'insomnie augmentent chez ce groupe d'âge.

Les changements décrits précédemment ont lieu très graduellement au cours de la vie et se produisent même chez les individus en excellente santé. Le degré, la rapidité et la perception de ces changements peuvent varier d'une personne à l'autre. Pour certains, ces changements sont notables, sans pour autant causer de détresse. Pour d'autres, ils sont à peine perceptibles et, enfin, pour d'autres ils sont la cause d'une détresse importante et d'une baisse de qualité de vie. Mises à part les différences individuelles, des facteurs de santé et de modes de vie sont également importants, comme nous le verrons ci-après. Ne pas dormir aussi bien, aussi longtemps ou aussi profondément que vous le faisiez lorsque vous étiez jeune est une réalité de la vie. Tout comme votre capacité physique et votre niveau d'énergie diminuent avec le vieillissement, il en va de même de votre habileté à dormir. Il est normal de vous réveiller une ou deux fois par nuit pour aller aux toilettes puis de vous rendormir par la suite. Même si vous vous réveillez plus tôt qu'à l'habitude le matin, il n'y a pas de quoi vous inquiéter dans la mesure où vous avez six heures et demie de sommeil et êtes capable de faire votre travail habituel le jour suivant. Ces changements font partie du processus normal de vieillissement.

DISTINGUER INSOMNIE DES CHANGEMENTS NORMAUX ASSOCIÉS AU VIEILLISSEMENT DANS LE SOMMEIL

En dépit de tous les changements normaux reliés à l'âge décrits auparavant, l'insomnie n'est pas une condition inévitable du vieillissement. Certains individus ont été bons dormeurs toute leur vie et demeurent de bons dormeurs même au troisième âge. Pour d'autres, le sommeil est plus perturbé en vieillissant sans pour autant causer de détresse ou avoir un impact négatif sur le fonctionnement diurne. Enfin, pour plusieurs personnes âgées, les perturbations du sommeil excèdent clairement les changements typiquement associés au vieillissement. Si vous prenez plus d'une demi-heure à vous endormir, êtes réveillé plus d'une demi-heure au milieu de la nuit ou vous réveillez à 4 h ou 5 h et êtes incapable de vous rendormir, vous souffrez probablement d'insomnie. Pour en arriver à cette conclusion, il faut aussi que les difficultés de sommeil vous préoccupent ou nuisent à votre fonctionnement le jour. Plus de 50 p. 100 des personnes âgées de 65 ans et plus expriment une certaine insatisfaction dans la qualité ou la durée de leur sommeil et 25 p. 100 se plaignent d'insomnie persistante et incommodante. La nature des difficultés change avec l'âge; les réveils nocturnes fréquents ou prolongés ou encore les réveils prématurés le matin sont plus fréquents chez les aînés alors que les problèmes d'endormissement à l'heure du coucher sont plus fréquents chez les plus jeunes.

De façon générale, les femmes perçoivent leur sommeil comme étant plus perturbé que les hommes; elles utilisent aussi plus de somnifères. Cependant, les enregistrements objectifs de l'activité cérébrale indiquent que le sommeil des hommes âgés se détériore plus que celui des femmes âgées. Ces différences peuvent s'expliquer par une incidence plus élevée d'autres troubles du sommeil chez les hommes tels que l'apnée du sommeil et les mouvements périodiques des jambes, des conditions pouvant perturber le sommeil sans même qu'une personne en soit consciente.

PRINCIPALES CAUSES DES PROBLÈMES DE SOMMEIL CHEZ LES AÎNÉS

Plusieurs facteurs peuvent expliquer la prévalence plus élevée de difficultés à dormir avec le vieillissement : les problèmes médicaux et psychologiques, les changements dans les modes de vie associés à la retraite, la désynchronisation de l'horloge biologique. L'inconfort physique ou la douleur peut perturber le sommeil, tout comme certains problèmes respiratoires et cardiaques. Plusieurs médicaments utilisés pour traiter ces problèmes de santé peuvent nuire au sommeil en raison de leurs effets secondaires. Par exemple, les diurétiques augmentent le besoin d'uriner la nuit.

Certains changements dans les modes de vie associés à la retraite peuvent aussi augmenter les risques de perturbations du sommeil. Les enquêtes démontrent que les personnes retraitées et ayant une vie sédentaire éprouvent plus de difficultés à dormir que celles qui maintiennent une vie active. Pour plusieurs personnes, l'âge d'or est une période privilégiée pour apprécier la vie, pour voyager et pour effectuer des activités qu'elles ne semblaient jamais avoir suffisamment de temps auparavant. Cependant, certains aînés sont mal préparés à la retraite. Ils n'ont pas d'activités régulières et de routines quotidiennes ; ils demeurent au lit plus tard le matin alors que d'autres font la sieste pendant la journée. Certains le font pour compenser la perte de sommeil alors que d'autres apprécient simplement ne pas devoir se lever tôt le matin pour une fois dans leur vie. Quelle que soit la raison, de telles stratégies aggravent souvent les difficultés de sommeil. Conservez une heure de coucher et de lever régulière et ne passez pas trop de temps éveillé dans votre lit. Aussi, réservez le lit et la chambre à coucher pour le sommeil ; ne l'utilisez pas comme endroit pour s'inquiéter et échapper à la monotonie. Si vous faites une sieste, qu'elle soit limitée à une heure tout au plus, et prise avant 15 h. Enfin, ne passez pas trop de temps au lit. Une étude avec les personnes âgées, avec ou sans plainte de sommeil, a montré que la simple réduction du temps passé au lit d'environ 30 minutes avait pour effet de solidifier le sommeil et de le rendre plus satisfaisant. Il est donc préférable de passer un peu moins de temps au lit pour avoir une meilleure qualité de sommeil.

Avec le vieillissement, l'horloge interne commence à se dérégler. Elle prend de l'avance sur son temps de telle sorte que les personnes âgées ont tendance à se mettre au lit plus tôt et à se réveiller plus tôt que lorsqu'elles étaient plus jeunes. Sans conséquence pour certains, ces changements peuvent néanmoins nuire à la vie de couple ou la vie sociale de la personne. L'obligation de se lever à une heure régulière pendant les années de travail est un des facteurs les plus importants pour préserver le synchronisme de notre horloge biologique avec le monde extérieur. Après la retraite, si une personne ne maintient pas un horaire régulier, cette horloge devient désynchronisée, rendant ainsi l'individu plus vulnérable aux difficultés de sommeil. Les experts du sommeil et du vieillissement considèrent que vous pouvez conserver un meilleur rythme de votre horloge biologique en établissant une routine quotidienne. Cette routine peut s'établir par l'engagement social, l'implication dans des activités communautaires ou de bénévolat, en faisant de l'exercice ou même en effectuant un travail à temps partiel.

Comme nous l'avons vu dans un chapitre précédent, l'exposition à la lumière vive est très importante pour maintenir un rythme régulier des cycles veille-sommeil. En raison d'une plus grande vulnérabilité aux difficultés de sommeil et au dérèglement des rythmes biologiques, cette consigne est doublement importante pour les personnes âgées. Il faut donc s'assurer d'aller prendre une marche à l'extérieur même pendant la saison hivernale afin d'obtenir sa dose d'exposition à la lumière du jour ; à défaut d'être exposé à une lumière naturelle, on peut se procurer une lumière artificielle pour combler cette carence pendant les longs mois d'hiver. Donc, le maintien d'un mode de vie actif, combiné avec une pleine exposition à la lumière du jour, vous aidera à maintenir un rythme constant entre le jour et la nuit et à obtenir un sommeil satisfaisant.

À tout âge, des facteurs psychologiques tels que l'anxiété et la dépression peuvent aussi perturber le sommeil. Chez les personnes âgées, des inquiétudes concernant la santé, la sécurité financière et la crainte d'être placées dans un centre de soins prolongés peuvent perturber le sommeil. Parfois, l'anxiété concernant le sommeil lui-même peut transformer ce qui était essentiellement un phénomène relié à l'âge en problème d'insomnie. Un comptable retraité s'inquiétait du fait qu'il dormait uniquement sept heures et qu'il se réveillait une ou deux fois par nuit pendant 10 à 15 minutes chaque fois. Il disait : « Je n'ai jamais fait d'insomnie, je n'ai jamais été malade, je ne comprends pas ce qui m'arrive. » Le principal problème était qu'il confondait les changements normaux de son sommeil avec l'insomnie. À 60 ou 70 ans, il peut être irréaliste de s'attendre à dormir pendant huit heures sans interruption. Ainsi, faites attention et assurez-vous d'avoir des attentes réalistes.

Plusieurs changements de vie peuvent causer une dépression chez les personnes âgées – des problèmes médicaux chroniques, la solitude et le décès du conjoint ou d'amis. Naturellement, ces changements peuvent perturber votre humeur et votre sommeil. Une mauvaise planification de la retraite peut aussi entraîner l'ennui et même la dépression. Une personne qui a mené une carrière couronnée de succès et qui n'est pas arrivée à développer d'autres sources de reconnaissance et de plaisir peut avoir beaucoup de difficultés à s'adapter à la retraite. Aller au lit tôt dans la soirée ou rester au lit tard le matin pour chasser l'ennui ou la solitude n'améliore en rien le sommeil. Parfois, l'insomnie chronique peut engendrer une forme de déprime ou d'impuissance apprise ; on a l'impression qu'il n'y a rien à faire pour améliorer la situation. Il est également possible que l'insomnie soit un symptôme d'une dépression sous-jacente. Si vous soupçonnez une dépression, n'hésitez pas à en parler à votre médecin de famille ou consultez directement un psychologue ou un psychiatre. Vous n'avez pas à endurer une telle situation, car il existe des traitements efficaces contre la dépression.

AUTRES TROUBLES DU SOMMEIL CHEZ LES AÎNÉS

Mise à part l'insomnie, d'autres troubles du sommeil deviennent plus fréquents avec l'âge. La plupart de ces conditions ont été décrites au chapitre 12 et ne sont révisées ici que brièvement. Le *syndrome des jambes agitées* est caractérisé par des impatiences musculaires dans les mollets et un besoin irrésistible de bouger les jambes. Cette sensation désagréable est pire durant la soirée, particulièrement vers l'heure du coucher, et peut retarder le sommeil. Une condition reliée, *les mouvements périodiques des jambes,* est caractérisée par des secousses brèves et répétitives des jambes durant le sommeil. Ces mouvements, qui affectent parfois les bras, peuvent se produire de 200 à 300 fois par nuit, à l'insu du dormeur. Ils causent habituellement de multiples micro-éveils, qui ne sont pas toujours assez longs pour que la personne s'en souvienne le jour suivant. Cette condition peut être bénigne et ne nécessite pas obligatoirement un traitement. Cependant, dans sa forme plus sévère, cette condition peut causer fatigue, insomnie et somnolence excessive le jour. Ces deux conditions, syndrome des jambes agitées et mouvements périodiques des jambes, se manifestent souvent ensemble ; elles peuvent être causées par une déficience en fer, une mauvaise circulation sanguine dans les jambes, des douleurs aux extrémités et un excès de caféine. Une fois ces causes possibles exclues, il existe différentes classes de médicaments qui sont efficaces pour traiter le syndrome des jambes agitées et de mouvements périodiques des jambes. Parlez-en à votre médecin.

L'apnée du sommeil est un trouble respiratoire qui se manifeste pendant le sommeil. La personne atteinte d'apnée cesse de respirer périodiquement au cours de la nuit. Un épisode commence avec une pause respiratoire, d'une durée de quelques secondes à une minute, suivi d'un réveil bref et d'un ronflement bruyant pour obtenir de l'air. L'apnée du sommeil est habituellement causée par une obstruction des voies respiratoires, résultant d'un relâchement des muscles situés à l'arrière de la gorge durant le sommeil. Chez les personnes plus âgées, les mécanismes cérébraux régularisant la respiration peuvent aussi être impliqués. La principale conséquence de ce trouble est une somnolence excessive durant la journée, amenant la personne à somnoler ou même à pratiquement s'endormir à des endroits ou à des moments inappropriés. Parfois, une personne âgée atteinte d'apnée du sommeil peut aussi souffrir d'insomnie. L'incidence d'apnée du sommeil augmente significativement avec l'âge. Jusqu'à la cinquantaine, ce problème affecte plus souvent les hommes. Après la ménopause, les femmes sont autant à risque que les hommes. Si vous présentez des symptômes d'apnée du sommeil tels qu'un ronflement bruyant, des pauses respiratoires et de la somnolence diurne, parlez-en à votre médecin de famille ou consultez directement un spécialiste dans une clinique des troubles du sommeil.

Le trouble comportemental relié au sommeil paradoxal est une condition rencontrée presque exclusivement chez les hommes âgés. Ce trouble consiste à poser des mouvements brusques, répétitifs et violents – donner des coups de poing, des coups de pied – pendant le sommeil. Les comportements se produisent durant le sommeil paradoxal, la période typique de rêves pendant laquelle le corps est habituellement complètement paralysé. C'est comme si la personne atteinte de cette condition actualise ses rêves. Les mouvements violents, souvent accompagnés de cris, peuvent être dangereux pour la personne elle-même ou pour le conjoint. Un médicament nommé clonazepam (Rivotril) peut être utile pour supprimer cette condition. Des mesures de sécurité doivent aussi être prises pour prévenir les blessures (voir le chapitre 12 pour plus de renseignements).

Lorsque le processus de vieillissement normal est compromis par une condition neurologique dégénérative telle que la maladie d'Alzheimer, les difficultés à dormir peuvent devenir particulièrement sévères. Les signes de détérioration mentale sont parfois plus marqués la nuit. La personne âgée peut se réveiller confuse, désorientée, et errer dans la maison ou même à l'extérieur, encourant des risques importants de blessures. Une telle situation représente un lourd fardeau pour le conjoint ou la famille et peut engendrer détresse et difficultés de sommeil. À long terme, cela peut forcer la famille à placer la personne dans un établissement de soins prolongés. Dans les stades avancés de la maladie d'Alzheimer, le sommeil devient de plus en plus perturbé. Une étude a démontré que les cycles de veille-sommeil des patients âgés atteints d'Alzheimer deviennent complètement désorganisés. Ainsi, chaque heure d'éveil durant la journée était compromise par des épisodes brefs de sommeil alors que chaque heure de la nuit était interrompue par des éveils.

LE DANGER DES SOMNIFÈRES CHEZ LES AÎNÉS

Les personnes âgées de 65 ans et plus représentent environ 15 p. 100 de la population totale. Cependant, cette portion de la population utilise la majorité des médicaments prescrits soit pour l'anxiété le jour (26 p. 100) ou l'insomnie la nuit (40 p. 100). Au Québec, on estime qu'entre 20 et 25 p. 100 des personnes âgées de 65 ans et plus possèdent une ordonnance active pour une benzodiazépine, une classe de médicaments surtout prescrits pour l'anxiété ou l'insomnie. Les utilisateurs chroniques de médicaments sédatifs et hypnotiques sont souvent des personnes âgées, ce qui leur fait courir un risque plus élevé de dépendance. Même si les problèmes de sommeil augmentent avec le vieillissement, il n'existe aucun somnifère pouvant vous redonner une qualité de sommeil comparable à celle d'une personne de 20 ans. Les personnes âgées devraient être très prudentes lorsqu'elles utilisent des somnifères. En raison de leur métabolisme plus lent, elles éliminent les médicaments plus lentement et sont plus sensibles à leurs effets secondaires. La somnolence, la diminution des capacités mentales et la détérioration de la coordination physique et des habiletés de conduite automobile sont plus fréquentes et plus sévères chez les aînés. Les personnes âgées consommant des somnifères, particulièrement ceux avec une durée d'action prolongée, souffrent plus fréquemment de chutes et de fractures de la hanche que les individus du même âge n'utilisant pas de médicaments pour le sommeil. Une autre complication des médicaments hypnotiques est qu'ils peuvent aggraver les difficultés respiratoires de l'apnée du sommeil. Aussi, il existe un risque d'interactions indésirables avec les médicaments consommés pour d'autres problèmes physiques. Avertissez toujours votre médecin si vous consommez d'autres médicaments et demandez des renseignements à votre pharmacien à propos des effets secondaires et de l'interaction entre les médicaments.

IL EST POSSIBLE DE TRAITER L'INSOMNIE MÊME CHEZ LA PERSONNE ÂGÉE

Vieillir et ne pas dormir aussi bien qu'à 20, 30, ou même 40 ans sont des réalités de la vie. Toutefois, si vous avez des problèmes de sommeil persistants et incommodants, il est possible de remédier à cette situation. Des progrès importants ont été réalisés au cours des dernières années et des méthodes de traitement efficaces sont maintenant disponibles pour la plupart des troubles du sommeil, et ce, que vous soyez jeune, âgé ou très âgé.

Au cours de ma carrière, j'ai développé un intérêt particulier pour le travail auprès des personnes âgées souffrant d'insomnie. Nous avons effectué une série d'études cliniques portant sur l'efficacité des méthodes de traitements décrites dans ce livre. Les participants à ces études avaient en moyenne 67 ans; leur âge variait de 55 à 85 ans. La plupart des gens souffraient d'insomnie chronique, présente souvent depuis plusieurs années. Le traitement offert se déroulait dans le contexte de six à huit consultations hebdomadaires durant lesquelles on enseignait aux participants les procédures décrites dans les chapitres précédents – restreindre le temps passé au lit, maintenir un horaire veille-sommeil régulier et changer les croyances et les attitudes erronées concernant le sommeil. Durant ce traitement, les participants complétaient quotidiennement un agenda du sommeil tel que celui fourni au chapitre 5.

Avant de commencer le traitement, l'insomniaque typique passait en moyenne de 2 à 2,5 heures éveillées la nuit et dormait environ 5,5 heures par nuit. Pour une nuit habituelle de 8 heures passées au lit, il dormait environ 70 p. 100 de ce temps et était éveillé le reste du temps. À la fin du programme de huit semaines, il y avait diminution substantielle (50 p. 100 à 60 p. 100) du temps éveillé au cours de la nuit et une augmentation d'environ 45 minutes du temps de sommeil. Le sommeil était également plus efficace et présentait moins d'interruptions. La plupart des participants se disaient satisfaits ou très satisfaits et se sentaient plus en contrôle de leur sommeil. Avant l'étude, plus de 50 p. 100 des participants à l'étude utilisaient des somnifères. Un an plus tard, seulement 5 p. 100 étaient revenus à l'utilisation de leur médication.

Dans une autre étude, nous avons comparé l'efficacité de cette même approche comportementale avec un somnifère couramment utilisé. Nous avons trouvé que les deux traitements étaient efficaces à court terme. Même si la médication produisait un soulagement plus rapide, cet effet n'était pas maintenu une fois que l'on cessait la prise de médication. À l'inverse, le traitement comportemental prenait un peu plus de temps à améliorer le sommeil, mais ses effets étaient durables, même après la fin des consultations. Donc, il faut peut-être investir un peu plus de temps et d'énergie pour modifier ses habitudes de sommeil et remettre en question certaines croyances; toutefois, il s'agit d'un très bon investissement à long terme.

Ces résultats devraient s'avérer très encourageants pour tous ceux et celles qui souffrent d'insomnie, même les personnes âgées. Il y a plusieurs mesures que vous pouvez prendre pour mieux dormir et profiter d'une meilleure qualité de vie. Vous pouvez très bien appliquer le programme décrit dans ce livre par vous-même. Toutefois, il est souvent très utile de consulter un professionnel pour obtenir le soutien nécessaire et s'assurer que vous traitez la bonne condition. Comme il existe plusieurs problèmes pouvant causer de l'insomnie, particulièrement chez les personnes âgées, il est prudent d'obtenir une évaluation professionnelle de votre sommeil afin de poser le bon diagnostic avant d'entreprendre ce programme vous-même.

Beaucoup d'efforts et d'argent sont dépensés pour fabriquer toutes sortes de produits synthétiques afin de ralentir le processus de vieillissement, de préserver un sommeil naturel et même pour prolonger la vie. En dépit de ces efforts, il n'existe pas de pilule miracle pour l'un ou l'autre de ces maux et certainement pas pour l'insomnie. Vous devez accepter le fait que votre sommeil se détériorera quelque peu en vieillissant, tout comme les rides deviennent plus visibles avec les années. Cela étant dit, si vous souffrez de difficultés de sommeil plus sévères que celles produites par le seul vieillissement, le programme décrit dans ce livre peut s'avérer fort utile pour vous aider à mieux dormir et à profiter pleinement de votre retraite.

LISTE D'ORGANISMES PROFESSIONNELS ET D'INTÉRÊT PUBLIC

American Academy of Sleep Medicine

One Westbrook Corporate Center Suite 920
Westchester, IL 60154
Tél. : 708.492.0930
Téléc. : 708.492.0943
http://www.aasmnet.org

American Insomnia Association

One Westbrook Corporate Center, Suite 920
Westchester, IL 60154
Tél. : 708.492.0930
Téléc. : 708.492.0943
Courriel : aiainfo@aasmnet.org
http://www.americaninsomniaassociation.org

American Sleep Apnea Association

6856 Eastern Avenue, NW, Suite 203
Washington, DC 20012
Tél. : (202) 293-3650
Téléc. : (202) 293-3656
Courriel : asaa@sleepapnea.org
http://www.sleepapnea.org/

American Sleep Association

110 W. Ninth Street
Suite #826
Wilmington, DE 19801
Téléc. : 940.234.3357
http://www.sleepassociation.org/

Association nationale de promotion des connaissances sur le sommeil

Hôpital de l'Hôtel-Dieu, porte 1
1, place de l'Hôpital
69002 Lyon
Tél./Téléc. : 04.78.42.10.77
http://www.prosom.org/

Better Sleep Council

501 Wythe Street
Alexandria, VA 22314-1917
Tél. : 703.683.8371
Téléc. : 703.683.4503
Courriel : kdillner@sleepproducts.org
http://www.bettersleep.org/

Fondation Sommeil

1600, avenue de Lorimier
Montréal, (Québec)
Canada
H2K 3W5
Tél. : 514.522.3901
Tél. : 888.622.3901 (sans frais)
Téléc. : 514.522.0274
Courriel : info@fondationsommeil.com
http://www.fondationsommeil.com

Institut National du Sommeil et de la Vigilance

Tour CIT, B. P. 35
3 rue de l'Arrivée
75749 Paris Cedex 15
http://www.institut-sommeil-vigilance.org/

Narcolepsy Network

79A Main Street
North Kingstown, RI 02852
Tél.: 401.667.2523
Téléc.: 401.663.6567
Courriel: narnet@narcolepsynetwork.org
www.narcolepsynetwork.org

National Foundation for Sleep and Related Disorders in Children

4200 W. Peterson Ave.
Suite 109
Chicago, IL 60646
Tél.: 708.971.1086
Téléc.: 312.434.5311

National Institutes of Health

National Center for Sleep Disorders Research
Two Rockledge Centre
Suite 7024
6701 Rockledge Drive, MSC 7920
Bethesda, MD 20892-7920
Tél.: 301.435.0199
Téléc.: 301.480.3451
http://www.nhlbi.nih.gov/about/ncsdr/

National Sleep Foundation

1522 K Street, NW, Suite 500
Washington, DC 20005
Tél. : 202.347.3471
Téléc. : 202.347.3472
Courriel : nsf@sleepfoundation.org
http://www.sleepfoundation.org/

Restless Legs Syndrome Foundation

1610 14th St NW Suite 300
Rochester MN 55901
Tél. : 507.287.6465
Téléc. : 507.287.6312
Courriel : rlsfoundation@rls.org
http://www.rls.org/

Site du réseau MORPHEE

2 Grande Rue
92380 GARCHES
Tél. : 09.77.93.12.04
Courriel : contact@reseau-morphee.org
http://reseau-morphee.org

Site Sommeil de l'Université de Lyon

http://sommeil.univ-lyon1.fr/

Société Canadienne du Sommeil

http://www.css.to

World Association of Sleep Medicine

http://www.wasmonline.org

World Federation of Sleep Research & Sleep Medicine Societies

http://www.wfsrsms.org/

INDEX

REMERCIEMENTS

Il est plutôt rare qu'un francophone publie un livre d'abord en anglais et par la suite en français. Sans l'aide d'un certain nombre de personnes, il m'aurait été difficile de compléter cet ouvrage selon les échéanciers prévus. Je remercie Véronique Mimeault, pour avoir produit la première version de la traduction française ainsi que Célyne Bastien pour la traduction de deux chapitres. Je remercie également Amélie Bernier et Guylaine Fontaine pour leur diligence dans la correction et la révision du manuscrit. Je suis très reconnaissant aux centaines de personnes souffrant d'insomnie avec qui j'ai eu l'occasion de travailler en consultation clinique ou dans différentes recherches au fil des ans. En partageant leurs expériences et leurs souffrances, ces personnes m'ont énormément appris sur l'insomnie et son traitement. Je remercie mes collègues et les nombreux étudiants de notre centre de recherche qui représentent à la fois une source de stimulation et de questionnement. Je suis également très reconnaissant à deux organismes de recherche, les Instituts de recherche en santé du Canada et les Instituts nationaux de la santé des États-Unis, qui subventionnent notre programme de recherche sur l'insomnie depuis plusieurs années. Enfin, je tiens à témoigner ma reconnaissance à mon épouse et à mes enfants pour leur appui inconditionnel depuis le début de ma carrière et pendant la période de rédaction et de révision de ce livre.

TABLE DES MATIÈRES

Suivez les Éditions de l'Homme sur le Web

Consultez notre site Internet et inscrivez-vous à l'infolettre pour rester informé en tout temps de nos publications et de nos concours en ligne. Et croisez aussi vos auteurs préférés et l'équipe des Éditions de l'Homme sur nos blogues!

EDITIONS-HOMME.COM

Achevé d'imprimer au Canada
sur papier Enviro 100% recyclé
sur les presses de Imprimerie Lebonfon Inc.